全国医药类高职高专规划教材

供临床医学、药学、中药学、针灸推拿学、康复治疗技术、医疗美容技术等专业用

中医学基础概要

主　编　彭红华　王　平

副主编　龙凤来　刘吉凤　周晓松

编　委（以姓氏笔画为序）

王　平　邢台医学高等专科学校

王　鑫　山东中医药高等专科学校

龙凤来　杨凌职业技术学院

刘吉凤　湖南中医药高等专科学校

刘美莲　山西省中医院

毕桂芝　首都医科大学燕京医学院

李续博　黑龙江中医药大学佳木斯学院

肖文冲　铜仁职业技术学院

周旺前　上饶市卫生学校

周晓松　安顺职业技术学院

赵丽娜　郑州铁路职业技术学院

彭红华　广西中医药大学

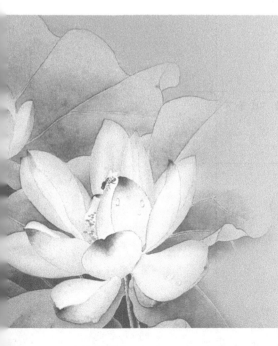

U0282105

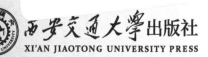

西安交通大学出版社

XI'AN JIAOTONG UNIVERSITY PRESS

图书在版编目(CIP)数据

中医学基础概要/彭红华,王平主编. —西安:西安交通大学
出版社,2013.3(2024.7重印)

全国医药类高职高专规划教材

ISBN 978 - 7 - 5605 - 4600 - 1

Ⅰ.①中… Ⅱ.①彭… ②王… Ⅲ.①中医医学基础—高
等职业教育—教材 Ⅳ.①R22

中国版本图书馆 CIP 数据核字(2012)第 241343 号

书　　名	中医学基础概要
主　　编	彭红华　王　平
责任编辑	赵　阳　王银存

出版发行	西安交通大学出版社
	(西安市兴庆南路 1 号　邮政编码 710048)
网　　址	http://www.xjtupress.com
电　　话	(029)82668357　82667874(市场营销中心)
	(029)82668315(总编办)
传　　真	(029)82668280
印　　刷	西安日报社印务中心

开　　本	787mm×1092mm　1/16　印张 12.75　字数 301 千字
版次印次	2013 年 3 月第 1 版　2024 年 7 月第 7 次印刷
书　　号	ISBN 978 - 7 - 5605 - 4600 - 1
定　　价	26.00 元

如发现印装质量问题,请与本社市场营销中心联系。
订购热线:(029)82665248　(029)82667874
投稿热线:(029)82668803
读者信箱:xjtumpress@163.com

前　言

　　中医学基础概要是临床医学、药学、中药学、针灸推拿学、康复治疗技术、医疗美容技术等非中医学专业的一门基础课程。

　　本教材的编写紧紧围绕高职高专教育的培养目标，充分汲取不同版本的同类教材的长处和精华，力求突出继承性、启发性、实用性的特点，重点放在基础理论及中医诊断方面，深入浅出，通俗易懂，尽可能展示中医学的精华部分，为后期学习相关课程打好理论基础。

　　本教材各章开篇均依据教学大纲列出了"学习目标"，为教师和学生指明了"教"与"学"的方向；正文中穿插有"知识链接"，列举相关的中医典故、中医古文献中的经典名句、中医专有名词的解释与比较，以开阔思路、提高学习兴趣；章末归纳出"学习小结"，列出全章要点及具有针对性的学习方法，条理清晰、便于自学；每章均附有"目标检测"，让学生通过自我检测了解自己对本章内容的掌握情况，做好课后复习。

　　本教材由多所院校优秀教师共同编写。具体编写分工如下：第一章，彭红华、周晓松；第二章，刘美莲；第三章，王鑫；第四章，李续博；第五章，王平；第六章，肖文冲；第七章，刘吉凤；第八章，龙凤来、周旺前；第九章，彭红华、赵丽娜；第十章，王平、毕桂芝。全书统稿，彭红华、王平。

　　本教材的编写借鉴了国内外最新研究成果及优秀教材，在此对各位专家学者表示一并感谢。由于编者水平所限，书稿虽经多次审改，仍可能存在疏漏之处，敬请广大读者提出宝贵意见。

《中医学基础概要》编委会

2013 年 1 月

目 录

第一章 绪 论

学习目标

【学习目的】 通过学习中医学理论体系的基本特点,树立正确的思维观,为后续章节如藏象、辨证等的学习奠定基础,也为学习各门学科打下基础。

【知识要求】 掌握整体观念的基本概念,症、证、病、辨证论治的含义。熟悉整体观念的基本内容、辨证与论治的关系及病治异同的有关概念。了解中医学理论体系的形成和发展概况及《中医学基础概要》的主要内容和学习方法。

【能力要求】 具有初步区别症状与证候的能力。逐步学会运用整体思维方式学习中医学的基本知识与基本技能。

中医学是在中国古代的唯物论和辩证法思想的影响和指导下,通过长期的医疗实践逐渐形成并发展起来的具有完整而独特理论体系的医学科学。它是中华民族长期同疾病作斗争的经验总结,有着数千年的悠久历史,是中国传统文化的重要组成部分,为我国人民的保健事业和中华民族的繁衍昌盛做出了巨大贡献。如今,这一传统医药学正焕发出新的光彩,并走向全球为世界人民的卫生保健事业做出新的贡献。

中医学是起源于中国古代的研究人体生命、健康、疾病防治的科学,属于自然科学的范畴,但它也具有浓厚的社会科学的特点。因此,中医学是以自然科学为主体、多学科知识相交融的医学科学。

一、中医学理论体系的形成和发展概况

(一)中医学理论体系的形成

中医学理论体系的形成是在春秋战国至秦汉时期。这一时期医学典籍《黄帝内经》《难经》《伤寒杂病论》《神农本草经》等相继问世,被后世称为中医学"四大经典"之作,标志着中医学理论体系已经确立,也就是理、法、方、药体系基本形成。

《黄帝内经》,简称《内经》,成书于战国至秦汉时期,东汉至隋唐仍有修订和补充。《内经》包括《素问》和《灵枢》两部分,共18卷162篇。它是几代医学家共同创作的,是先秦医学经验和理论的总结,内容十分丰富。该书以当时的唯物论和辩证法思想——阴阳学说与五行学说为论理工具,在整体观念指导下,系统地阐述了人体与自然环境的整体统一关系,以及生理、病理、经络、诊法、辨证、针灸、防治原则和预防、养生等问题。不但为中医学理论体系的确立奠定了基础,同时也是中医学在理论与实践诸多方面继续发展的基石。

《难经》,全名《黄帝八十一难经》,相传系秦越人(扁鹊)所作。该书内容简要,辨析精微。

全书以基础理论为主,涉及生理、病理、诊断、治疗等各个方面,尤其对脉学有较详细而精当的论述,对经络学说以及脏腑学说中的命门、三焦的论述,则在《内经》的基础上有所发展。该书补充了《内经》的不足,也成为后世指导临床实践的理论基础。

《伤寒杂病论》是东汉末年张仲景在继承前人的医学理论基础上,结合自己的医学实践经验撰写的一部医学典籍。该书后世被分成《伤寒论》和《金匮要略》两部书。其中,《伤寒论》以六经论伤寒,《金匮要略》以脏腑辨杂病。因此,《伤寒杂病论》确立了中医学辨证论治的理论依据,对临床医学理论的发展起到了重要的作用。

《神农本草经》简称《本草》或《本经》,约成书于汉代,托名神农所著,是我国最早的药物学专著。该书收载中药 365 种,根据药物毒性的大小分为上、中、下三品,并记载了每种药物的性能、主治,提出了"四气五味"的药性理论及君臣佐使、七情合和的药物配伍理论,明确了"疗寒以热药,疗热以寒药"的用药原则,为后世中药理论体系奠定了基础。

(二)中医学理论体系的发展

晋、隋、唐时期是医学理论、临床各科及药物学的全面发展时期。晋·王叔和的《脉经》,是现存最早的脉学专著;晋·皇甫谧的《针灸甲乙经》为现存最早的针灸学专著;隋·巢元方的《诸病源候论》是我国第一部病因、病机和证候学专书;唐·孙思邈的《千金要方》《千金翼方》以及唐·王焘的《外台秘要》等,集唐以前医学之大成,从理论到临床均有新的发展。唐代《新修本草》又称《唐本草》,是我国也是世界上第一部药典,也是我国历史上第一部由国家颁行的药典,反映出此时的药物学已经达到了很高的水平。

宋时期,许多医药学家在继承了前人已有成就的基础上,根据各自的实践经验,勇于创新,提出自己的独到见解,各种专科和综合性论著,层出叠见,从而使中医药学术有了新的突破和发展。如北宋政府令王怀隐等编成一百卷的《太平圣惠方》及召海内名医编成二百卷的《圣济总录》,前者是第一部大型方书,后者理、法、方、药较《太平圣惠方》更全面,很有临床实用价值;唐慎微的《经史证类备急本草》,是宋代最著名的药物学著作,此书在李时珍《本草纲目》之前,一直被作为研究本草学的范本;陈言撰《三因极一病证方论》,阐述了"三因"致病说,为中医病因学奠定了基础;陈自明著《外科精要》,首先明确提出外科的名称,而对一般化脓性疾患,尊崇"五善七恶"的说法;杨子建著《十产论》,其所载转胎手法,是医学史上异常胎位转位术的最早记载;陈自明著《妇人大全良方》,专论妇产科证治;刘昉等所著的《幼幼新书》是一部重要的儿科学专著;钱乙的《小儿药证直诀》一书标志着儿科学已自成体系,从生理病理到诊治方药都形成了独立的内容;王惟一——奉敕铸造了最早的两具刻有经络腧穴的铜质人体模型——针灸铜人,同时编写了《铜人腧穴针灸图经》,至今仍为针灸医者取位定穴范本。此外,法医学也颇有成就,最著名的是宋慈所著的《洗冤集录》。

 知识链接

"三因"与"五善七恶"

所谓三因,指导致疾病产生的三类因素,即内因、外因、不内外因。

所谓五善,即心善、肝善、脾善、肺善、肾善,一般指炎症只限于局部,没有全身症状,预后好;所谓七恶,即心恶、肝恶、脾恶、肺恶、肾恶、脏腑败坏、气血衰竭,指发生坏疽或败血症等较严重的全身症状,预后不良。

金元时期,医学流派较多,学术争鸣气氛浓厚。其中,以刘完素、李杲、张从正及朱震亨为代表的四大学派对中医学理论发展影响最大,后世称为"金元四大家"。金·刘完素提出"火热论",认为各种病证皆由火热引起,用药以寒凉为主,后世称为"寒凉派",代表作有《宣明论方》《素问玄机原病式》;金·张从正倡导"攻邪论",认为"邪去而元气自复",特别重视"汗、吐、下"三法,后世称为"攻下派",代表作有《儒门事亲》;金·李杲认为百病皆由脾胃虚所致,主张温补脾土,后世称为"补土派",代表作有《脾胃论》《兰室秘藏》;元·朱震亨倡导"相火论",提出"阳常有余,阴常不足"的论点,主张滋阴降火,后世称为"滋阴派",代表作有《丹溪心法》《格致余论》。

明清时期是中医药学理论的综合汇通和深化发展阶段。

明·李时珍的《本草纲目》,是中国医药史上影响深远的医药学巨著。全书共 52 卷,收载药物 1892 种,其中植物药 1094 种,矿物、动物及其他药 798 种,有 374 种为李氏所新增。每药首先以正名为纲,附释名为目;其次是集解、辨疑、正误,详述产地、形状;再次是气味、主治、附方,说明应用。内容极其丰富,对后世药物学的发展作出了重大的贡献。

明朝到清初,温补学派盛行。明·薛立斋著有《外科枢要》《内科摘要》《女科撮要》《疠疡机要》《正体类要》《口齿类要》等书籍,其治学的中心思想是以脾胃命门肾为主,为温补学派的发起人。明·孙一奎为丹溪之再传弟子,著有《赤水玄珠》《医旨绪余》《孙氏医案》等,其在学术上并不拘泥朱氏的"阳有余阴不足论",而是擅长温补。明·赵献可著有《医贯》等,其术宗于薛立斋,治病以温补命门为主,成为温补学派中一名非常重要的代表人物。明·张介宾著有《类经》《类经图翼》《景岳全书》等,阐发了命门学说,创制右归丸、左归丸等方流传至今。明·李中梓著有《内经知要》《药性解》《医宗必读》《伤寒括要》《本草通玄》等,尤其重视温补脾胃肾。薛立斋、孙一奎、赵献可、张景岳、李中梓等大抵都重视脾肾,善于温补,进一步完善了中医学理论体系。

明末到清朝,温病学派的出现,标志着中医学术发展又取得了新的成就。明·吴又可创立"戾气"学说著成《温疫论》,为温病学说的形成奠定了基础;清·叶天士著《温热论》,首创卫气营血辨证;清·吴鞠通著《温病条辨》,创三焦辨证,从而使温病学在证因脉治方面形成了完整的理论体系。还有清·薛生白著《湿热条辨》,清·王孟英《温热经纬》,也对温病学说的形成起了重要作用。

此外,明清时期尚有不少学术创新,王清任的《医林改错》,对中医学中的气血理论有所发挥,特别是在活血化瘀治法方面有独特的贡献。近代随着现代医学在中国的广泛传播,形成中医、西医、中西医结合并存的局面。一些医家逐渐认识到中西医各有所长,因此试图把两种学术加以汇通,逐渐形成了中西医汇通学派。其代表人物及其著作有唐宗海《中西汇通医书五种》、张锡纯《医学衷中参西录》等。

自中华人民共和国成立以来,中医学理论取得了长足的发展,在研究的广度和深度及方法上均超过了历史任何时期。当代中医学理论的研究,以系统整理、发掘提高为前提,运用传统方法和现代科学方法,多学科多途径地逐步揭示了中医学理论的奥秘,使中医学的理论不断深化、更新,并有所突破的态势。中医学理论研究已成为世界性的研究课题,各国学者多有建树,随着研究的不断深入,中医学的理论研究也必将取得重大突破,为生命科学的发展作出自己的贡献。

二、中医学理论体系的基本特点

中医学在长期的医疗实践中,逐步形成了一套独特的理论体系,这一理论体系的基本特点是整体观念和辨证论治。

(一)整体观念

整体就是统一性、完整性和联系性。中医学的整体观念是关于人体自身以及人与环境之间的统一性、完整性和联系性的认识,它认为人体本身是一个有机的整体,同时认为人与自然界、社会环境也保持着统一的整体关系,并将这一观点贯穿于生理、病理、诊法、辨证、治疗等整个中医理论体系之中,具有重要的指导意义。

1. 人体是一个有机整体

(1)生理上的整体性

人体由五脏、六腑、五体、五官、九窍等共同构成。它们以五脏为中心,通过经络系统"内属于脏腑,外络于肢节"的联络作用,把六腑、五体、五官、九窍、四肢百骸等全身组织器官联系成有机的整体,并通过精、气、血、津液的作用,来完成机体统一的机能活动。这种以五脏为中心的结构与功能相统一的观念,称为"五脏一体观",充分反映了人体内部器官是相互关联的,而不是孤立的,乃是一个统一的有机整体。

(2)病理上的整体性

人体是一个有机的整体,生理上相互联系,病理上必然会相互影响,脏腑的病变,可以通过经络而反映于体表;体表组织器官病变,也可以通过经络而影响内在脏腑。同时脏与脏、脏与腑、腑与腑之间,亦可以通过经络而相互影响,发生疾病的传变。如胃火过亢,可致牙龈肿痛;体表感受风寒等邪,可传及肺脏,影响肺的宣降,出现咳嗽、气喘、吐痰等症状;肝火过亢时,不仅出现胁痛、口苦等肝脏病变的症状,而且还可影响到胃的通降功能,出现胃脘胀痛、嘈杂吞酸等症;还可上灼于肺,而见咳嗽、咯血等症。

(3)诊治上的整体性

中医诊断疾病,其主要依据是人体是一个有机整体,通过诊察五官、形体、色脉等外在的异常表现,可推断和了解内脏之病变。正是由于人体是一个有机的整体,所以对于任何局部病变的治疗,也必须从整体出发确立治疗原则。如患者出现口舌生疮糜烂,是心与小肠火盛的表现,治宜清心泻小肠火。再如久泻不愈者,若属肾阳虚衰引起,其病发于下,但可上灸百会穴,暖督脉以温肾阳,则泄泻自愈,此即所谓"下病上取";眩晕欲仆,若为水不涵木引起,属病发于上,但可针灸足心涌泉穴,滋阴补肾,引火归元,则眩晕自减,此即所谓"上病下取"。

 知识链接

人体五大系统简表

系统	五脏	六腑	五官	五体	经络
心系统	心	小肠	舌	脉	手少阴心经,手太阳小肠经
肝系统	肝	胆	目	筋	足厥阴肝经,足少阳胆经
脾系统	脾	胃	口	肉	足太阴脾经,足阳明胃经
肺系统	肺	大肠	鼻	皮	手太阴肺经,手阳明大肠经
肾系统	肾	膀胱	耳	骨	足少阴肾经,足太阳膀胱经

注:五脏代表人体的五大系统,人体的所有组织器官都包括在这五大系统之中。

2.人与外界环境的统一性

外界环境包括自然环境和社会环境。中医学不仅认为人体本身是一个有机整体,而且还重视人与外界环境的统一性。

(1)人与自然界的统一性

人类生活在自然界中,自然界存在着人类赖以生存的必备条件。同时,自然界的运动变化又可直接或间接地影响机体的生命活动,而机体则相应地产生反应。一年有春、夏、秋、冬四季气候的变化;一日有昼夜晨昏气温的不同;一方有地理环境与人文、风俗的差异。人体可随四季气候的变化,在春温、夏热之时,以出汗散热来调节;在秋凉、冬寒之时,以密闭玄府,减少汗出来适应。亦可随昼夜晨昏气温的不同,在晨旦睡醒,白昼劳作,黄昏而息,入夜而眠。地理环境包括地质水土、地域性气候和人文地理、风俗习惯等,南北差异极大,一旦易地而处,初期大都不适,但经时日,也就渐渐适应。这说明人体有适应自然环境的本能。正如《灵枢·邪客》所言:"人与天地相应也。"然而,当四季气候、昼夜晨昏、地理环境的变化太过,超出了人体调节机能的限度,或由于机体自身不足,不能与外在的变化相适应时,就会产生疾病。如春天多温病,夏天多热病,秋天多燥病,冬天多伤寒。某些疾病如痹证、哮喘之类,往往在气候急剧变化之际,或节气交替时节,病情复发或加剧。如《灵枢·顺气一日分为四时》指出:"夫百病者,多以旦慧,昼安,夕加,夜甚。"某些疾病,如痹证,见于久居低洼潮湿地之人;瘿病,见于居住高山者;虫臌病,多见生活于湖区之人。

(2)人与社会的统一性

人生活在复杂的社会环境中,其生命活动必然会受到社会环境的影响。因此,人与社会环境是统一的、相互联系的。

人既有自然属性,又有社会属性,社会是生命系统的一个组成部分。人从婴儿到成人的成长过程就是由生物人变为社会人的过程。人生活在社会环境之中,社会角色、地位的不同,以及社会环境的变动,不仅影响人们的心身机能,而且疾病谱的构成也不尽相同。如太平盛世多长寿,动乱之世多疫病。随着科学的发展、社会的进步、社会环境的变迁,对人身心机能的影响也在发生变化。

总之,人类生活在自然环境和社会环境中,其生理、病理无不受其影响。因此防治疾病时,要因时制宜、因地制宜、因人制宜,这也是中医治疗学上的重要原则。

(二)辨证论治

辨证论治是中医认识和治疗疾病的一种独特的研究方法,也是中医学理论体系的主要特点之一。

1.辨证和论治的概念及其关系

所谓辨证,就是将四诊(望、闻、问、切)所收集的资料,包括症状和体征,通过分析、综合,辨清疾病的原因、性质、部位,以及邪正之间的关系,概括、判断为某种性质的证候。所谓论治,又称施治,就是根据辨证的结果,确定相应的治疗原则和方法并付诸实施的过程。简而言之,辨证论治是在中医学理论指导下,对四诊所获得的资料进行分析综合,概括判断出证候,并以证为据确立治疗原则和方法,付诸实施的过程。

辨证是决定治疗的前提和依据,论治是治疗疾病的手段和方法。通过论治可以检验辨证的正确与否。辨证论治的过程,就是认识疾病和解决疾病的过程。辨证和论治,是诊治疾病过程中相互联系不可分割的两个方面,是理论和实践相结合的体现,是理、法、方、药在临床上的具体运用,是指导中医临床工作的基本原则。

2.症、证、病的基本概念

症,是指疾病的具体临床表现,包括症状和体征两个方面。症状,是患者的主观异常感觉或某些病态改变,如头痛、发热、咳嗽、恶心、呕吐等。体征,则是医生通过望闻问切等检查方法,所获得的患病机体的客观异常现象,如舌红、苔黄、脉滑数等。症是判断疾病、辨识证候的主要依据,反映疾病的现象。

证,即证候,是疾病发展过程中某一阶段的病理的概括,包括了疾病的原因、部位、性质以及邪正盛衰变化,反映疾病某一阶段的本质,可作为确立治法、用药原则的依据。如风寒表证、肺阴亏虚证、肝火上炎证等都属证候概念。

病,即疾病,是指一定的病因作用于机体,人体正气与之抗争而导致机体阴阳失调、气血紊乱、脏腑经络的生理功能或形态结构发生改变,适应环境能力下降的异常生命过程。疾病都具有特定的病因及演变规律,有较固定的症状和体征,有诊断要点和与相似疾病的鉴别点。因此,疾病这一概念反映了某种疾病全过程的总体属性、特征和规律。如感冒、中风、麻疹、痢疾等皆属疾病的概念。

症、证、病三者既有区别又有联系。病和证虽都是对疾病本质的认识,但病的重点是全过程,而证的重点是某一阶段。症是病和证的基本要素,疾病和证候都由症状和体征构成。证候是对疾病某一阶段或某一类型的症状和体征的概括,能反映疾病的本质;各阶段或类型的证候贯穿起来,便是疾病的全过程。一种疾病可由不同的证候组成,而同一证候又可见于不同的疾病过程中。

3.辨证与辨病的关系

在辨证论治过程中,必须掌握病与证的关系,既要辨病,又要辨证,而辨证更重于辨病。证是疾病不同阶段、不同病理变化的反映。因此,在疾病发展过程中,可出现不同的证候,要根据不同证候进行治疗。如温病的卫分证、气分证、营分证、血分证,就是温病过程中四个不同阶段的病理反映,应分别治以解表、清气、清营、凉血等法。同病可以异证,异病又可以同证。如同为黄疸病,有的表现为湿热证,治当清热利湿;有的表现为寒湿证,又宜温化寒湿,这就是所谓同病异治。再如,不同的疾病,在其发展过程中,由于出现了性质相同的证,因而可采用同一方法治疗,这就是异病同治。如久痢、脱肛、子宫下垂等是不同的病,但如果均表现为中气下陷证,就都可以用升提中气的方法治疗。由此可见,中医治病不仅着眼于"病"的异同,而更重要的是着眼于"证"的区别。相同的证,用基本相同的治法;不同的证,用基本不同的治法。即所谓"证同治亦同,证异治亦异"。这种针对疾病发展过程中不同性质的矛盾用不同方法去解决的原则,就是辨证论治的精神实质。

三、课程主要内容及学习方法

(一)主要内容

《中医学基础概要》主要阐述人体的生理、病理、病因、病机,以及疾病的诊断、防治等基本理论知识和基本技能的课程,其内容主要包括阴阳五行、藏象、气血精津液、经络、体质、病因病机、防治康复原则、诊法、辨证等。

阴阳五行,属于古代哲学范畴,具有唯物论和辩证法的思想。中医学用以阐明人体的生理、病理现象,并指导疾病的诊治与养生等。重点介绍阴阳五行的基本概念、基本内容及在中医药学中的应用。

藏象,是研究人体各脏腑组织器官的生理功能、病理变化及其相互关系,以及脏腑组织器官与外界环境相互关系的学说,是中医理论体系的核心。重点论述脏腑的生理功能及脏腑之间的相互关系。

气血精津液,主要阐述气、血、精、津液的概念、生理功能及其相互关系,说明气、血、精、津液既是脏腑功能活动的物质基础,又是脏腑功能活动的产物。

经络,是研究人体经络系统的生理功能、病理变化及其与脏腑相互关系的学说。主要阐述经络的概念、经络系统的组成,十二经脉的走向交接规律、分布规律、流注次序,以及经络的生理功能和应用。

体质,是研究体质与健康和疾病关系的学说。主要介绍体质的概念、形成、分类及体质学说的应用。

病因病机,是阐述各种致病因素的性质、致病特点及其所致病证的临床表现以及发病规律和疾病病理变化机制的学说。主要介绍六淫、疠气、七情、饮食劳逸、病理产物等致病因素,及其正邪在发病中的作用和邪正盛衰、阴阳失调、气血津液失常等基本病机。

防治原则,主要论述未病先防、既病防变的预防思想,及正治与反治、治标与治本、扶正祛邪、调整阴阳、三因制宜等治疗的基本原则。

养生、防治与康复原则,主要阐述了中医养生、预防、治疗、康复的基本原则和常见方法。

诊法,是搜集病情资料诊察疾病的方法,主要介绍望、闻、问、切四诊的基本方法和内容。

辨证,是依据四诊所提供的病情资料,以辨识证候,认识病证的基本方法。主要介绍八纲辨证、脏腑辨证和气血津液辨证;简要介绍六经辨证、卫气营血辨证和三焦辨证。

(二)学习方法

中医学基础概要是学习中医药各门学科的基础,因此要充分认识学好这门课的重要性,明确学习目的,讲究学习方法,善于思考,在理解中增强记忆。要以辩证唯物主义和历史唯物主义为指导思想,充分认识基础理论和基本技能的重要性,以严谨的治学态度,掌握各具体学习环节。中医学理论来源于中医医疗实践,又指导着中医医疗实践,因此在学习过程中,应坚持理论联系实际,利用讨论、临床见习等形式,加深对理论知识的理解。

 学习小结

中医学	理论体系形成	全面发展			振兴
	先秦、秦、汉	晋、隋、唐	宋、金、元	明、清	近代和现代
发展概况	《黄帝内经》 《难经》 《伤寒杂病论》 《神农本草经》	《针灸甲乙经》 《脉经》 《诸病源候论》 《新修本草》 《千金要方》	《证类本草》 《太平圣惠方》 《洗冤集录》 金元四大家	《本草纲目》 《瘟疫论》 《温热论》 《温病条辨》	中西医结合 中医现代化

续表

基本特点	整体观念	辨证论治
	人是一个有机整体 人与外界环境统一	辨证与论治 症、证、病 同病异治、异病同治

坚持以辩证唯物主义和历史唯物主义为指导思想，正确认识中医学的发展简史和其基本特点，树立正确的思维观，坚持理论联系实际，充分认识到中医药的发展为世界卫生事业所做出的巨大贡献和中医的学术特色及优势，逐步培养学好中医的兴趣和决心。

 目标检测

一、单项选择题

1.奠定中医学理论基础的古典医籍是（　　）

A.《难经》　　　B.《神农本草经》　　　C.《黄帝内经》　　　D.《伤寒杂病论》

2.我国现存最早的药物学专著是（　　）

A.《新修本草》　　　B.《神农本草经》　　　C.《千金要方》　　　D.《本草备要》

3.我国历史上第一部由国家颁行的药典是（　　）

A.《千金要方》　　　B.《神农本草经》　　　C.《新修本草》　　　D.《本草纲目》

4.反映疾病某一阶段本质的是（　　）

A.症状　　　B.体征　　　C.证候　　　D.疾病

5.下列不属于症状的是（　　）

A.发热　　　B.头痛　　　C.感冒　　　D.恶寒

二、多项选择题

1.金元时期学术争鸣的代表人物有（　　）

A.刘完素　　　B.张从正　　　C.李杲　　　D.叶天士　　　E.朱震亨

2.标志着中医理论体系初步形成的古典医籍是（　　）

A.《内经》　　　B.《脉经》　　　C.《伤寒杂病论》　　　D.《神农本草经》　　　E.《难经》

3.中医学理论体系的基本特点包括（　　）

A.整体观念　　　B.唯物论　　　C.审因论治　　　D.辨证论治　　　E.辩证法

4.中医的证包括了（　　）

A.病变原因　　　B.病变性质　　　C.病变部位　　　D.邪正关系　　　E.病变过程

5.一般疾病，多以（　　）

A.旦慧　　　B.昼安　　　C.夕加　　　D.夜甚　　　E.夜安

第二章 阴阳学说与五行学说

学习目标

【学习目的】 通过学习阴阳学说与五行学说的基本概念、特性及基本内容,为后续章节如藏象、病因病机的学习奠定基础,也为学习中药方剂学等课程打下基础。

【知识要求】 掌握阴阳五行的基本概念。熟悉阴阳五行学说的基本内容。了解阴阳五行学说在中医学中的应用。

【能力要求】 具有初步阐释阴阳五行学说在中医学中应用的能力。

阴阳学说和五行学说,是我国古代认识自然和解释自然的世界观和方法论,是祖国医学理论体系的基础。古代医家用该学说解释人体生理功能、病理变化,并用以总结医学知识和临床经验,指导临床的诊断、治疗。该学说亦对古代唯物主义哲学有着深远的影响,如古代的天文学、气象学、算学、音乐和医学等,都是在阴阳五行学说的协助下发展起来的。

第一节 阴阳学说

阴阳学说,是中国古代朴素的唯物论和辩证法思想。阴阳学说认为,宇宙万物是由于阴阳二气相互作用而产生,并随着阴阳二气相互作用而不断发展变化。《易传·系辞传上》指出"一阴一阳之谓道"("道",规律之意)。阴阳是宇宙的根本规律。

一、阴阳的基本概念

(一)阴阳的涵义

阴阳最初的涵义是很朴素的,仅指日光的向背而言。向日光处温暖、明亮为阳,背日光处寒冷、晦暗为阴。后来古人通过不断地引申,把自然界相互关联的对立的事物或现象,如天地、上下、日月、昼夜、水火、升降、动静、内外、雌雄等都划分为阴与阳两个方面。

阴和阳,既可代表两个相互对立的事物或现象,如上与下、天与地等,又可代表同一事物或现象内部对立着的两个方面,如人体中的气和血、脏和腑等。

所以,阴阳是对自然界相互关联的某些事物或现象对立双方属性的概括,含有对立统一的概念。

(二)阴阳属性的划分规律

《素问·阴阳应象大论》曰:"水火者,阴阳之征兆也。"水为阴,火为阳,反映了阴阳的基本特性。一般而言,运动的、外向的、上升的、温热的、明亮的归属于阳;静止的、内在的、下降的、寒凉的、晦暗的归属于阴。在医学领域,对于人体具有推动、温煦、兴奋等作用的物质和功能,统属于阳;对于人体具有凝聚、滋润、抑制等作用的物质和功能,统属于阴。

(三)阴阳的特性

1. 普遍性

阴阳属性普遍存在于自然界各种事物或现象之中,代表着相互对立而又联系的两个方面。人体本身也是一个阴阳矛盾对立统一的有机整体。阴阳矛盾的对立统一,乃是自然界普遍存在的客观规律。所以《素问·宝命全形论》曰:"人生有形,不离阴阳。"

2. 相对性

具体事物的阴阳属性,并不是绝对的,而是相对的,阴阳的相对性表现为:

(1)相互转化性:在一定条件下,阴和阳之间可以发生相互转化,阴可以转化为阳,阳也可以转化为阴。如寒证转化为热证,即阴证转化为阳证。

(2)无限可分性:所谓无限可分性,是指事物或现象的阴阳两方面,随着归类或划分条件、范围之改变,可以无限地一分为二,即阴阳的每一方面又可再分阴阳。如昼夜分阴阳,则昼为阳、夜为阴;而昼可以再分阴阳,则上午为阳(阳中之阳),下午为阴(阳中之阴);夜再分阴阳,则前半夜为阴(阴中之阴),后半夜为阳(阴中之阳)。

3. 关联性

只有同一范畴,同一层次的相互关联的一对事物,或一个事物的两个方面,才能构成一对矛盾,才能归属阴阳,如天与地、昼与夜、寒与热,等等。

二、阴阳关系及其运动规律

阴与阳之间的关系及其运动规律是阴阳学说的基本内容,主要包括阴阳对立制约、互根互用、消长、相互转化。

(一)阴阳对立制约

自然界一切事物或现象都存在着相互对立的阴阳两个方面。如上与下,左与右,天与地,动与静,出与入,升与降,昼与夜,明与暗,寒与热,水与火等。阴阳相互对立,主要表现于它们之间的相互制约、相互消长。阴阳制约,即阴阳相互抑制、相互约束,主要体现于阴阳相互消长的过程中。如春、夏、秋、冬四季有温、热、凉、寒的气候变化,春夏之所以温热,是因为春夏阳气上升抑制了秋冬的寒凉之气;秋冬之所以寒冷,是因为秋冬阴气上升抑制了春夏温热之气的缘故。这是自然界阴阳之气相互制约,相互消长的结果。阴与阳相互制约和相互消长的结果取得了统一,即取得了动态平衡,称之为"阴平阳秘"。只有维持这种关系,事物才能正常发展变化,人体才能维持正常的生理状态,否则,事物的发展变化就会遭到破坏,人体就会发生疾病。

(二)阴阳互根互用

阴阳双方相互依存、相互为用的关系称之为阴阳互根互用。

互根,是指相互对立的事物之间的相互依存,任何一方均以另一方为存在的前提和条件,任何一方都不能脱离另一方而单独存在。如上与下、上为阳、下为阴,"上"与"下"不仅相互对立,而且互为存在的条件,无"下",则无所谓"上",而无"上",也无所谓"下"。

互用是指阴阳在相互依存的基础上,阴阳关系还体现为相互资生、相互为用的特点。清·徐大椿《医贯砭·阴阳论》言:"阴阳又各互为其根,阳根于阴,阴根于阳;无阳则阴无以生,无阴则阳无以化。"如果由于某种原因,阴和阳之间这种互根互用关系遭到了破坏,就会导致"孤阴不生,独阳不长",机体的生生不息之机也就遭到破坏,甚则"阴阳离决,精气乃绝"而死亡。

(三)阴阳消长

阴阳的消长,是事物运动变化的形式。阴阳始终处于不断的运动变化之中,故说"阴阳消长"。所谓"消长平衡",即是指阴和阳之间的平衡,不是静止的和绝对的平衡,而是在一定限度、一定时间内的"阴消阳长""阳消阴长"之中维持着相对的平衡。

如以人体的生理功能而言,白天阳气盛,故机体的生理功能以兴奋为主;黑夜阴气盛,故机体的生理功能以抑制为主。子夜一阳生,日中阳气隆,机体的生理功能由抑制逐渐转向兴奋,即是"阴消阳长"的过程;日中至黄昏至夜半,阳气渐衰,阴气渐盛,机体的生理功能也从兴奋逐渐转向抑制,即是"阳消阴长"的过程。所以说,阴阳的消长平衡,不是绝对的、静止的平衡状态,而是相对的、动态的平衡。

(四)阴阳转化

阴阳转化,是指阴阳对立的双方,在一定的条件下,可以各自向其相反的方向转化,即阴可以转化为阳,阳也可以转化为阴。阴阳相互转化,一般都表现在事物变化的"物极"阶段,即"物极必反"。"阴阳消长"是一个量变过程,阴阳转化是在量变基础上的质变。阴阳的转化,虽然也可发生突变,但大多数是一个由量变到质变的发展过程。

从气候四季变迁来看,由春温发展到夏热之极点,就是向寒凉转化的起点;秋凉发展到冬寒之极点,就是向温热转化的起点。

在疾病的发展过程中,如寒饮中阻之患者,寒饮郁而化热,也就是阴证转化为阳证。从辩证唯物论的观点看,阴阳的互相转化是有条件的,寒饮郁而化热,是促成阴阳互相转化的条件。

三、阴阳学说在中医学中的应用

阴阳学说贯穿于中医理论体系的各个方面,用来说明人体的组织结构、生理功能、病理变化,并指导临床诊断和治疗。

(一)阐释人体组织结构

人体是一个有机整体,人体内部充满着阴阳对立关系,即"人生有形,不离阴阳"(《素问·宝命全形论》)。人体的组织结构,是有联系的,可以划分为相互对立的阴阳两部分。阴阳学说对人体的部位、脏腑、经络等的阴阳属性,都作了具体划分。就人体部位来说,体表属阳,体内属阴;背属阳,胸腹属阴;四肢外侧为阳,内侧为阴。以脏腑来分,五脏(心、肝、脾、肺、肾)属阴,因其功能以静为主;六腑(胆、胃、小肠、大肠、膀胱、三焦)属阳,因其功能以动为主。五脏之中又可根据其位置分为阳脏(心、肺)和阴脏(肝、脾、肾),每一脏腑之中又可将其功能归为阳,而其物质归为阴。经络亦可分为阳经、阴经等等。

(二)概括人体生理功能

人体生理活动的基本规律可概括为阴精(物质)与阳气(功能)的矛盾运动。物质是产生功能活动的基础,而功能活动又是物质所产生的机能表现。例如,没有阴精就无以化生阳气,而生理活动的结果,又不断地化生阴精。这样,物质与功能,阴与阳共处于相互对立、依存、消长和转化的统一体中,维持着物质与功能、阴与阳相对的动态平衡,保证了生命活动的正常进行。

(三)说明人体病理变化

疾病的发生是人体阴阳失衡所致。阴阳失衡的表现形式很多,可归纳为阴或阳的偏盛偏衰,以及对另一方的累及等,这些可统称为"阴阳不和"。许多情况下,疾病发生、发展的过程,就是正邪抗争、各有胜负的过程。包括阴阳偏胜、阴阳偏衰、阴阳互损、阴阳转化。

阴阳偏胜包括阴偏胜和阳偏胜,是指在邪气作用下所致的阴或阳的任何一方高于正常水平的病变。《素问·阴阳应象大论》曰:"阴胜则阳病,阳胜则阴病。阳胜则热,阴胜则寒。"

阴阳偏衰包括阴偏衰(阴虚)和阳偏衰(阳虚),是指阴或阳低于正常水平的病理变化。《素问·调经论》指出:"阳虚则外寒,阴虚则内热。"由于阳虚,不能制约阴寒,可出现虚寒征象,即阳消阴长,"阳虚则寒";阴虚,无力制约阳气,可出现虚热征象,即阴消阳长,"阴虚则热"。

阴阳互损指体内的正气,特别是阴液与阳气之间的病理关系,包括阴损及阳和阳损及阴。阴阳互损的最终表现为"阴阳俱损""阴阳两虚"。

阴阳转化指阴阳失调所表现出的病理现象,在一定的条件下可以相互转化,《素问·阴阳应象大论》中的"重寒则热,重热则寒""重阴必阳,重阳必阴"就是说明这类病理情况。

(四)指导疾病的诊断和治疗

中医学认为疾病发生发展的原因是阴阳失调,对于任何疾病,无论其病情如何复杂多变,都可以用阴阳学说加以诊断。中医诊断疾病首先要分清阴阳,既可以用阴阳来概括证型,又可以用阴阳来分析四诊。如望诊色泽鲜明者属阳,晦暗者属阴;闻诊声音洪亮者属阳,语声低微者属阴;脉象浮、数、洪大者属阳,沉、迟、细小者属阴,等等。从证型来看,病位在表属阳,实证属阳,热证属阳;而病位在里属阴,虚证属阴,寒证属阴等。

在决定治疗原则和临床用药时,中医学也是以阴阳学说作为指导的。如对于阳邪过盛所致的实热证,以热者寒之的原则用寒凉药物清热;对于阴盛所致的寒实证,则以寒者热之的原则用温热药来祛寒。而对于阴虚所致的虚热证,要以滋阴药以补虚;对于阳虚引起的虚寒证,则要以温阳药以补阳。在阴阳两虚的情况下,就必须阴阳并补。

阴阳学说还可用来概括中药的性味,并用以指导临床使用。一般来说,寒、凉药属阴,温、热药属阳;味酸、苦、咸者属阴,味辛、甘、淡者属阳;具有收敛、沉降作用者属阴,而具有发散、升浮作用者属阳。在临床用药时,应当根据疾病的阴阳性质决定治疗原则,再根据药物的阴阳属性来决定用药。

第二节　五行学说

五行学说认为,世界万物是由木、火、土、金、水五类基本物质所构成,同时任何事物都不是孤立的、静止的,而是在不断相生、相克的运动之中维持着协调平衡。所以,五行学说不仅具有唯物观,而且含有丰富的辩证法思想,是中国古代用以认识宇宙,解释宇宙事物在发生发展过程中相互联系的一种学说。

一、五行的概念、特性及归类

(一)五行的概念

"行"是指运行、运动变化。五行,即指木、火、土、金、水五种基本物质的运动变化。

五行学说中的"五行",不再特指木、火、土、金、水五种基本物质本身,而是一个抽象的哲学概念。古人以五行的抽象特性,来归纳和概括自然界的各种事物和现象,并以五行的"相生""相克""制则生化"关系来解释各种事物和现象发生、发展变化的规律。

(二)五行的特性

木的特性:日出东方,与木相似。古人称"木曰曲直"。"曲直",实际是指树木的生长形态,为枝干曲直,向上向外周舒展。因而引申为具有生长、升发、条达舒畅等作用或性质的事物,均归属于木。

火的特性:南方炎热,与火相似。古人称"火曰炎上"。"炎上",是指火具有温热、上升的特性。因而引申为具有温热、升腾作用的事物,均归属于火。

土的特性:中原肥沃,与土相似。古人称"土爱稼穑",是指土有种植和收获农作物的作用。因而引申为具有生化、承载、受纳作用的事物,均归属于土。故有"土载四行"和"土为万物之母"之说。

金的特性:日落于西,与金相似。古人称"金曰从革"。"从革"是指"变革"的意思。引申为具有清洁、肃降、收敛等作用的事物,均归属于金。

水的特性:北方寒冷,与水相似。古人称"水曰润下",是指水具有滋润和向下的特性。引申为具有寒凉、滋润、向下运行的事物,均归属于水。

(三)事物属性的五行归类(表2-1)

事物和现象五行归类的方法,主要有取象比类法和推演络绎法。

(1)类比

中医学称之为"援物比类"或"取象比类"。中医学五行学说运用类比方法,将事物的形象(指事物的性质、形态、作用)与五行属性相类比,物象具有与某行相类似的特性,便将其归属于某行。如五脏配五行,脾主运化,类似于土之化物,故脾归属于土,而肺主肃降,类似于金之肃杀,故肺归属于金;方位配五行,旭日东升,与木之升发特性相类似,故东方归属于木;南方炎热,与火之炎上特性相类似,故将南方归属于火。

(2)推演络绎

推演络绎是根据已知的某些事物的属性,推演络绎至其他相关事物,以得知这些事物的属性的推理方法。例如,已知肝属于木,而肝与胆相表里,主筋,开窍于目,在志为怒,故胆、筋、目眦、怒属于木。

表2-1　事物属性的五行归类表

自然界							五行	人体							
五色	五味	五音	五化	五方	五季	五气		五脏	六腑	五官	五体	情志	五液	五声	变动
青	酸	角	生	东	春	风	木	肝	胆	目	筋	怒	泪	呼	握
赤	苦	徵	长	南	夏	暑	火	心	小肠	舌	脉	喜	汗	笑	忧
黄	甘	宫	化	中	长夏	湿	土	脾	胃	口	肉	思	涎	歌	哕
白	辛	商	收	西	秋	燥	金	肺	大肠	鼻	皮毛	悲	涕	哭	咳
黑	咸	羽	藏	北	冬	寒	水	肾	膀胱	耳	骨	恐	唾	呻	慄

五行学说以天人相应为指导思想,以五行为中心,以空间结构的五方、时间结构的五季、人体结构的五脏为基本框架,将自然界的各种事物和现象以及人体的生理病理现象,按其属性进行归纳,即凡具有柔和、升发、条达特性的均属于木;具有炎热、上炎特性者均属于火;具有长养、化育特性者均属于土;具有清静、收杀特性者均属于金;具有寒冷、滋润、趋下、闭藏特性者均属于水。从而将人体的生命活动与自然界的事物或现象联系起来,形成了联系人体内外环境的五行结构系统,该系统充分说明人体自身的统一性及人与自然环境的统一性。

二、五行学说的基本内容

五行学说的基本内容包括五行相生与相克、五行制化与胜复、五行相乘与相侮和五行的母子相及四个方面。

如水能促使草木生长,故曰水生木;木能燃烧,故曰木生火;草木燃烧后的灰烬可以化为泥土,故曰火生土;土中多埋藏金石及各种矿物,故曰土生金;金属冶炼能熔化成液态物质,因而称金生水。同时,五行之间又是彼此制约的,如水能灭火,称为水克火;火能使金属熔化,故曰火克金;金石制成刀斧可砍伐树木,故称金克木;树木的根钻入泥土之中,消耗土中的营养物质,因而称为木克土(亦有说古代用木犁翻土,是谓木克土);土能堵水,故曰土克水。正因为这五类基本物质之间具有生克制化关系,物质世界才会维持事物生化不息的动态平衡,在人体则维持了正常的生理活动。

五行学说不仅以五行之间的相生、相克关系来探索和阐释事物之间的相互联系,还以五行之间的相乘、相侮关系,来阐释事物之间协调关系破坏后的相互影响。

(一)五行的相生、相克(图2-1)

五行相生相克关系,是事物运动变化的一般规律,在自然界属于正常情况。

1. 相生

生即资生、助长、促进之意。相生是指一事物对另一事物的生长或功能具有资生、助长、促进的作用。

五行相生的次序是:木生火,火生土,土生金,金生水,水生木。五者依次相生,循环无端。

在五行相生关系中,任何一行都有"生我""我生"两方面的关系,《难经》把它比喻为"母"与"子"的关系。"生我者"为"母","我生者"为"子"。所以五行相生关系又称"母子关系"。以火为例,木能生火,则木为火之母;火能生土,则土为火之子。余可类推。

2. 相克

克即制约、克制、抑制之意。相克是指一事物对另一事物的生长或功能具有抑制或制约的作用。

五行相克的次序是:木克土,土克水,水克火,火克金,金克木。五行依次相克,循环无端。

五行相克的关系中,任何一行都有"克我""我克"两方面的关系。"克我者"为"所不胜","我克者"为"所胜"。所以,五行相克的关系,又称为"所胜"与"所不胜"的关系。以土为例,"克我者"为木,则木为土之"所不胜";"我克者"为水,则水为土之"所胜"。余可类推。

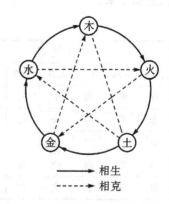

图2-1 五行相生相克示意图

（二）五行制化胜复

五行系统结构之所以能够保持动态平衡和循环运动，主要在于其本身客观存在着两种自我调节机制和途径：正常情况下的相生相克，即"制化"调节；以及在反常情况下的"胜复"调节。

1. 五行的制化调节

古人把五行相生寓有相克和五行相克寓有相生的这种内在联系，称之为"五行制化"。

相生与相克是可分但不可离的两个方面，没有生，事物就没有发生和发展；没有克，事物发展就会失去正常的协调关系。

以火为例，在正常情况下，火受到水的制约（水克火），火虽然没有直接作用于水，但火能生土，而土克水，从而使水对火的克制不致过分而造成火的偏衰。同时，木生火，因此，火又通过生土，以加强土对水的克制，削弱水对木的资生，从而使木对火的促进不会过分，以保证火不会发生偏亢。其他四行，依次类推。

生克制化是一切事物变化发展的正常现象，在人体则是正常的生理状态。在这种相反相成的生克制化关系中，可以看出五行之间协调平衡是相对的。因为相生相克的过程，也就是事物消长发展的过程。在这个变化过程中，一定会出现太过和不及的情况。这种情况的出现，本身就是再一次相生相克的调节。这样，又出现再一次的协调平衡。这种在不平衡之中求得平衡，而平衡又立刻被新的不平衡所代替的循环运动，就不断地推动着事物的变化和发展。五行学说用这一理论来说明自然界气候的正常变迁和自然界的生态平衡，以及人体的生理活动。

2. 五行的胜复调节

所谓胜复调节，主要是指五行系统结构在反常的情况下，即在局部出现较大不平衡的情况下，通过相克关系产生的一种大循环的调节作用。可使一时性偏盛偏衰的五行系统结构，经过调节，由不平衡而再次恢复为平衡。

以"火"为例：火气太过，作为胜气则过分克金，而使金气偏衰，金衰不能制木，则木气偏胜而加剧克土，土气受制则减弱克水之力，于是水旺盛，从而把太过的火气克伐下去，使其恢复正常。若火气不足，则将受到水的过分克制，使火衰不能制金，引发金气偏胜，金气胜则加强抑木，使木衰无以制土，引发土气胜以制水，使水衰则制火力量减弱，即可使不足之火气相应得到逐渐恢复，以维持其正常。

胜复的调节效应：是指通过胜复调节，从而使五行系统结构在受到外界因素的影响时，即使在局部出现较大不平衡的状态，则亦可通过自我调控，继续维持其整体的相对平衡。就自然界来说，即是寒热温凉较大气候变化的自我调整，这与日月的运行及宇宙规律有关。就人体来说，则是指感受外界气候变化或喜怒哀乐刺激所引起的脏腑一时性偏盛偏衰，经过自我调节而恢复其生理活动的正常。

但是，如果单纯有"胜"而无"复"，也就是说，当五行之中的任何一行出现有余（太过），而无另一行的相应制约时，则五行系统结构的协调关系就被破坏，并且盛者愈盛，衰者愈衰，就会出现紊乱的反常状态。《素问·六微旨大论》所说的"害则败乱，生化大病"，即是指某一行之气亢盛无制而为损害之因，则可使生化之机紊乱败坏，从而产生严重疾病。

（三）五行的相乘、相侮、母子相及

五行结构系统在异常情况下其调节机制失常，表现为乘侮和母子相及。

1. 相乘相侮

五行的相乘、相侮是不正常情况下的相克现象。

（1）相乘

乘，即以强凌弱、克制太过之意。五行中的相乘，是指五行中的某"一行"，对被克的"一行"克制太过，从而引起一系列的异常相克反应。

引起相乘的原因，可分两个方面：①五行中的某"一行"本身过于强盛，造成对被克制的"一行"克制太过，促使被克的"一行"虚弱，从而引起五行之间的生克制化异常。例如：木过于强盛，则克土太过，造成土的不足，即"木乘土"。②五行中的某"一行"本身的虚弱，因而"克我"的"一行"的相克就显得相对增强，而其本身就更衰弱。例如：木本不过于强盛，其克制土的力量也仍在正常范围。但如果土本身的不足，因而形成了木克土的力量相对增强，使土更加不足，即称为"土虚木乘"。

相克和相乘是有区别的，前者是正常情况下的制约关系，后者是正常制约关系遭到破坏的异常相克现象。在人体，前者为生理现象，而后者为病理表现。

（2）相侮

侮，即欺侮，在这里是指"反侮"。五行中的相侮，是指由于五行中的某"一行"过于强盛，对原来"克我"的"一行"进行反侮，所以反侮亦称反克。例如：金克木，但在木特别强盛时，不仅不受金的克制，反而对金进行反侮（即反克），称作"木侮金"，这是发生反侮的一个方面。另一方面，也可由金本身的十分虚弱，不仅不能对木进行克制，反而受到木的反侮，称作"金虚木侮"。

相乘和相侮，都是不正常的相克现象，两者之间是既有区别又有联系的。相乘与相侮的主要区别是：相乘是按五行的相克次序发生过强的克制，而形成五行间的生克制化异常；相侮是与五行相克次序发生相反方向的克制现象，而形成五行间的生克制化异常。两者之间联系是：在发生相乘时，也可同时发生相侮；发生相侮时，也可同时发生相乘。如：木过强时，既可以乘土，又可以侮金；金虚时，可受到木的反侮，又可受到火乘。如《素问·五运行大论》曰："气有余，则制己所胜而侮所不胜；其不及，则己所不胜，侮而乘之，己所胜，轻而侮之。"就是对五行之间相乘和相侮及其相互关系的说明。

2. 母子相及

及，影响所及之意。母子相及，是指五行生克制化遭到破坏后所出现的不正常的相生现象，包括母病及子和子病及母两个方面。如木行影响到火行，称为母病及子；反之，火行影响及木，称为子病及母。

三、五行学说在中医学中的应用

五行学说的应用，加强了中医学关于人体以及人与外界环境是一个统一整体的论证，使中医学所采用的整体系统方法更进一步系统化。

（一）说明脏腑的生理功能及其相互关系

1. 说明脏腑的生理功能

脏腑配五行，脏腑又联系着自己所属的五体、五官、五志等，把机体各部分联结在一起，形成了中医学的以脏腑为中心的生理病理体系，体现了人体的整体观。

根据五行生克制化规律，阐释脏腑之间相互联系、相互制约的关系，进一步确立了人体是一个完整的有机整体的基本观念。

以脏腑为中心的五行归属,说明人体与外在环境之间相互联系的统一性。

总之,五行学说应用于生理,就在于说明人体脏腑组织之间,以及人体与外在环境之间相互联系的统一性。

2.说明脏腑之间的相互关系

脏腑的功能活动不是孤立的,而是相互联系的。脏腑的五行归属,不仅阐明了脏腑的功能特性,而且还运用五行生克制化的理论,来说明脏腑生理功能的内在联系,即脏腑之间既有相互资生的关系,又有相互制约的关系。

(1)阐释脏腑相互资生的关系

肝生心即木生火,肝藏血以济心;心生脾即火生土,心阳以温脾;脾生肺即土生金,如"脾气散精,上归于肺";肺生肾即金生水,如肺金清肃下行以助肾水;肾生肝就是水生木,如肾藏精以滋养肝的阴血。

(2)阐释五脏相互制约的关系

《素问集注》言:"心主火,而制于肾水,是肾乃心脏生化之主。"以此类推,肺属金,而制于心火,故心为肺之主;脾属土,而制于肝木,故肝为脾之主;肾属水,而制于脾土,故脾为肾之主。

(二)说明人体的病理变化

五行学说不仅用以说明生理情况下脏腑间的互相联系,而且也用以说明在病理情况下脏腑间的相互影响。

1.阐释脏腑的发病

按照五脏配五行的理论,五脏外应五时,五时六气发生变化,产生六淫邪气而致病。一般脏腑发病以主时之脏首先发病为基本规律。如春时风邪易入肝而致肝病,症见肝风内动而头晕等;夏时暑邪易入心而致心病;秋时燥邪易入肺而致肺病,症见咳中带血、口鼻干燥等;冬时寒邪易入肾而致肾病;长夏湿邪易入脾而致脾病,症见痞闷、泄泻等。

五时之气,有太过、不及的变化,因此,脏腑受病的规律也就不同,则会出现相乘、相侮而发病。虽发病并非完全如此,但与时令有密切关系。如时令未至而其气已至,此为太过,侮其所不胜之脏,乘其所胜之脏,累及我生之脏。例如,春时肝气当旺,立春前后气候应始温,却大热,故此时肝肺心脾的发病机会较大。

2.说明脏腑疾病的传变

五脏在生理上相互联系,在病理上也必然相互影响,本脏之病可以传至他脏,他脏之病也可以传至本脏,这种病理上的相互影响称之为传变。以五行学说来说明五脏疾病的传变,可以分为相生关系的传变和相克关系的传变。

(1)相生关系的传变

包括"母病及子"和"子病犯母"两个方面。

母病及子,是指疾病的传变,从母脏传及子脏。如肾属水,肝属木,水能生木,故肾为母脏,肝为子脏,肾病及肝,即是母病及子。临床上常见的"肝肾精血不足"和"水不涵木",都属于母病及子的范围。这是因为先有肾精不足,然后累及肝脏,而致肝血不足,从而导致肝肾精血不足;由于先有肾水不足,不能滋养肝木,从而形成肝肾阴虚,肝阳上亢,故称"水不涵木"。

子病犯母,又可称"子盗母气",是指疾病的传变,从子脏传及母脏。如肝属木,心属火,木能生火,故肝为母脏,心为子脏;心病及肝,即是子病犯母,亦称"子盗母气"。临床上常见的心肝血虚、心肝火旺,都属于子病犯母的范围。这是由于先有心血不足,而后累及肝脏,导致肝血不足,从而形成心肝血虚;由于先有心火旺盛,然后累及肝脏,引动肝火,从而形成心肝火旺。

(2)相克关系的传变

包括"相乘"和"相侮"("反侮")两个方面。

相乘与相侮,都是相克的异常而致病。总之,五行学说认为脏腑病变时的相互传变,均可以五行间的生克乘侮规律来阐明。并认为按相生规律传变时,母病及子的病情较轻浅,如《难经经释》指出"邪扶生气而来,虽进而易退";子病犯母时的病情较深重,如《难经经释》指出"受我之气者,其力方旺,还而相克,来势必甚"。按相克规律传变时,相乘时的病情较深重,如《难经经释》指出"所不胜,克我也。脏气本已相制,而邪气扶其力而来,残削必甚,故为贼邪";相侮时的病情较轻浅,如《难经经释》指出"所胜,我克也。脏气受制于我,则邪气不能深入,故为微邪"。

但是,必须指出,脏腑之间的相互联系,是以它们之间的生理功能上的相互影响、相互作用、相互配合,以达到协调平衡。所以,并不能完全用五行之间的生克规律来阐释。在疾病的情况下,又由于受邪的性质不同、患者禀赋的强弱,以及各个疾病本身的发生发展规律的差异,所以疾病中的五脏传变,也并不完全按照五行生克乘侮的规律依次相传。故《素问·玉机真脏论》有"然其卒发者,不必治于传,或其传化有不以次"的论述。

(三)指导疾病的诊断

五行理论指导疾病的诊断,主要是运用五行归类的方法,将脏、腑、体、脉、色、味、音等都归属于五行,当内脏有病时,人体内脏功能活动及其相互关系的异常变化,可以反映到体表相应的组织器官,出现色泽、声音、脉象等诸方面的异常变化,根据五行的所属及其生克乘侮的变化规律,来推断病情。如面见青色,喜食酸味,脉见弦象,其病多在肝;面见赤色,口味苦,脉象洪数,多为心火亢盛。

另外,从脉与色之间的生克关系来判断疾病的预后。如肝病色青见弦脉,为色脉相符,如果不得弦脉反见浮脉则属相克之脉,即克色之脉(金克木)为逆;若得沉脉则属相生之脉,即生色之脉(水生木)为顺。

(四)指导疾病的防治

五行学说在治疗上的应用,体现于药物、针灸、精神等疗法之中,主要体现在以下几个方面:

1.预防疾病传变

运用五行母子相及和乘侮规律,可以判断五脏疾病的发展趋势。一脏受病,可以波及其他四脏,如肝脏有病可以影响到心、肺、脾、肾等脏。他脏有病亦可传给本脏,如心、肺、脾、肾之病变,也可以影响到肝。因此,在治疗时,除对所病本脏进行处理外,还应考虑到其他有关脏腑的传变关系。根据五行的生克乘侮规律,来调整其太过与不及,控制其传变。如肝气太过,木旺多克土,此时除了治肝外,还应考虑健脾胃以防其传变。脾胃不伤,则病不传,易于痊愈。《难经·七十七难》"见肝之病,则知肝当传之与脾,故先实其脾气",其中实脾气,就是健脾,调补脾脏之意。木旺克土,肝病传脾,必须补脾以防传变。

2. 确定治则与治法

根据五行相生、相克规律,确定治疗原则和制订治疗方法。

(1)根据相生规律确定治疗原则

基本治疗原则是补母和泻子,即"虚则补其母,实则泻其子"(《难经·六十九难》)。多用于母病及子、子盗母气(子病犯母)等证候,也适用于单纯一脏的疾病。

补母,即"虚则补其母",用于母子关系的虚证。如肾阴不足,不能滋养肝木,而致肝阴不足者,称为水不生木或水不涵木。治疗时,不直接治肝,而补肾之虚。因为肾为肝母,水生木,所以补肾水以生肝木。又如肺气虚弱发展到一定程度,可影响脾之健运而导致脾虚。脾土为母,肺金为子,土生金,所以可用补脾气以益肺气的方法治疗。

泻子,即"实则泻其子",用于母子关系的实证。如肝火炽盛,有升无降,出现肝实证时,肝木是母,心火是子,这种肝之实火的治疗,可采用泻心法,泻心火有助于泻肝火。

根据相生关系确定的治疗方法,常用的主要有滋水涵木法、益火补土法、培土生金法、金水相生法。

滋水涵木法 是滋养肾阴以养肝阴的方法,又称滋肾养肝法、滋补肝肾法。适用于肾阴亏损而致肝阴不足,以及肝阳偏亢之证。

益火补土法 是温肾阳而补脾阳的一种方法,又称温肾健脾法,温补脾肾法。适用于肾阳式微而致脾阳不振之证。

这里必须说明,就五行生克关系而言,心属火、脾属土。火不生土应当是心火不生脾土。但是,从命门学说兴起以来,一般所说的"火不生土"多是指命门之火(肾阳)不能温煦脾土的脾肾阳虚之证,很少指心火与脾阳的关系。

培土生金法 是用补脾益气而补益肺气的方法,又称补养脾肺法。适用于脾胃虚弱,不能滋养肺脏而肺脾虚弱之证。

金水相生法 是滋养肺肾阴虚的一种治疗方法,又称补肺滋肾法,滋养肺肾法。金水相生是肺肾同治的方法,有"金能生水,水能润金之妙"(《时病论》)。适用于肺虚不能输布津液以滋肾,或肾阴不足,精气不能上滋于肺,而致肺肾阴虚者。

(2)根据相克规律确定治疗原则

临床上由于相克规律的异常而出现的病理变化,虽有相克太过、相克不及和反克之不同,但总的来说,可分强弱两个方面,即克者属强,表现为机能亢奋;被克者属弱,表现为功能衰退。因而,在治疗上采取抑强扶弱的手段,并侧重在制其强盛,使弱者易于恢复。另一方面强盛而尚未发生相克现象时,也可利用这一规律,预先加强被克者的力量,以防止病情的发展。

抑强,用于相乘或相侮病证。如肝气横逆,犯胃克脾,出现肝脾不调、肝胃不和之证,称为木旺乘土,以疏肝、平肝为主。或者木本克土,反为土克,称为反克,亦称反侮。如脾胃湿邪壅滞,影响肝气条达,当以运脾和胃为主。抑制其强者,则另一方的机能自然易于恢复。

扶弱,用于相克力量不足,或因虚被乘、被侮所产生的病证。如肝虚气郁,影响脾胃健运,称为木不疏土。治宜和肝为主,兼顾健脾,以加强双方的功能。

根据相克规律确定的治疗方法,常用的主要有抑木扶土法、培土制水法、佐金平木法、泻南补北法等。

抑木扶土法 又称疏肝健脾法、调理肝脾法、平肝和胃法,通过疏肝健脾治疗肝旺脾虚的一种方法。适用于木旺乘土,木不疏土之证。

　　培土制水法　又称敦土利水法、温肾健脾法,通过温运脾阳或温肾健脾治疗水湿停聚病证的一种方法。适用于脾虚不运,水湿泛滥而致水肿胀满之证。若肾阳虚衰,不能温煦脾阳,而肾不主水,脾不制水,水湿不化,这是水反克土,治当温肾为主,兼顾健脾。

　　佐金平木法　又称泻肝清肺法,通过清肃肺气以抑制肝木的一种治疗方法。主要用于肝火偏盛,灼伤肺金,影响肺气清肃之"木火刑金"证。

　　泻南补北法　又称泻火补水法、滋阴降火法,即泻心火滋肾水。适用于肾阴不足,心火偏旺,水火不济,心肾不交之证。因心主火,火属南方;肾主水,水属北方,故称泻南补北,这是水不制火。但必须指出,肾为水火之脏,肾阴虚亦能使相火偏旺,也称水不制火,这种属于一脏本身水火阴阳的偏盛偏衰,不能与五行生克的水不克火混为一谈。

　　运用五行生克规律来治疗,必须分清主次,或者治母为主,兼顾其子;治子为主,兼顾其母。或是抑强为主,扶弱为辅;扶弱为主,抑强为辅。但是又要从矛盾双方的力量对比来考虑,以免顾此失彼。

　　3.指导情志疾病的治疗

　　精神疗法主要用于治疗情志疾病,即以情胜情。情志生于五脏,五脏之间存在生克关系,所以情志之间也存在生克关系。临床上可以用情志的相互制约关系来达到治疗的目的,称为五志相胜法。如《素问·阴阳应象大论》中"怒伤肝,悲胜怒……喜伤心,恐胜喜……思伤脾,怒胜思……忧伤肺,喜胜忧……恐伤肾,思胜恐",就是利用五行相克关系来治疗情志疾病。

　　悲为肺志,属金,怒为肝志,属木,金能克木,所以悲胜怒;恐为肾志,属水,喜为心志,属火,水能克火,所以恐胜喜;怒为肝志,属木,思为脾志,属土,木能克土,所以怒胜思;喜为心志,属火,忧为肺志,属金,火能克金,所以喜胜忧;思为脾志,属土,恐为肾志,属水,土能克水,所以思胜恐。

　　临床上依据五行生克规律进行治疗,有一定的实用价值。但要灵活掌握,不要机械地生搬硬套,要根据具体病情进行辨证施治。

知识链接

　　清·吴敬梓《范进中举》记载,范进参加乡试中了举人,但他喜极而疯,平素最怕老丈人胡屠户,胡屠户一个嘴巴打过去,却把范进的疯病治愈。其机理可用五行学说进行解释。心在志为喜,属火,过喜致疯,则疯属火;肾在志为恐,属水;水克火,即恐克喜,因范进平素最怕老丈人胡屠户,所以让胡屠户去打范进,使之受到惊恐,于是疯病治愈。

学习小结

	阴阳学说	五行学说
基本概念	阴阳的涵义 阴阳属性的划分规律 阴阳的特性	五行 五行的特性 事物属性的五行归类

续表

基本内容	对立制约 互根互用 消长 相互转化	五行的相生、相克 五行制化胜复 五行的相乘、相侮、母子相及
临床应用	说明人体组织结构 说明人体生理功能 说明人体病理变化 指导疾病诊断 指导疾病防治	说明五脏的生理功能及其相互关系 说明人体的病理变化 指导疾病的诊断 指导疾病的防治

学习阴阳五行学说要侧重在理解,充分认识古代医家在长期医疗实践的基础上,将阴阳五行学说广泛地运用于医学领域。

另外,对疾病的五脏传变,药物性味的五行归类,以情胜情疗法的运用等,不要死记硬背或生搬硬套。而要从实际出发,根据病情变化,灵活应用。

 目标检测

一、单项选择题

1.阴阳的最初涵义是指(　　)

A.天地日月　　　　　B.昼夜节律　　　　　C.动静变化　　　　　D.日光向背

2.阴阳中复有阴阳是指(　　)

A.阴阳的对立　　　　B.阴阳的统一性　　　C.阴阳的无限可分　　D.阴阳的转化

3.阴阳的相互转化,一般都产生在事物发展变化的(　　)

A.重要阶段　　　　　B.量变阶段　　　　　C.一个阶段　　　　　D.物极阶段

4.五行之中的"木"不包括(　　)

A.六腑之胆　　　　　B.五体之筋　　　　　C.五官之目　　　　　D.五化之长

5.下列属于五行之"土"的是(　　)

A.血脉　　　　　　　B.筋　　　　　　　　C.肌肉　　　　　　　D.皮毛

6.肝气横逆,犯脾犯胃,属于(　　)

A.母病及子　　　　　B.木乘土　　　　　　C.木侮土　　　　　　D.木克土

7.下列不属于相乘关系传变的是(　　)

A.肾病及心　　　　　B.肝病及脾　　　　　C.脾病及肝　　　　　D.心病及肺

8.以昼夜分阴阳,上半夜为(　　)

A.阴中之阳　　　　　B.阳中之阴　　　　　C.阳中之阳　　　　　D.阴中之阴

9."阴在内,阳之守也;阳在外,阴之使也。"说明阴阳之间关系是(　　)

A.阴阳对立制约　　　B.阴阳相互转化　　　C.阴阳互根互用　　　D.阴阳消长平衡

10.阴阳相互转化的内在依据是(　　)

A.阴阳失调　　　　　B.阴阳互根　　　　　C.阴阳消长　　　　　D.阴阳平衡

11. 阴阳相互转化是（　　）

A. 绝对的　　　　　　B. 有条件的　　　　　　C. 偶然的　　　　　　D. 必然的

12. 可用阴阳互根理论来解释的是（　　）

A. 热极生寒　　　　　B. 阳盛阴衰　　　　　　C. 寒极生热　　　　　D. 阴中求阳

13. "壮水之主，以制阳光"的方法属于（　　）

A. 阳病治阴　　　　　B. 阴病治阳　　　　　　C. 阴中求阳　　　　　D. 阳中求阴

14. 下列属于子病及母的是（　　）

A. 肺病及肾　　　　　B. 脾病及肾　　　　　　C. 心病及肾　　　　　D. 肝病及肾

15. 肺的所不胜是（　　）

A. 心　　　　　　　　B. 肾　　　　　　　　　C. 肝　　　　　　　　D. 脾

16. 下列属"实则泻其子"的是（　　）

A. 肝实泻肾　　　　　B. 肝实泻脾　　　　　　C. 肝实泻心　　　　　D. 肝实泻肺

17. "木火刑金"在五行学说中属于（　　）

A. 相乘　　　　　　　B. 母病及子　　　　　　C. 相侮　　　　　　　D. 子病及母

18. 根据情志相胜法，大怒时可用哪种情志去制约（　　）

A. 喜　　　　　　　　B. 思　　　　　　　　　C. 恐　　　　　　　　D. 悲

19. 五色中，属于木行的是（　　）

A. 青　　　　　　　　B. 白　　　　　　　　　C. 黄　　　　　　　　D. 赤

20. 肾病及肝在五行学说中属于（　　）

A. 相乘　　　　　　　B. 子病及母　　　　　　C. 相侮　　　　　　　D. 母病及子

二、多项选择题

1. 下列各项属于阴的有（　　）

A. 发散　　　　B. 晦暗　　　　C. 明亮　　　　D. 抑制　　　　E. 温煦

2. 根据五行相生规律确定的治疗方法有（　　）

A. 滋水涵木法　　B. 培土制水法　　C. 益火补土　　D. 金水相生法　　E. 佐金平木法

3. 下列各项可归于金行的有（　　）

A. 爪　　　　　B. 发　　　　　C. 皮　　　　　D. 毛　　　　　E. 喉

4. 下列声息中哪几项属于阳（　　）

A. 语声高亢　　B. 语音低怯　　C. 呼吸微弱　　D. 呼吸气粗　　E. 呼吸有力

5. 下列哪些病变属于相乘传变（　　）

A. 肝火犯肺　　B. 木虚金乘　　C. 肝气乘脾　　D. 脾虚及肺　　E. 脾虚水侮

三、简答题

1. 阴阳学说的基本内容有哪些？

2. 为什么说阴阳的属性是相对的？

3. 阴阳发生转化的条件是什么？

4. 如何理解"木曰曲直"？

第三章 藏 象

学习目标

【学习目的】 通过藏象学说的基本内容,能够对以五脏为中心的人体系统有更深刻的认识,通过对其功能之间的联系理解人体正常的代谢并进而分析其病理变化。

【知识要求】 掌握五脏、六腑的生理功能。熟悉藏象的概念及脏腑的特点,五脏的生理特性,脏与脏之间、脏与腑之间的关系。了解藏象学说的形成;脏腑的解剖形态;脏腑的病理变化。

【能力要求】 能够分析脏与脏之间、脏腑之间的功能联系。能够运用藏象理论分析人体正常的生理现象及病理变化。

第一节 藏象概述

一、藏象的基本概念

藏象的藏,是指藏于人体内的脏腑器官,即内脏。象,其意有二:一是指内里脏腑的形态结构;二是指脏腑的生理功能和病理变化表现于外的征象。简言之,藏象是指藏于体内的内脏及其表现于外的生理病理现象。张景岳在《类经·藏象类》中注云:"象,形象也。藏居于内,形见于外,故曰藏象。"

藏象学说,是研究人体脏腑的形态结构、生理功能、病理变化及其与精气血津液神之间的相互关系,以及脏腑之间、脏腑与形体官窍之间、脏腑与自然社会环境之间相互关系的学说。它是中医学对人体生理病理认识的系统理论,贯穿于中医学始终。

对脏腑的认识是其主要内容,脏腑是人体内脏的总称。按照脏腑不同的生理功能,分为脏、腑和奇恒之腑三类。脏,即心、肺、脾、肝、肾,合称五脏;腑,即胆、胃、小肠、大肠、膀胱、三焦,合称六腑;奇恒之腑,包括脑、髓、骨、脉、胆、女子胞。

二、藏象学说的形成

藏象学说的形成,主要有四个方面:

(一)古代的解剖学知识

《灵枢·经水》曰:"夫八尺之士,皮肉在此,外可度量切循而得之,其死,可解剖而视之。其脏之大小,脉之长短,血之清浊……皆有大数。"其为藏象学说的形成在形态学方面奠定了基础。

（二）长期对人体生理、病理现象的观察

古人在日常生活中，对人体长期观察联系，逐步形成一些理论，如皮肤受寒感冒，会出现鼻塞、咳嗽等症状，从而认识到皮毛、鼻与肺有关系等。

（三）长期的医疗实践

通过临床经验的大量积累，从而升华而形成理论，如某些补肾药物可以加速骨折的愈合，经过反复多次验证，进而认识到肾与骨有关系，形成了"肾主骨"的理论等。

（四）古代哲学思想的渗透

古代哲学思想中精气、阴阳、五行学说等渗透到中医学，对藏象理论的形成起了重要作用。用一元、两分、五分的方法去看待世界、人体以及其间的关系。

三、藏象学说的特点

藏象学说的特点，主要体现为以五脏为中心的整体观。藏象学说从整体观念出发，认为人体是一个以五脏为中心的有机整体，人体各组成部分之间，在形态结构上密不可分，在生理功能上互相协调，在物质代谢上互相联系，在病理过程中互相影响。同时，人体的生理、病理又与环境密切相关，从而体现了人体的结构与功能，物质与代谢，局部与整体，人体与环境的统一。

第二节　五　脏

五脏的共同生理功能是化生和贮藏精气。精气，系指人体精、气、血、津液等一切精微物质。《素问·五脏别论》中"五脏者，藏精气而不泻也，故满而不能实"，即对其功能的概括。

心、肺、脾、肝、肾五脏，在功能上各司其职，分别与五腑、形体、官窍、五志、五液等有着特定的联系，构成了人体的五大系统，人生活在自然界中，通过五行配属，又与五时、五方等相联系，天人相应，形成了人与自然相通的开放系统。于人体本身，在以五脏为中心的人体五大系统中，心脏发挥着主宰作用。中医学认为，五脏的生理功能皆有心脏来统一协调，五脏在心的主宰下，密切配合，共同完成化生和贮藏精气的生理功能，维持人体正常的生命活动。

一、心

心位于胸腔，膈膜之上，有心包护卫于外。心主宰人的生命活动，《素问·灵兰秘典论》把心脏比喻为"君主之官"。心的阴阳属性为"阳中之阳"，在五行中属火。心的主要生理功能是主血脉和藏神。心在腑合小肠；在体合脉，其华在面；开窍于舌；在液为汗；在志为喜。

1. 心的主要生理功能

（1）主血脉

心主血脉包括主血和主脉两个方面。血，即血液；脉，即脉管，为血之府，是血液运行的通道，故亦称脉道。心脏的正常搏动，全赖于心气。心气是推动血行脉中的基本动力，只有心气充沛，才能维持正常的心力、心率和心律，推动血液在脉管中正常循行。

心主血脉的功能正常，心气心血充足，则脉象和缓有力，节律均匀，面色红润光泽。反之，则发生病变，可能通过心脏搏动、脉搏、面唇舌甲颜色、胸部感觉等方面反映出来。

（2）藏神

又称主神明或主神志。神有广义和狭义之分。广义之神，是整个人体生命活动的主宰和总体现，包括意识思维、面色表情、目光眼神、言语应答、肢体活动、姿态等；狭义之神，是指人的精神、意识、思维、情感活动等。心所藏之神，既包括主宰人体生命活动的广义之神，又包括精神意识思维情志等狭义之神。

血液是神志活动的物质基础。《灵枢·营卫生会》曰："血者，神气也。"在临床上，血液充盈与否与神志密切相关。

2.心的系统联系

（1）心合小肠

心与小肠以经脉相互络属，构成表里关系。

（2）在体合脉，其华在面

心合脉，是指全身的血脉都属于心。其华在面，是说心的功能正常与否，常可从面部的色泽反映出来。面部血液丰富，所以面部的色泽能反映出心气的盛衰，心血的多少。心功能健全，血脉充盈，循环通畅，则面色红润光泽，奕奕有神；反之，心的功能减退，心血亏少，则面白无华；心脉瘀阻，则面色青紫等。

（3）在窍为舌

窍为孔穴之意，是人体内脏与外界相连通的门户、窗口。心开窍于舌，心经别络上行系于舌，舌体的生理功能与心的关系较为密切。心的功能正常，则舌体红润柔软，运动灵活，语言流利，味觉灵敏。如果心有了病变，可以从舌反映出来。例如心血瘀阻，舌质可呈紫暗，或出现瘀点、瘀斑；心火炽盛，舌质可呈红绛或舌尖独赤，或舌体糜烂；各种原因引起心神病变时，还可见舌硬转动不灵，语言不利的现象。

（4）在液为汗

指心与汗有密切关系。汗液是津液通过阳气蒸化，从汗孔排出的液体。生理性排汗，具有发散体内热气，调节体温的作用。因为汗为津液所化，血与津液又同源于脾胃化生的水谷精微，二者可以相互转化，有"血汗同源"之说。而血为心所主，故称"汗为心之液"。另外，汗出与否与人的心气强弱相关，若心的阳气不足，轻者可以出现自汗，重者就会大汗淋漓；心阴不足，可出现盗汗；用药过量，发汗太多，亦会损害心阴心阳。

（5）在志为喜

指心的生理功能与喜的情志活动有关。喜是心情愉快的情感活动，喜乐愉悦有益于心的生理功能。如《素问·举痛论》所言："喜则气和志达，营卫通利。"但喜乐过度则可使心神受伤。

（6）心气与夏气相通应

自然界的四时阴阳消长变化，与人体五脏功能活动系统是相互关联的。心为阳中之阳，属火；四季中的夏季气候炎热，夏亦属火。同气相求，故心气与夏气相通应。

 知识链接

心包络，简称心包，是心脏外面的包膜，具有保护心脏、通行气血以养心体等作用。心为君主，不得受邪，外邪犯心，心包络当先受病，故其有"代心受邪"的功用。因此，后世温病学家将外感温热病中影响心神而见神昏、谵语等症状，称之为"热入心包"或"痰热蒙蔽心包"，等等。

二、肺

肺位于胸腔,左右各一,上连气道,以喉为门户。肺在人体脏腑中位置最高,覆盖于其他脏腑之上,故有"华盖"之称。其外合皮毛,易受外邪侵袭,不耐寒热,故又称"娇脏"。其为"阳中之阴",在五行中属金。肺的主要生理功能是主气;主宣发与肃降;主通调水道;朝百脉,主治节。肺在腑合大肠;在体合皮毛;开窍于鼻;在液为涕;在志为悲(忧)。

1.肺的主要生理功能

(1)主气

肺主气包括主呼吸之气和主一身之气两个方面。

主呼吸之气 肺主呼吸之气又称"司呼吸",是指肺主管呼吸运动,为体内外清浊之气交换的场所。

主一身之气 是指肺有主持一身之气的生成及调节全身气机的作用。如《素问·六节藏象论》云:"肺者,气之本。"

肺主一身之气体现在两个方面。一是气的生成方面,肺主持宗气的生成,对一身之气的生成起着重要作用。宗气是由肺吸入之清气与脾胃化生的水谷精气相结合而成。二是对全身气机的调节作用。由于肺气的升降出入,带动着全身气机的升降出入,所以肺对全身气机有重要的调节作用。

因此,呼吸运动的是否顺利决定着肺主气功能的正常与否。

(2)主宣发与肃降

肺的宣发与肃降,是肺气运动的最基本形式,肺的各种功能活动也多依赖于肺的宣发肃降来完成。

主宣发 宣发即宣通、布散之意。肺主宣发是指肺气有向上升宣和向外周布散的作用。

肺主宣发的生理作用,主要体现于三个方面:一是通过肺的气化,排出体内的浊气。二是通过肺的推动作用,将脾转输至肺的津液和水谷精微向上、向外布散到全身,外达皮毛。三是宣发卫气,调节腠理的开合,将代谢后的水液化为汗液排出体外。若外邪袭肺,肺主宣发的功能失常,可出现呼吸不利、胸闷咳嗽、鼻塞等病理表现。

主肃降 肃降即清肃、洁净、下降之意。肺主肃降是指肺气有向下向内清肃通降和使呼吸道保持洁净的作用。

肺主肃降的生理作用,主要体现于三个方面:一是吸入自然界的清气。二是肺位最高,居诸脏之上,肺能将吸入的清气和由脾转输至肺的津液和水谷精微向下布散。三是肃清肺和呼吸道内的异物,以保持呼吸道的洁净。肺的肃降功能失常,可导致清气吸入障碍,呼吸道难以保持通畅而见呼吸表浅或短促、气喘、胸闷、痰多等症。

宣发和肃降功能协调,则气道通畅,呼吸调匀,体内外气体得以正常交换。而一方异常也会影响另一方面出现不宣不降,而见鼻塞、咳喘等症状。

(3)主通调水道

又称"肺主行水",指肺的宣发和肃降运动对体内津液的输布、运行和排泄有疏通和调节的作用。肺气宣发,可使津液布于全身,发挥其滋润濡养作用,水液在卫气的作用下生成汗液,通过汗孔排出体外。而肺气的不断肃降,水液经肾的气化作用,下输膀胱,生成尿液排出体外。水液的运行和排泄,都与肺的宣发和肃降功能有关,所以有"肺为水之上源"的说法。如果肺的宣发和肃降失常,影响水道的通畅时,就会发生小便不利、尿少、水肿、痰饮等水液运行障碍的病变。

(4)朝百脉

指全身的血液都通过百脉会聚于肺,通过肺的呼吸,进行体内外清浊之气的交换,然后再输布到全身。血液的运行虽然以心气推动为主,但肺主一身之气,主司呼吸,调节着全身的气机,所以血液的运行,亦有赖于肺气的敷布和调节。

治节,即治理调节。肺主治节的作用主要体现于四个方面:其一,肺主呼吸,使人的呼吸运动有节奏的一呼一吸,完成体内外气体的正常交换。其二,随着肺的呼吸运动,治理和调节着全身的气机,即调节着气的升降出入运动。其三,由于肺调节着气的升降出入运动,因而能辅助心脏,推动和调节着血液的运行。其四,肺的宣发和肃降,治理和调节着津液的输布、运行和排泄。因此,肺主治节,实际上是对肺的主要生理功能的高度概括。

2.肺的系统联系

(1)肺合大肠

肺与大肠通过经脉互相络属,构成表里关系。

(2)在体合皮,其华在毛

肺宣发卫气,输精于皮毛,护卫皮表,所以肺的生理功能正常,则皮肤致密,抗御外邪功能就强。反之,肺气虚弱,则卫表不固,抵御外邪侵袭的能力低下,便易于感冒,甚或出现皮毛憔悴枯槁等现象。

(3)在窍为鼻

肺开窍于鼻,是指肺与鼻相通。鼻在生理上主要有通气和嗅觉功能。此外,鼻的功能还与发声有关。中医学认为,鼻的通气和嗅觉功能,与肺密切相关,都依赖于肺气的作用。喉外通于鼻而内连于肺,是发声器官,故称"喉为肺之门户"。喉的发音,是肺气的作用。肺气和,则音声能彰。肺的功能失常,可出现声音嘶哑,甚或失音。

(4)在液为涕

鼻为肺窍,故其分泌物亦属肺。肺的功能正常,则鼻涕润泽鼻窍而不外流。肺寒,则鼻流清涕;肺热,则涕黄浊;肺燥,则鼻窍干燥。

(5)在志为悲(忧)

悲(忧)是指悲伤、忧愁的情感活动。关于肺之志,《内经》有两种说法:一说肺之志为悲,一说肺之志为忧。悲和忧的情志变化虽略有不同,但其对人体生理活动的影响是大致相同的,因而悲和忧同属肺志,都是肺气在情志方面的生理反应。若过度的悲伤和忧愁,则易于耗伤肺气。

(6)肺气与秋气相通应

肺与秋同属五行之金。秋季气候清肃,万物收敛;与肺气肃降相合。

三、脾

脾位于中焦,横膈之下,左侧腹腔内。其为"阴中之至阴",在五行中属土。脾的主要生理功能是主运化;主升;主统血。脾的系统联系是合胃;在体合肉,主四肢;在窍为口,其华在唇;在液为涎;在志为思。

1.脾的主要生理功能

(1)主运化

指脾具有把饮食水谷转化为水谷精微,并把水谷精微和津液吸收、转输到全身各脏腑组织的生理功能,包括运化水谷和运化水液两个方面。

运化水谷　水谷,泛指各种饮食物。运化水谷,是指脾对饮食物的消化及精微物质的吸收和输布作用。饮食物的消化吸收,实际上是在胃和小肠内进行的,但必须依赖于脾的运化功能,才能把水谷化为精微;也必须依赖于脾的转输和散精作用,才能布散到全身。

运化水液　脾主运化水液,是指脾具有吸收、输布水液,调节人体水液代谢的功能。人体摄入的水液经过脾的吸收和转输,布散全身而发挥滋养、濡润的作用;同时,脾又可以将多余水液转输给肺和肾,是水液代谢的枢纽。但水湿留滞又会阻碍脾气运化,故脾有"喜燥恶湿"的特性。

(2)主升

是指脾气的运动特点,以上升为主。表现为升清和升举内脏两个方面。

升清　指脾气上升,并将其运化的水谷精微,向上转输至心肺,通过心肺的作用化生气血,以营养全身。脾主升清是与胃主降浊相对而言,二者相互为用,相反相成,脾胃升降协调,共同完成饮食水谷的消化和水谷精微的吸收、转输。

升举内脏　脾气主升,还有升托内脏,维持内脏位置相对恒定,防止其下垂的作用。若脾气虚弱不能上升,反而下陷,可导致某些内脏下垂,如胃下垂、子宫脱垂、脱肛等。在临床上治疗内脏下垂,常采用健脾举陷法。

(3)主统血

统,是统摄、控制的意思。脾主统血是指脾气具有统摄、控制血液在脉中流行而不逸出脉外的功能。

脾统血功能实际上是气的固摄作用的体现。脾的运化功能健旺,则气血充盈,气的固摄功能就健全,血液则不致逸于脉外。若脾的运化功能减退,则气血生化不足,气的固摄血液的功能减退,血逸脉外而导致多种出血病症,如崩漏、便血、尿血等,统称"脾不统血"。脾不统血是由气虚所致,一般出血色淡质稀,伴有气虚症状。

2.脾的系统联系

(1)脾和胃

脾与胃通过经脉互相络属,构成表里关系。

(2)在体合肉,主四肢

肌肉具有保护内脏、抗御外邪和进行运动的功能。四肢与躯干相对而言,是人体之末,故又称"四末"。脾合肌肉,主四肢,是指人体肌肉的丰满健壮和四肢的正常活动,皆与脾的运化功能有密切的关系。

(3)在窍为口,其华在唇

脾开窍于口,意即饮食、口味等与脾的运化功能密切相关。其华在唇,是指口唇的色泽可以反映脾脏功能的盛衰。脾气健旺,气血充足,则口唇红润光泽;脾失健运,气血衰少,则口唇淡白不泽。

(4)在液为涎

涎为口津,即唾液中较清稀的部分。它具有湿润口腔,保护口腔黏膜的作用,进食时分泌增多,有助食物的吞咽和消化。脾的运化功能正常,则津液上注于口而为涎,但不溢于口外。若脾胃不和,则会导致涎液分泌急剧增加,而发生口涎自出等现象,也是脾气失于统摄的表现。

(5)在志为思

正常限度内的思虑,是人人皆有的情志活动,与脾主运化的功能密切相关,脾主运化能为思虑活动提供物质基础。但过度思虑,就会影响气的正常运行,导致脾气郁结,使脾的运化功能失常,从而出现不思饮食、脘腹胀闷等症状。

(6)脾气与长夏之气相通应

五脏应四时,脾与长夏相通应。夏末秋初(夏至~处暑)为长夏,多雨而潮湿,湿气易困脾,当于此时健脾以化湿。

 知识链接

脾胃为"后天之本""气血生化之源"。一是体现在其运化方面,将进入体内的饮食水谷化为精微,生成气血;二是其升清的作用,升已而降,将精微布散周身。因此脾胃虚则脏腑肢体无以为养,李东垣则有"百病皆由脾胃衰而生"的论断。

四、肝

肝位于腹腔,横膈之下,右胁之内。肝的阴阳属性为"阴中之阳",在五行中属木。肝的主要生理功能是主疏泄;主藏血。肝在腑合胆;在体合筋,其华在爪;在窍为目;在液为泪;在志为怒。

1.肝的主要生理功能

(1)主疏泄

疏,即疏通;泄,即发散。肝主疏泄,指肝具有疏通、畅达全身气机,进而促进血液的运行、津液的输布、饮食物的消化吸收和调畅情志的功能。

调畅气机 气机,即气的升降出入运动。肝的疏泄功能,对机体各脏腑组织的功能活动起着重要的调节作用,可使全身气的升降出入运动畅达、协调。肝的疏泄功能正常,则气机调畅,脏腑功能活动正常,经络通利,气血和调。如果肝疏泄功能失常,可出现两方面的病理变化:一是肝的疏泄不及,气机不畅而见郁滞,出现胸胁、两乳或少腹等某些肝经循行部位的胀痛不适。二是肝的升发太过,肝气上逆,临床上常见头胀头痛、面红目赤等症状,甚则出现血随气逆而见上部出血、昏厥等。

调畅情志 人的情志活动除由心所主外,还与肝的疏泄功能密切相关。在正常生理情况下,肝的疏泄功能正常,则气机调畅,气血和调,心情舒畅。如果肝的疏泄功能失常,在情志方面也可出现两种病理变化:一是肝的疏泄不及,肝气郁结,使情志不得舒畅,常表现为精神抑郁,多愁善虑,甚至沉默寡言,时欲悲伤啼哭等。二是肝的疏泄太过,肝气上逆,常引起精神情志活动亢奋,表现为急躁易怒、心烦失眠等。

促进脾胃消化 主要表现在促进脾升胃降和分泌排泄胆汁两个方面。

饮食物的消化、吸收,主要依赖于脾胃的功能活动,肝的疏泄能调节脾胃的升降,使清者得升,浊者自降。

另外,胆汁的分泌与排泄也赖肝主疏泄对气机的调节,伴随进食活动进行。

促进血和津液的运行、输布 血的运行依赖于气的推动。肝主疏泄的功能正常,气机调畅,则血脉通畅,血液得以正常运行,水液得以敷布。疏泄不及则见血瘀和水湿停滞;太过则见出血等症状。

调节男子的排精和女子的行经　二者与肝的疏泄功能也有密切关系。肝疏泄功能正常,则男子精液排泄通畅有度;女子月经周期正常,经行通畅。若肝失疏泄,可男子排精不畅或遗泄;女子月经周期紊乱,经行不畅,甚或痛经。

（2）主藏血

肝藏血是指肝有贮藏血液和调节血量的生理功能。

贮藏血液　肝脏是人体贮藏血液的重要器官,在正常情况下,人体的血液除运行全身外,还有部分血液由肝脏贮藏起来。肝内贮藏一定血液,除调节血量外,还可以濡养自身,制约肝的阳气,防止其过亢,从而维持肝的阴阳平衡,使肝的疏泄功能正常,又可防止出血。

调节血量　是指肝对于调节人体各部分血量的分配,特别是对外周血量的调节起着重要作用。如当机体活动剧烈,情绪激动时,人体需血量增加,肝就把所贮存的血液向机体的外周输布,以供机体活动所需;当人体处于安静休息状态,情绪稳定时,机体需血量相应减少,这时,相对多余的血液就归藏于肝。人卧血归于肝,动则血归于诸经。

肝藏血的功能失常,可以出现两方面的病变:一是肝血不足,机体各部得不到足够血液的营养濡润,而致血虚失养的病变。如女性可见月经量少或经闭等症。二是肝不藏血,血液妄行,如吐血、衄血、妇女月经过多、崩漏等。

2.肝的系统联系

（1）肝合胆

胆附于肝,经脉互相络属,构成表里关系。

（2）在体合筋,其华在爪

筋即筋膜,包括肌腱和韧带,附着于骨而聚于关节,是联结关节、肌肉,主司关节运动的组织。肝主筋,主要是指筋膜有赖于肝血的滋养。肝血充足,筋得以养,运动自如。若肝血不足,血不养筋,可见肢体麻木,关节拘挛,甚则手足震颤,抽搐等症状。

爪,即爪甲,包括指甲和趾甲,乃筋之延续,故称"爪为筋之余"。肝血的盛衰,可影响爪甲的荣枯。肝血充足,则爪甲坚韧明亮,红润光泽。若肝血不足,则爪甲软薄,色苍而枯,甚则变形脆裂。

（3）在窍为目

目为视觉器官,具有视物功能,故又称"精明"。目与五脏六腑都有内在联系,但与肝的联系更为密切。肝的经脉上连于目系(目与脑相连的脉络),目得肝血的濡养,才能发挥正常的视觉功能,故说"肝开窍于目"。肝的功能正常,则眼睛视物清楚。目的病变经常从肝论治。

（4）在液为泪

肝开窍于目,泪从目出,故称泪为肝之液。泪有濡润和保护眼睛的功能。其与肝血的充盈与否相关。

（5）在志为怒

怒这一情志活动以肝血为基础,与肝之疏泄密切相关,郁怒可使肝气不舒,大怒可使肝气上逆,相反肝气的不舒和上逆也会引起怒,继而衍生他病。在中医养生中尤为注意这一点。

（6）肝气与春气相通应

春季阳气生发萌动,万物以荣,肝气主升主动,在春季最为旺盛,故肝与春气相通应。

五、肾

肾位于腰间,脊柱两旁,左右各一。其为"阴中之阴",五行属水。肾的主要生理功能是藏精;主水;主纳气。由于肾藏先天之精,主生殖,为"先天之本"。肾主一身之阴阳,又为"五脏阴阳之本"。肾在腑合膀胱;在体合骨;其华在发;在窍为耳及二阴;在液为唾;在志为恐。

1. 肾的主要生理功能

（1）肾藏精

指肾具有贮存、封藏精气的生理功能。精是构成人体和维持人体生命活动的基本物质。《素问·上古天真论》曰:"肾者主水,受五脏六腑之精而藏之。"根据其来源,可分为先天之精和后天之精。先天之精,是禀受于父母的生殖之精,与生俱来,藏于肾中。后天之精是指人体出生之后,由脾胃运化的水谷精气,以及脏腑生理活动生化的精气。后天之精被身体利用后的盈余部分,亦归藏于肾。

肾藏精,精能化气。肾精与肾气合称肾中精气。肾中精气与人体的生长发育与生殖、全身阴阳的协调平衡密切相关,同时,肾精还参与血液的生成。

主生长、发育与生殖 肾中精气的盛衰,关系着人体的生长、发育和生殖能力。《素问·上古天真论》中就有十分具体的描述:"女子七岁,肾气盛,齿更发长;二七而天癸至,任脉通,太冲脉盛,月事以时下,故有子;三七,肾气平均,故真牙生而长极……七七,任脉虚,太冲脉衰少,天癸竭,地道不通,故形坏而无子也。丈夫八岁,肾气实,发长齿更;二八,肾气盛,天癸至,精气溢泻,阴阳和,故能有子;三八,肾气平均,筋骨劲强,故真牙生而长极……八八,天癸竭,精少,肾脏衰,形体皆极,则齿发去。"说明人从幼年开始,由于肾的精气逐渐充盛,所以就有齿更发长的变化;发育到青春期,肾的精气盛,一种标志生殖机能成熟的物质"天癸"便在机体内产生,于是男子有了溢精现象,女子有了月经来潮,从而具备了生殖能力;以后随着肾中精气的进一步充盛,人体也随之发育到壮盛期,表现为身体壮实,筋骨强健,生殖功能也就处于最旺盛时期。随着人从中年进入老年时期,肾中精气逐步趋向衰退,天癸亦随之减少,并逐渐竭尽,生殖机能也由低下到消失,形体也逐渐衰老。可见肾中精气的充足与否决定了人的生长发育与生殖。

主一身之阴阳 肾主一身之阴阳,是指肾具有主宰和调节全身阴阳,维持机体阴阳动态平衡的功能。从阴阳属性划分,肾中精气又包含了肾阴与肾阳两部分。肾阴又叫"元阴""真阴""肾水""真水"等,是人体阴液的根本,对机体各脏腑组织起着濡润、滋养的作用。肾阳又叫"元阳""真阳""肾火""真火""命门之火"等,是人体阳气的根本,对机体各脏腑组织起着温煦、生化的作用。肾阴与肾阳,二者相互制约,相互依存,相互为用,共同维持着人体阴阳的相对动态平衡。故称肾为"五脏阴阳之本""水火之脏"。

参与血液的生成 肾藏精,精生髓,髓可生血。精血同源,肾精与肝血之间可以相互转化。故有"血之源头在于肾"之说。

（2）主水

肾主水,是指肾有主持和调节全身水液代谢的功能。肾的主水功能,主要是依靠肾中精气的气化作用来实现的。

人体的水液代谢,包括水液的生成、输布和排泄,是由多个脏腑参与的复杂过程,其中肾起着重要作用,具体表现在三个方面:一是肾阳能温煦和推动参与水液代谢的肺、脾、三焦、膀胱等内脏,使其发挥各自的生理功能;二是接纳肺通调水道而下输的水液,经过肾中阳气的蒸腾气化,分别清浊,将浊中之清者重新上输于肺脾,再输布周身,少量的浊中之浊者化为尿液下输膀胱;三是控制膀胱开合,排出尿液。

（3）主纳气

肾主纳气,是指肾具有摄纳肺吸入的清气,保持吸气的深度,防止呼吸表浅的作用。人体的呼吸运动虽为肺所主,但肺吸入的清气,必须依赖肾的摄纳作用,使其维持一定的深度,以利于体内外气体的正常交换。

肾的纳气功能,取决于肾中精气的盛衰。肾中精气充盛,则纳气功能正常,使呼吸保持一定深度,保证体内外气体的正常交换。若肾中精气亏虚,纳气功能减退,可见呼吸表浅,呼多吸少,动则喘甚等症,临床称之为"肾不纳气"。

2.肾的系统联系

（1）肾合膀胱

肾与膀胱经脉相互络属,构成表里关系。

（2）在体合骨,其华在发

《素问·阴阳应象大论》曰:"肾生骨髓。"肾主骨,是指肾中精气能化生骨髓,营养骨骼。肾精充足,则骨髓生化有源,骨有所养而坚固有力。"齿为骨之余",是指牙齿为外露的骨骼受肾中精气所滋养。

肾中精气,不仅能化生骨髓,还能化生脊髓和脑髓,分别充养脊和脑。脊髓上通于脑,故称"脑为髓之海"。

"发为血之余",发的生长,依赖于血的滋养。肾藏精,精能生血,精足则血旺,血旺则毛发乌黑润泽,故发的色泽生长,反映肾中精气的盛衰。青壮年精血充足,头发茂密色黑而有光泽;老年人精血衰少,头发变白而易于脱落。

（3）在窍为耳及二阴

耳的听觉赖于肾中精气的充养。肾中精气充盛,则听觉灵敏。肾中精气不足,就会出现耳鸣,听力减退等症状。

二阴,即前阴和后阴。前阴是指外生殖器和尿道,有排尿和生殖的作用;后阴是指肛门,有排泄粪便的作用。大小便的排泄依赖肾的气化。而肾又主人体的生殖机能,前文已述。

（4）在液为唾

唾与涎同为口津,是唾液中较为稠厚的部分。肾的经脉上通舌下,唾为肾精所化,故肾在液为唾。古代养生法中也有咽唾补肾之说。

（5）在志为恐

恐的情志活动与肾精关系密切,过恐则伤,与惊相似,都是指一种惧怕的心理状态。但二者又有区别:恐为自知怯内生,惊多不知自外来。

（6）肾气与冬气相通应

冬季气候寒冷,自然界万物闭藏,与肾之封藏相合。

 知识链接

命门一词始见于《灵枢·根结》,"命门者,目也"。《难经·三十九难》曰:"肾两者,非皆肾也,其左为肾,右为命门。命门者,诸神精之所舍,原气之所系也,故男子以藏精,女子以系胞。"将肾与命门从部位上分开。明·张介宾在《景岳全书》中言:"命门为元气之根,为水火之宅。

五脏之阴气,非此不能滋;五脏之阳气,非此不能发。"认为命门包括肾阴肾阳两方面的作用。明·赵献可提出命门的部位在两肾"各开一寸五分,中间是命门所居之宫"。指出命门火主持人体一身之阳气,是生命的原动力。明·孙一奎则认为"命门乃两肾中间之动气,非水非火",更将其功能化。肾为五脏之本,内藏元阴元阳,五脏六腑之阴都由肾阴来滋养,五脏六腑之阳都由肾阳来温煦,因此关于命门虽所论不同,但无非将命门与"肾为先天之本"的涵义等同起来。

第三节　六腑与奇恒之腑

一、六腑

六腑的共同生理功能是受盛和传化水谷。《素问·五脏别论》"传化物而不藏,故实而不能满",是对六腑功能的概括。六腑多为空腔的器官,以传化饮食物为主要功能,经常保持着"胃实而肠虚""肠实而胃虚"的虚实交替的生理状态,需要不断地受纳、消化、传导和排泄,宜通不宜滞,故有"六腑以通为用"之说。

（一）胆

胆位于右胁下,附于肝之短叶间。胆是中空的囊状器官,内藏胆汁。胆汁色黄绿,味苦,古称"精汁",因此又有"中精之腑""中清之腑"之称。胆的主要生理功能是贮藏和排泄胆汁,主决断。

1.贮藏和排泄胆汁

胆汁源于肝脏,贮藏于胆腑,通过肝主疏泄注入肠中,以促进饮食物的消化。若肝胆的功能失常,胆汁的分泌与排泄受阻,就会影响脾胃的消化功能,出现厌食、腹胀、腹泻等症。若胆汁上逆,可见口苦、呕吐黄绿苦水。若湿热蕴结肝胆,致肝失疏泄,胆汁外溢于肌肤,则发为黄疸。

2.主决断

主决断,是指胆在精神意识思维活动中,具有判断事物、作出决定的作用,并能防御和消除惊恐等精神刺激的不良影响。如《素问·灵兰秘典论》曰:"胆者,中正之官,决断出焉。"胆气虚弱,可见胆怯易惊、失眠等。

由于胆参与饮食水谷的消化,故为六腑之一;其又藏精汁,与五脏"藏精气"的功能特点相似,因此还属奇恒之腑。

（二）胃

胃位于膈下,腹腔上部,上连食道,下通小肠。胃又称胃脘,脘,即管腔,可容纳饮食物。胃脘分上、中、下三部。胃的上部称为上脘,包括贲门;胃的下部称为下脘,包括幽门;上下脘之间的部分称为中脘。胃的主要生理功能是受纳、腐熟水谷;主通降,以降为和。

1.受纳、腐熟水谷

饮食入口,经过食道,容纳于胃,故胃有"水谷之海"之称。容纳于胃中的水谷,经胃的腐熟后,下传小肠进一步消化,所得精微经脾之运化升清营养全身。脾胃受纳腐熟运化,化水谷为精微,生气血津液,营养全身,所以也合称脾胃为"后天之本"。若胃的受纳腐熟功能减退,可出现纳呆、厌食、胃脘胀满等；胃的受纳腐熟功能亢进，则可表现为多食易饥。

2. 主通降，以降为和

饮食入胃，经胃腐熟后，必须下行小肠，才能将饮食物作进一步消化，然后将食物残渣下传大肠，变为粪便排出体外。这是由胃气下行作用来完成的。胃失通降，可导致食欲不振、口臭、脘腹胀闷或疼痛以及大便秘结等症。若胃气不降反而上逆，则可导致嗳气、泛酸、恶心、呕吐、呃逆等症。脾升胃降，共同完成消化功能。

胃的生理特性是"喜润恶燥"，喜润，即喜水之润；恶燥，即恶燥烈太过。胃中津液充足，胃得濡润，则纳腐通降功能正常。所以在治疗胃病时，要注意保护胃阴。

(三)小肠

小肠位于腹中，包括十二指肠、空肠和回肠，上接幽门与胃相通，下连阑门与大肠。小肠的主要生理功能是主受盛和化物；泌别清浊。

1. 主受盛和化物

指经胃初步消化的饮食物，在小肠内必须停留一段时间，以利于进一步的消化，将水谷化为营养物质。《素问·灵兰秘典论》曰："小肠者，受盛之官，化物出焉。"

2. 泌别清浊

指小肠具有将胃下降的食糜在进一步消化的同时，分化为水谷精微和食物残渣两个部分。一方面将水谷精微(清)吸收，再通过脾的升清散精作用输布全身；另一方面将剩余的食物残渣(浊)经阑门传入大肠。小肠在吸收水谷精微的同时，也吸收大量的水液，所以又有"小肠主液"之说。若清浊不分，水液归于糟粕，可见肠鸣泄泻、小便短少等。因而，治疗泄泻常用"利小便以实大便"的方法。

(四)大肠

大肠位于腹中，包括结肠与直肠，其上口为阑门与小肠相接，下开口于肛门。

大肠的主要生理功能是传化糟粕，指大肠接受由小肠下传的食物残渣，吸收多余的水分，形成粪便，由肛门排出。

(五)膀胱

膀胱，又称脬、尿胞、净府，位于小腹中央，为贮尿的器官，上有输尿管与肾相通，下接尿道，开口于前阴。

膀胱的主要生理功能是贮尿和排尿。在人体水液代谢过程中，多余的水液在肾的气化作用下，下输膀胱。尿液在膀胱内潴留至一定程度时，即排出体外。膀胱的贮尿功能，赖于肾气的固摄。

(六)三焦

三焦是上焦、中焦、下焦的合称。历代对三焦的形态和实质认识不一，归纳起来，主要有二：一是指分布于胸腹腔似膜的一个大腑，二是指划分人体上、中、下三个部位及其对相应脏腑功能的概括。

1. 三焦的生理功能

主要表现在通行元气和运行水液两个方面。

（1）通行元气

《难经·六十六难》："三焦者,原气之别使也。"元气根于肾,通过三焦布达五脏六腑,是元气运行的通道。

（2）运行水液

《素问·灵兰秘典论》："三焦者,决渎之官,水道出焉。"指出三焦有疏通水道,运行水液的功能,通过三焦的气化作用,升降出入,维持水液代谢的协调。

2.三焦的部位划分及其生理功能特点

由于三焦的部位及其所包含的脏腑不同,因而具有不同的特点。

（1）上焦

上焦是指膈以上至头面的部位,包括心、肺两脏。《灵枢·营卫生会》中"上焦如雾",是说上焦的生理特点是主宣发敷布,即通过心肺的作用,将水谷精微布散全身,以营养滋润全身脏腑。

（2）中焦

中焦是指膈下脐上的上腹部,包括脾与胃。《灵枢·营卫生会》中"中焦如沤",指中焦具有腐熟、消化、吸收并输布水谷精微和化生气血的功能,

（3）下焦

下焦是指脐以下至二阴的部位,包括肝、肾、小肠、大肠、膀胱等脏腑。《灵枢·营卫生会》中"下焦如渎",指下焦的功能主要是排泄糟粕和尿液的作用。

二、奇恒之腑

奇恒之腑是脑、髓、骨、脉、胆、女子胞的总称。它们在形态上多为中空似腑,但功能多藏精似脏,故称为"奇恒之腑"。

胆贮藏胆汁助消化,故为六腑之一。但胆汁属精气,故其又属奇恒之腑。胆已在六腑中论述,在此仅介绍脑、髓、骨、脉和女子胞。

（一）脑

脑居颅内,藏髓,《灵枢·海论》指出"脑为髓之海"。脑的生理功能如下：

（1）主管精神思维

脑与精神思维活动的关系密切。《素问·脉要精微论》曰："头者,精明之府。"明·李时珍亦言："脑为元神之府。"清·王清任通过解剖也得出结论："灵机记性不在心在脑。"

（2）主感觉运动

人的感觉运动由脑所主,各官窍与脑相通。人的视、听、言、动等,皆与脑有密切关系。

（二）髓

髓有骨髓、脊髓和脑髓之分。骨髓藏于骨腔;脊髓藏于脊椎管,与脑髓相通;藏于脑中为脑髓。髓为先天之精所化,后天之精不断充养。髓的生理功能如下：

（1）充养脑髓

脑为髓之海,髓能充养于脑。

（2）滋养骨骼

髓藏骨中,滋养骨骼。骨骼得到髓的滋养,则生长发育正常,保持其坚韧之性。若肾精亏

虚,骨失髓养,会导致生长发育障碍,或骨骼脆弱易折等症。

（3）化生血液

肾藏精,精生髓,髓可化血。

(三)骨

骨,即人体骨骼,贮藏骨髓、支撑形体和保护内脏等功能。骨的生理功能如下：

（1）贮藏骨髓

骨为髓之府,骨髓藏于骨腔之中,并能充养骨骼。

（2）支撑人体,保护内脏

骨为人体的支架,具有支撑形体和保护内脏的功能。

（3）协同运动

骨之间的关节,靠肌腱和筋膜相连,通过收缩舒张使关节屈伸或旋转完成各种躯体运动。

(四)脉

脉,即血脉,又称脉管、脉道、血府,属五体之一。脉的主要功能是运行气血。脉是运行气血的通道,能约束血循常道而行,气推血行,布于周身,以营养脏腑。医生可以通过脉的搏动来候气血的运行。

(五)女子胞

女子胞,又称胞宫、子脏、子宫,位于小腹,在膀胱之后,直肠之前,是女性的生殖器官。女子胞的主要功能如下：

（1）主持月经

女子到 14 岁左右,生殖器官发育成熟,子宫发生周期性的变化,约 28 天左右周期性出血一次,称作"月经""月信""月事"等。这种生理现象一直持续到 49 岁左右（更年期）。与天癸的来至和气血的充盈息息相关。

（2）主孕育胎儿

胎儿在胞宫内生长发育,分娩。此时月经停止来潮,气血充盈以养育胎儿。

第四节　脏腑之间的关系

人体是一个有机的整体,靠脏腑之间的功能共同协调来完成。

脏腑之间的关系主要有脏与脏的关系、脏与腑的关系和腑与腑的关系三个方面。

一、脏与脏之间的关系

心、肺、脾、肝、肾五脏,不仅有各自的生理功能和特定的病理变化,而且存在着复杂的生理联系和病理影响。虽然五行学说可以阐述五脏之间的生理和病理现象,但实际上五脏之间的关系早已超越了五行生克乘侮的范围。所以,必须以五脏的生理功能为依据,来认识五脏之间的密切联系。

(一)心与肺

心与肺之间,主要体现为气和血之间的相互依存和互根互用关系。

心主血,肺主气。血液的正常运行,依赖于心气的推动,亦依赖于肺气的敷布。肺朝百脉,助心行血,是保证血液正常运行的必要条件。心的主血功能正常,又能维持肺主气功能正常进行。另外,积于胸中的宗气,能够贯心脉行气血,走息道司呼吸,从而加强了血液运行与呼吸之间的协调平衡。心肺两脏之间相互依存、相互为用,保证了气血的正常运行,维持了人体各组织、器官的功能活动。

在病理情况下,心肺两脏相互影响。肺气虚宗气生成不足,不能助心行血,可导致心血运行异常而见胸痛、心悸、唇舌青紫等心脉瘀阻表现。反之,心气不足,心阳不振,致血行不畅,瘀阻心脉,也会影响肺的宣发和肃降,出现咳嗽、气喘胸闷等症。

(二)心与脾

心与脾的关系主要反映在血液的生成与运行两个方面。

1. 血液生成方面

心主血,心血供养于脾以维持其正常的运化功能。脾主运化,为气血生化之源,脾气健运,则血液生成有源,保证了心血的充盈。

2. 血液运行方面

心气推动血液运行不息,脾气固摄血液在脉中运行而不致逸出脉外。心脾协同,维持着血液的正常运行。

病理上,两脏相互影响。若脾气虚弱,运化失职,血的化源不足,或脾不统血而外逸失血,均可导致心血亏耗,或思虑过度,耗伤心血,影响脾的健运,均可形成以心悸、失眠、腹胀、食少、肢倦、面色无华等为主要表现的心脾两虚证。

(三)心与肝

心与肝的关系,主要表现在血液运行及情志活动两个方面。

1. 血液运行方面

心主血,肝藏血。血脉充盈则心之行血功能正常,肝有所藏;肝的藏血功能正常,血液充盈,则心有所主。若心血不足,则肝血常因之而虚;肝血不足,心血亦常因之而损。所以血虚时常表现为心悸、失眠等心血不足病证与视物昏花、月经涩少等肝血不足的病证同见。

2. 精神情志活动方面

心主神志,主宰精神、意识、思维活动;肝主疏泄,维护着精神情志的调畅,都与精神情志活动密切相关。心神健旺,有助于肝气疏泄;疏泄有度,情志调畅,则有利于心主神志。在病理上,两脏相互影响。如情志所伤,化火伤阴,可造成心肝阴虚或心肝火旺等病证,常表现为心烦失眠与急躁易怒等心肝情志症状同时并见。

(四)心与肾

心与肾的关系,主要表现为心肾阴阳水火互制互济及精血互生、精神互用两个方面。

1. 阴阳水火互制互济方面

心位居上,属阳属火;肾位居下,属阴属水。在正常生理状态下,心火下降于肾,使肾水不寒;肾阴(水)上济于心,使心火(阳)不亢。这种彼此交通、相互制约的平衡协调关系,称为"心肾相交"或"水火既济",是维持心肾正常生理功能的重要条件。

2. 精血互生、精神互用方面

心主血,肾藏精,精血之间可以互生互化。肾精充足,则能生髓化血,使心血充盈;心血充盈,亦可化精,使肾精充足。此外,心藏神,主宰人体的生命活动,神全可以益精;肾藏精,精能化气生神。

如果心与肾之间的协调关系受到破坏,就会产生相应的病变。如肾水(阴)不足不能上济于心,可导致心火(阳)偏亢而出现心烦、心悸、失眠、多梦、腰膝酸软,或男子梦遗、女子梦交等心肾不交的病症。如肾阳虚,水邪泛滥,能上凌于心而见水肿、惊悸等水气凌心病症。若肾精不足,不能化髓生血,或心血不足,血不化精,均可导致精血亏虚,心神失养,出现健忘、失眠、头晕、耳鸣等症。

(五)肺与脾

肺与脾的关系,主要反映在气的生成和水液代谢两个方面。

1.气的生成方面

肺主呼吸,吸入自然界清气;脾主运化,化生水谷精微,二者是生成宗气的主要物质。脾运化的水谷精气,通过肺气宣降而敷布全身;肺维持生理活动所需的津气,又依靠脾运化水谷精微以充养。肺气的盛衰,很大程度上取决于脾气的强弱,所以前人称之为"脾为生气之源,肺为主气之枢"。

2.水液代谢方面

脾主运化水液,肺主通调水道。生理情况下,脾将吸收的水液上输于肺,通过肺的宣发肃降作用布散周身。肺脾两脏互相配合,相互为用,是保证水液正常生成、输布与排泄的重要环节。

在病理上,亦常表现为气和水两个方面的相互影响。例如,脾气虚损,常可导致肺气不足,而见体倦无力,少气懒言等症。脾失健运,水湿不行,聚为痰饮,常见喘咳、痰多等症,所以有"脾为生痰之源,肺为贮痰之器"的说法。肺病日久,亦可影响脾脏,如肺不宣降,湿停中焦,脾阳受困,出现水肿、倦怠、腹胀、便溏等症。

(六)肺与肝

肺与肝的关系,主要表现在人体气机的升降协同方面。

肺居上焦,其气肃降;肝位下焦,其气升发。肝升肺降,升降协调,对全身气机起着重要的调畅作用。此外,肺气肃降正常,有利于肝气的升发;肝气升发条达,有利于肺气的肃降。二者在功能上相辅相成,共同维持人体气机的正常升降运动。

在病理方面,若肝气郁结,化火生热,不但可以上灼肺阴,出现胸胁疼痛、咯血等症,还会影响肺气的宣降,出现咳嗽、气喘等症,临床上称之为肝火犯肺。相反,肺失肃降,也可影响及肝,使肝失条达、疏泄不利而出现胁肋胀痛、头晕、目赤等症。

(七)肺与肾

肺与肾的关系,主要体现在水液代谢、呼吸运动和阴液互资三个方面。

1.水液代谢方面

肾为主水之脏,肺为"水之上源"。肺气宣肃正常,则水道通调无阻;肾的气化功能正常,则开阖有度。肺肾协调,对人体水液的正常代谢起着重要作用。病理上,如果肺与肾的功能失职,就会造成水液代谢的障碍。例如,肾的阳气不足,不能制水,水溢肌肤,不但可致水肿,若水气上迫肺脏,还可出现咳嗽、喘息不得平卧等症。

2.呼吸运动方面

肺司呼吸的功能需要肾的纳气功能来协助。肾气充足,才能使肺所吸入之气下纳于肾,故有"肺为气之主,肾为气之根"的说法。若肾的精气不足,摄纳无权,气浮于上,或肺气久虚,伤及肾气,均可出现以气喘无力,呼多吸少,动则尤甚为主要表现的"肾不纳气"证。

3.阴液互资方面

肺阴与肾阴具有相互滋养的关系。肺阴充足,输布于肾,则肾阴充盈;而肾阴又为一身阴液之根本,肾阴充盈,上滋于肺,则肺阴充足,这种关系称之为"金水相生"。在病理上,肺阴虚可损及肾阴,肾阴虚则不能上滋肺阴,可见颧红、潮热、盗汗、干咳、腰膝酸软等肺肾阴虚的病证。

(八)肝与脾

肝与脾的关系,主要表现在饮食物的消化吸收和血液运行两个方面。

1.消化功能方面

肝主疏泄,调畅气机,疏利胆汁,促进脾胃对饮食物的纳运功能。脾主运化,为气血生化之源,化源充足,肝体得养,则疏泄正常。病理上,肝脾病变相互影响。如肝失疏泄,气机不畅,可致脾失健运,出现胸胁脘腹闷胀不适、纳呆、腹泻等肝脾不调表现。脾失健运,也可影响肝的疏泄。如脾虚生湿,蕴久化热,湿热郁蒸,肝胆疏泄不利,可形成黄疸。

2.血液运行方面

肝主藏血,调节血量;脾主生血统血。肝脾两脏相互协同,在维持血液正常运行方面起着重要作用。在病理上,若脾虚化源不足,或脾不统血,失血过多等,均可导致肝血不足,出现头晕眼花或妇女月经量少、经闭等症。

(九)肝与肾

肝与肾之间主要体现在精血同源、藏泄互用及阴液互养三个方面。

1.精血同源

肝藏血,肾藏精,肝之阴血须赖肾之阴精的滋养,肾之阴精也不断得到肝血化精的补充,精血相互资生,肝肾之阴互根互用,所以有"精血同源""肝肾同源"的说法。

2.藏泄互用

肝主疏泄,肾主封藏。二者相互制约,相互为用,肝气疏泄可使肾之开合有度,肾之封藏可以制约肝气疏泄太过,共同调节女子的月经来潮、排卵和男子的排精功能。

3.阴液互养

肾精充盛能滋养肝阴,并能制约肝阳不致偏亢,这种滋养关系,在五行学说中又称为"水能涵木"。肝阴充足,亦能滋养肾阴。

肝肾在病理上常相互影响,如肾精亏损,可导致肝血不足;肝血不足,也可引起肾精亏损。肾阴不足,可引起肝阴不足而导致肝阳上亢,出现眩晕、头痛、急躁易怒等症,称为"水不涵木"。反之,肝阴不足,肝阳化火,也可下劫肾阴,导致肾阴不足,出现烦热、盗汗、男子遗精、女子月经不调等。

(十)脾与肾

脾与肾之间,主要表现在先后天相互资生和水液代谢中的相互协同两个方面。

1. 先后天相互资生

脾运化水谷精微,为后天之本;肾藏精,主生长发育和生殖,为先天之本。先天促后天,脾的运化须依赖于肾阳的温煦,才能健运;后天养先天,肾中精气必须依赖于脾运化水谷精微充养,才能不断充盛。二者相互资助,相互促进,是维持人体健康的重要条件。

2. 水液代谢方面

脾主运化水液,有赖于肾阳的温煦蒸化;肾主水司开合,主持全身水液的代谢平衡,又须赖脾气的协助。脾肾两脏相互协同,共同完成水液的新陈代谢。

由于脾之健运须借助于肾中阳气的温煦,肾藏之精必赖于水谷精微的充养,故在病理上二脏常互相影响。如肾阳不足不能温煦脾阳,或脾阳久虚进而伤及肾阳,均可形成脾肾阳虚而见腹部冷痛、五更泄泻、腰膝酸冷、浮肿等症。

二、脏与腑之间的关系

脏与腑,主要是表里相合关系。脏属阴,腑属阳,阳主表,阴主里。通过经脉相互联络,一脏一腑,一阴一阳,相互配合,构成表里关系。一脏一腑的表里配合关系,其根据主要有以下三个方面:一是经脉络属。即属脏的经脉络于所合之腑,属腑的经脉络于所合之脏。二是生理配合。六腑传化水谷的功能,受五脏之气的配合才能完成。如胃的受纳腐熟需脾气运化的推动;膀胱的贮尿排尿赖肾的气化作用;肝气疏泄有利于胆汁的分泌排泄等。三是病理相关。如肺热壅盛,致大肠传导失职,可引起大便秘结等。因此在临床上可出现脏病及腑,腑病及脏,脏腑同病等病理变化,充分说明了脏腑之间在生理病理上的密切关系。

(一)心与小肠

心的经脉属心络小肠,小肠的经脉属小肠而络心,构成表里相合关系。

心与小肠的关系主要表现在病理方面,如心有实火,可移热于小肠,引起尿少、尿赤、排尿灼热涩痛等小肠实热的病证;反之,小肠有热,还可循经上扰于心,而见心烦、舌尖红赤、口舌生疮等心火病证。

(二)肺与大肠

肺与大肠互有经脉络属而为表里关系。

生理上,肺与大肠相互协助,肺气肃降,大肠之气亦随之而降,使传导功能保持正常;大肠传导正常,糟粕下行,亦有助于肺气的清肃和呼吸功能。病理上如肺气肃降失职,影响大肠传导,可致大便秘结;大肠壅滞不畅,也会影响肺的肃降功能,而引起咳喘、胸满等症。

(三)脾与胃

脾胃同居中焦,以膜相连,互有经脉络属而构成表里关系。

脾与胃的生理联系,主要体现在三个方面。其一,纳运相助。胃主受纳,腐熟水谷,是脾主运化的前提;脾主运化,转输精微,为胃的继续受纳腐熟水谷提供条件和能量。脾胃纳运相助,共同完成对饮食物的消化、精微物质的吸收和转输,同为后天之本,气血生化之源。其二,升降相因。胃主降浊,将食糜下降于小肠,泌别清浊,水谷精微由脾吸收。脾主升清,将水谷精微上输于肺,布散全身。脾升胃降,相反相成,共同构成人体气机升降的枢纽,保证纳运功能正常进行。其三,燥湿相济。脾为阴脏,脾阳健旺则能运化升清,故性喜温燥而恶湿;胃为阳腑,赖阴液的滋润,故喜润恶燥。脾胃燥湿喜恶之性不同,但又相互为用,燥湿相济,阴阳配合,保证了脾胃正常纳运与升降。二者一阴一阳，一纳一化，一降一升，共同完成饮食物的受纳、腐熟、运化任务。故《临证指南医案·脾胃》曰："脾宜升则健，胃宜降则和。"病理上，脾胃病变常相互影响，如脾不健运，清气不升，可影响胃的受纳和降，出现纳呆、恶心呕吐、脘腹胀痛等症；反之，若饮食失节，食滞胃脘，浊气不降，也会影响脾的运化功能而见腹胀、腹泻、肢体困倦等症状。

（四）肝与胆

胆居肝下，二者互有经脉络属，为表里关系。

生理上，肝与胆的功能密不可分，互相协调。胆汁来源于肝，肝的疏泄功能正常，能保证胆汁的畅通排泄；胆汁排泄无阻，又有助于肝的疏泄。病理上，肝病常影响及胆，胆病也常影响及肝，形成肝胆同病。临床上，有不少肝与胆的病证不能截然分开，如肝火盛常包括胆火在内，出现胁痛、口苦、急躁易怒等症状，称之为肝胆火旺。治疗上，泻肝火的药物同样具有泻胆火的功效，而泻胆火的药物也具有泻肝火的作用，称为肝胆同治。

（五）肾与膀胱

肾与膀胱互有经脉络属，为表里关系。

膀胱的主要功能是贮尿和排尿，这种功能有赖于肾阳肾气的作用。肾阳充足则气化通利，肾气充足则固摄有权，从而使膀胱开合有度，不但能正常贮存尿液，而且能使尿液正常排出体外，从而维持水液的正常代谢。若肾阳不足，气化失常，或肾气不足，固摄无权，则膀胱开合失度，可见小便不利或失禁、遗尿、尿频等病证。

三、腑与腑之间的关系

六腑的主要功能是传导化物，它们各司其职而又互相协作，共同完成传化水谷的任务。

传化水谷的大体过程是：饮食入胃，经胃的受纳腐熟，变成食糜，下传于小肠，通过小肠的进一步消化，泌别清浊，其清者吸收，浊者（食物糟粕）下注大肠，经大肠的燥化作用形成粪便，传导至肛门排出体外；水液（通过肾的气化作用）下输膀胱，生成尿液经尿道排出体外。在这一过程中，胆腑排泄胆汁入小肠中，帮助饮食的消化；三焦则联结有关脏腑的功能，总司气化，推动水谷的传化和津液的运行。

因六腑之间在生理上密切联系，故在病理上相互影响。

 ## 学习小结

◎ 五脏

	心	肺	脾	肝	肾
阴阳属性	阳中之阳	阳中之阴	阴中之至阴	阴中之阳	阴中之阴
五行属性	火	金	土	木	水
生理功能	主血脉 藏神	主气 主宣发与肃降 主通调水道 朝百脉，主治节	主运化（运化水谷；运化水液） 主升 主统血	主疏泄（调畅气机；调畅情志；促进脾胃消化） 主藏血	主藏精（主生长与生殖；主一身之阴阳；参与血液生成） 主水 主纳气

续表

系统联系	在体	脉	皮	肉	筋	骨
	在窍	舌	鼻	口	目	耳、二阴
	在液	汗	涕	涎	泪	唾
	在志	喜	忧	思	怒	恐
	其华	面	毛	唇	爪	发
合腑		小肠	大肠	胃	胆	膀胱

◎ 六腑

	胆	胃	小肠	大肠	膀胱	三焦
生理功能	贮藏和排泄胆汁 主决断	受纳腐熟水谷 主通降,以降为和	主受盛化物 泌别清浊	传化糟粕	贮尿和排尿	通行元气 运行水液 部位划分和功能特点(上焦如雾;中焦如沤;下焦如渎)
合脏	肝	脾	心	肺	肾	

学习藏象学说要理论联系实际,从生活中的种种现象去理解藏象学说的内容,同时要注意将中医所说的脏腑与现代医学的脏腑概念区别开来学习。

 目标检测

一、单项选择题

1.五脏生理功能的特点是(　　)

A.传化物而不藏,实而不能满　　　　　B.藏精气而不泻,满而不能实

C.藏精气而不泻,实而不能满　　　　　D.传化物而不藏,满而不能实

2.心主神志的基本概念是(　　)

A.主宰人体生命活动的外在表现　　　　B.调节人体的情志

C.主宰人体精神意识和思维活动　　　　D.协调人体的各种生理活动

3.心在志为(　　)

A.怒　　　　　　　　B.思　　　　　　　　C.恐　　　　　　　　D.喜

4.心在液为(　　)

A.涎　　　　　　　　B.汗　　　　　　　　C.津　　　　　　　　D.唾

5.肺主一身之气,主要取决于(　　)

A.生成宗气　　　　　B.调节气机　　　　　C.宣发卫气　　　　　D.肺的呼吸功能

6."主治节"是属于(　　)

A.心的生理功能　　　B.肺的生理功能　　　C.脾的生理功能　　　D.肝的生理功能

7.肺在窍为（　　　）

A.喉　　　　　　　B.鼻　　　　　　　C.口　　　　　　　D.舌

8.与皮肤关系最密切的脏是（　　　）

A.肝　　　　　　　B.心　　　　　　　C.肺　　　　　　　D.脾

9.称为"后天之本"的脏是（　　　）

A.心　　　　　　　B.脾　　　　　　　C.肾　　　　　　　D.肝

10.具有统血功能的脏是（　　　）

A.心　　　　　　　B.脾　　　　　　　C.肺　　　　　　　D.肝

11.脾主运化是指（　　　）

A.运化水液　　　　B.运化水湿　　　　C.运化水谷精微　　D.运化水谷和水液

12.具有"喜燥恶湿"特性的脏是（　　　）

A.肝　　　　　　　B.心　　　　　　　C.脾　　　　　　　D.肺

13.与情志抑郁关系最密切的是（　　　）

A.心不藏神　　　　B.心血亏虚　　　　C.肝失疏泄　　　　D.肝升太过

14.在肝主疏泄的各种生理作用中,最根本的是（　　　）

A.调畅情志　　　　B.疏通水道　　　　C.调畅气机　　　　D.调节胆汁排泄

15.天癸的产生主要取决于（　　　）

A.脾气的健运　　　B.肾中精气的充盈　C.肾阳的蒸腾气化　D.肾阴的濡润滋养

16."泌别清浊"的生理功能属于（　　　）

A.胃　　　　　　　B.小肠　　　　　　C.大肠　　　　　　D.膀胱

17.元气运行的通道是（　　　）

A.经脉　　　　　　B.络脉　　　　　　C.血脉　　　　　　D.三焦

18.下列不属于奇恒之腑的是（　　　）

A.脑　　　　　　　B.髓　　　　　　　C.筋　　　　　　　D.胆

19.脏与脏之间主要为气血关系的是（　　　）

A.心与肺　　　　　B.肺与肝　　　　　C.脾与肾　　　　　D.肝与肾

20.精血同源是指（　　　）

A.肝与肾的关系　　B.心与肾的关系　　C.脾与肾的关系　　D.心与肝的关系

二、多项选择题

1.肾的主要生理功能有（　　　）

A.主宰水液代谢　　B.闭藏先天之精　　C.贮藏尿液　　　　D.受五脏之精而藏之

E.主纳气

2.肾中精气不足可出现（　　　）

A.小儿囟门迟闭　　B.小儿骨软无力　　C.牙齿松动脱落　　D.老年人骨质脆弱

E.脑转耳鸣

3.脾运化水液的功能失调可产生（　　　）

A.痰　　　　　　　B.饮　　　　　　　C.湿　　　　　　　D.气喘　　　　E.水肿

4."中气下陷"可表现出（　　　）

A.皮下出血　　　　B.腹部胀满　　　　C.久泻脱肛　　　　D.恶心呕吐　　　E.内脏下垂

5.肺主一身之气主要体现于（　　）

A.宗气的生成　　　B.宣发津液　　　C.通调水道　　　D.朝百脉　　　E.调节全身气机

6.肝主疏泄的功能可体现于下列哪些方面（　　）

A.促进脾胃运化功能　　　B.促进男子排精　　　C.调畅气机　　　D.调畅情志

E.促进女子排卵

7.影响大肠传导变化作用的因素有（　　）

A.肺的肃降　　　B.胃的降浊　　　C.肝的疏泄　　　D.肾的气化　　　E.小肠的泌别清浊

8.胆为六腑的依据是（　　）

A.形态中空　　　B.胆藏胆汁　　　C.胆汁助消化　　　D.胆与肝有表里关系

E.胆不直接传化饮食物

9.胃失和降可出现（　　）

A.口臭　　　　　B.腹胀　　　　　C.便秘　　　　　D.腹泻　　　E.呃逆

10.下列属于奇恒之腑的是（　　）

A.三焦　　　　　B.女子胞　　　　C.命门　　　　　D.脉　　　E.胆

11.以下哪些说法正确（　　）

A.肾者胃之关也　　　B.脾阳根于肾阳　　　C.肾为气之根

D.其本在肾,其末在肺,皆积水也　　　E.脾为生痰之源,肾为贮痰之器

12.心和脾的关系主要表现在（　　）

A.血液的运行　　　B.津液的输布　　　C.津液的代谢　　　D.气机的调畅

E.血液的生成

13.肺和脾的关系主要表现在（　　）

A.血的生成　　　B.津液的输布　　　C.气的生成　　　D.津液的代谢　　　E.血的贮藏

14.脏与脏之间在血的关系上密切联系的是（　　）

A.心与脾　　　B.心与肾　　　C.心与肝　　　D.肝与脾　　　E.肺与肾

15.肾主封藏与肝主疏泻之间的关系主要体现于（　　）

A.人体的生长发育　　　B.女子的月经来潮　　　C.精血间的相互化生　　　D.女子的排卵

E.男子的排精

三、简答题

1.心主血脉与心主神志有何关系？

2.肺主气的功能主要体现在哪几方面？

3.试述肝的疏泄功能主要表现在哪些方面。

4.如何理解"六腑以通为用"？

5.试述脾与胃的关系。

第四章　气血精津液

学习目标

【学习目的】　通过学习气血精津液的生成、对于人体的作用以及它们的相互关系等知识，来掌握构成和维持人体生命活动的四种基本物质，同时为后续章节及课程的学习奠定基础。

【知识要求】　掌握气、血、精、津液的概念、功能；熟悉气、血、精、津液之间的相互关系；了解气、血、精、津液的常见病理表现。

【能力要求】　能熟练地应用气、血、精、津液理论解释人体的生理功能和常见的病理变化。

气、血、精、津液是构成人体和维持人体生命活动的四种基本物质。精是指人体内一切有用的精专物质；气是人体内活力很强且不断运行的极细微物质；血是循行于脉管之中具有丰富营养的红色液态物质；津液是人体内一切正常水液的总称。气、血、精、津液，既是五脏六腑、形体官窍功能活动的物质基础，又是其功能活动的产物，因此气、血、精、津液与脏腑形体官窍中间存在着生理、病理等方面的密切联系。

第一节　气

一、气的概念

气是人体内活力很强，且不断运行的极细微物质，是构成人体和维持人体生命活动的最基本物质。

气是构成人体的最基本物质。古代哲学家认为气是构成天地万物的最基本物质，而人是自然界发展到一定阶段的产物，所以气也同样是构成人体的最基本物质。《素问·宝命全形论》中"人以天地之气生，四时之法成""天地合气，命之曰人"，就是说人是自然界的产物。而正是由于气也同样是构成人体的最基本的物质，故《医门法律》也提出"气聚则形成，气散则形亡"。

气同时又是维持人的生命活动的最基本物质。人是自然界发展到一定阶段的产物，自然界存在着人类赖以生存的必要条件。如《素问·六节藏象论》曰："天食人以五气，地食人以五味。"人的各种生命活动，需要从"天地之气"中摄取营养，从而维持机体的生理活动。同时由于气是活力很强且不断运行的极细微物质，故其运动推动了人体的整个生命活动。

二、气的来源

人体之气，主要有三方面的来源。分别是秉承于父母的先天之精气、饮食物中的水谷之精气和自然界之清气。由于第一方面是秉承于父母,与生俱来的,所以又称为先天之精气。而后两者是通过后天不断摄取的,所以又称为后天之精气。

先天之精气藏于肾中,依靠于后天精气的不断滋养;水谷精气需要从饮食物中不断摄取,依靠于脾胃的运化功能生成;自然界之清气,则依赖于肺的呼吸功能。因此,我们认为气的生成除需物质来源充足外,还与肺脾肾的关系非常密切,故我们称肺为气之主、肾为气之根、脾为生气之源。二者任何一方出现障碍,都会影响气的生成。

三、气的功能

气是维持人体生命活动的最基本物质,它对于机体具有十分重要的功能。概括起来主要有五个方面:

(一)推动作用

气的推动作用是指气对于机体的各项生理机能均具有激发和推动的作用。

其推动作用具体可以表现为激发和推动人体的生长发育;激发和推动各脏腑组织器官的生理功能;推动血液、津液等液体的运行。如果气的推动作用减弱,就会出现生长发育迟缓、早衰;脏腑等组织器官机能障碍;血液、津液运行迟缓等病理改变。

(二)温煦作用

气的温煦作用指的是阳气气化生热,温煦人体的作用。《难经·二十二难》中"气主煦之",指的就是气的温煦作用。

气的温煦作用可以维持人体体温的相对恒定;各脏腑组织器官在恒定的体温下可以维持其正常的功能;血液、津液等液态物质在温煦作用下也得以正常的循行,即所谓"得温而行,得寒而凝"。如果气的温煦作用失常,就会出现体温降低、脏腑功能减弱、血和津液运行迟缓等虚寒性病理改变。

(三)防御作用

气的防御作用指的是气抵御外邪、及时的驱邪外出以及自我修复的能力。故《素问·评热病论》认为"正气存内,邪不可干""邪之所凑,其气必虚"。因此,气的防御作用正常与否和疾病的发生、发展以及转归有着非常密切的关系。

(四)固摄作用

气的固摄作用指的是气对精、血液、津液等液态物质的固护,防止其无故流失的作用。气的固摄作用可以统摄血液在脉管中正常运行,防止其溢出脉外;固摄津液的分泌和排泄,防止其无故流失;固摄精液;以及固摄胎儿、维持脏腑位置相对恒定。

如果气的固摄作用减弱,就可能出现体内液态物质大量的流失或者内脏下垂等病理改变。如果气不摄血,则导致各种出血证;气不摄津,会出现自汗、小便失禁、流涎、泄泻等表现;气不固精,则可出现遗精、滑精和早泄等。

气的固摄与推动作用是相反相成的两个方面。二者之间相互协调,保障了体内液态物质的正常代谢。

(五)气化作用

气化,指的是由于气的运动而引起的各种变化。具体地说,是精、气、血、津液各自的新陈代谢以及它们之间的相互转化。如饮食物生成水谷精微,水谷精微生成精、气、血、津液,进而转化为糟粕排出体外都是气化作用的具体表现,如果气化功能失常,就会影响到精、气、血、津液各自的新陈代谢以及它们之间的相互转化。

四、气的分类

人体之气,根据其来源、分布部位和功能特点的不同,分为元气、宗气、营气、卫气。

(一)元气

元气,又称原气、真气,是人体生命活动的原动力。元气是生命的本始之气,是人体最基本、最重要的气。

1. 主要来源

元气根于肾,因为其主要源于秉承于父母的先天精气,如《难经·三十六难》中"命门者……原气之所系也",明确地提出元气根于肾。但元气也依靠于后天脾胃运化的水谷之精对其的滋养,即所谓"后天养先天",所以元气的盛衰不仅和先天精气密切相关,还和后天饮食等各方面的因素有关。

2. 分布

元气源于肾,通过三焦而运行全身,内至五脏六腑,外达肌肤腠理。如《难经·六十六难》曰:"三焦者,原气之别使也。"

3. 功能

元气源于肾中之先天之精,是生命活动的原动力。故元气的功能,一是推动人体的生长和发育。元气充沛,生长发育正常;若先天不足或后天失养导致元气不足,就会影响人体的生长发育,儿童出现生长发育迟缓,成人则可出现早衰。二是激发和推动各脏腑组织器官的生理功能。元气充沛,各脏腑组织器官功能强健;若元气不足或损耗太过,就会影响脏腑功能,导致脏腑功能低下。

(二)宗气

宗气又名大气,是积于胸中之气。宗气所聚之处称为"膻中",又称"气海"。触摸虚里穴(心尖搏动处),可了解宗气之盛衰。

1. 主要来源

宗气是由脾胃化生的水谷精气和由肺吸入的自然界清气结合而成。饮食物经过胃的腐熟,脾的运化,转化为水谷精气,再由脾的升清功能上输于肺,与肺吸入的自然界清气结合形成宗气。所以脾胃的运化功能和肺主气的功能与宗气的盛衰密切相关。

2. 分布

宗气积聚于胸中,贯注于心肺之脉,通过心肺的作用而布散全身。向上出于肺,循喉咽,所以呼则出,吸则入;向下蓄于丹田(下气海),注足阳明之气街(腹股沟部位)而下行于足。

3. 功能

宗气的功能主要有两个方面:一是走息道而司呼吸。宗气上出于肺,可以促进肺的呼吸功能,而且和语言、声音、呼吸等均有密切关联。二是贯心脉而行气血。宗气流注于血脉当中可以起到助心行血的作用,所以气血的运行、心搏的强弱及其节律等,都与宗气的盛衰有关。

(三)营气

营气,含有丰富的营养物质,所以又称"荣气"。营气是参与血液生成的重要物质,二者可分而不可离,所以常常"营血"并称。营气与卫气相对而言,卫气属阳,营气属阴,故又称营气为"营阴"。

1. 主要来源

营气,主要来源于脾胃运化的水谷精微中的精华部分。

2. 分布

营气是参与血液生成的重要部分,二者可分不可离,所以营气分布于血脉之中,运行周身。如《素问·痹论》曰:"营者,水谷之精气也。和调于五脏,洒陈于六腑,乃能入于脉也。故循脉上下,贯五脏,络六腑也。"

3. 功能

营气的功能有两方面。一是化生血液。营气经肺注于脉中,与津液一起在心的赤化作用下化生成血液,成为血液的重要组成部分。正如《灵枢·邪客》曰:"荣气者,泌其津液,注之于脉,化以为血,以荣四末,内注五脏六腑。"二是营养周身。营气是水谷精微中的精专部分,故其含有丰富的营养物质,同时也决定了其必然要对人体的脏腑、经络等组织起到营养作用。营气随着血液运行布散周身,循行于内则滋养五脏六腑,布散于外则润泽肌肤腠理,形体官窍,是人体生命活动的重要物质基础。

(四)卫气

卫气,与营气相对而言,循行于脉外,且运行速度极快,有固护机体的作用,属于阳,故又称为"卫阳"。

1. 主要来源

卫气,由水谷精微中"慓疾滑利"部分所化生。

2. 分布

卫气是水谷精微中"慓疾滑利"的部分,活力很强,运行速度很快,故其不受任何组织结构的约束,运行于皮肤、分肉之间,内至五脏六腑、外达肌肤腠理。

3. 功能

卫气的生理功能主要有三方面:一是防御功能。卫气可以固护机体,抵御外邪入侵;有外邪入侵也可以及时地驱邪外出。二是温养机体。卫气也称卫阳,有温煦的作用,可以维持人体体温的相对恒定,维持脏腑、经络等组织在恒定的温度下正常运作。三是调节控制腠理的开合。卫气可以调节腠理之开合、汗液之排泄,进而维持体温的相对恒定和水液的正常代谢。

五、气的运动

气,是活力很强、不断运行的极细微物质。气的运动,称作气机。气在人体要始终处于一种运动变化之中,气的运动推动和激发了人体的整个生命活动。气的运动正常,人的生命活动正常;气的运动停止,意味着人生命活动的终结。

气运动的基本形式,是升、降、出、入。升是气由下而上的运动;降是由上而下的运动;出是由里向外的运动;入是由外向里的运动。气的升降出入协调平衡,称为"气机调畅";升降出入失衡,称为"气机失调"。

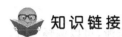知识链接

气机失调有很多种表现形式：如气的升降出入运动受阻，称为"气机不畅"；气的运动在某些局部发生阻滞不通，称为"气滞"；气的上升运动太过或下降不及，称为"气逆"；气的上升不及或下降太过，称为"气陷"；气不能内守而外逸，称为"气脱"；气不能外达而结聚于内，称为"气结"或"气郁"，甚至"气闭"。

第二节　血

一、血的概念

血，是运行脉中的红色液态物质，是构成人体和维持人体生命活动的基本物质之一。

血必须运行于脉中，才能发挥其正常的生理功能。故脉有"血府"之称。如果由于某些原因而导致血液逸出脉外，即为出血，又称"离经之血"。离经之血没有及时的消散吸收，则形成"瘀血"。

二、血的生成

生成血液的物质基础是水谷精微和肾精。

(一)水谷精微化血

血，主要由营气和津液组成。饮食物经过脾胃的运化，化生成水谷精微，进而转化为营气和津液。二者在心肺的赤化作用下，化生为血液，沿脉管运行人体周身，发挥营养和滋润的生理功能。故《灵枢·决气》曰："中焦受气取汁，变化而赤，是谓血。"所以，脾气的强弱直接影响了血液的生成，故称脾为后天之本，气血生化之源。

(二)肾精化血

肾精也是化生血液的物质基础之一。肾藏精，精生髓，而髓可以化血，故我们有"精血同源"之说。

此外，精和血之间还存在着相互资生和转化的关系。精藏于肾，血藏于肝。肾中精气充盈，则肝有所养，血有所充；肝的藏血量充盛，则肾有所藏、精有所资，故有"精血同源"之说。

三、血的运行

(一)血液的循行方式

血液有规律的在脉管中循行不息，到达周身的每一个部位，为全身的脏腑组织、形体官窍提供营养。

(二)血液循行的必备条件

血液的正常循行必须要满足三个条件：一是血液充盈；二是脉管完整而通畅；三是与血液循行相关的脏腑功能正常，尤其是心、肝、脾、肺。

心主血脉，心气推动血液在脉管中正常循行。心气充沛，血液正常循行；心气不足，推动无

力,就会出现血液运行障碍。

肝主藏血,主疏泄。肝主藏血,可以贮藏血液,调节血量。另外,肝主疏泄,可以调畅气机,进而推动血液的正常运行。

脾主统血,为气血生化之源。脾气统摄血液在脉道中正常运行,防止其溢出脉外。另外,脾主生化气血,为气血生化之源。脾气强健,是血液充盈的保障。

肺朝百脉,全身的气血都通过经脉汇集到肺,在肺的吐故纳新的作用下,自然界清气敷布到血液当中。同时,由肺吸入的自然界清气,参与了宗气的生成,而宗气可以助心行血,共同参与到了血液的循行当中。

四、血的功能

(一)营养和滋润

血是循行于脉中富有营养和滋润作用的红色液态物质。血液来源于水谷精微和肾精,含有丰富的营养物质,运行在脉管之中,如环无端,运行不息,外达肌肤腠理、内至五脏六腑,对全身的各个组织起着营养和滋润的作用。

血的营养滋润作用正常,机体面色红润、肌肉壮实、皮肤润泽、毛发光亮、感觉和运动均灵活自如;若血液生成不足或耗损太过,则会表现为面色晦暗、肌肉瘦削、皮肤枯槁、毛发干枯、肢体麻木、运动不灵活等临床表现。

 知识链接

《难经·二十二难》中"血主濡之",指的就是血的营养和滋润作用。《素问·五脏生成篇》曰:"肝受血而能视,足受血而能步,掌受血而能握,指受血而能摄。"进一步指出了人的生命机能,必须依赖于血的营养和滋润作用。

(二)神志活动的物质基础

血是神志活动的物质基础。血液充盈,人的精神充沛,神志清晰,反应灵敏;血虚或运行失常则会表现为精神萎靡、失眠、多梦等;甚至失血多者会出现烦躁、谵狂、昏迷甚至死亡。故《素问·八正神明论》曰:"血气者,人之神,不可不谨养。"

第三节 精

一、精的概念

精,是人体之中的精专物质,是构成人体和维持人体生命活动的基本物质之一。其含义有广义和狭义之分。

广义之精,泛指人体内的一切精微物质,包括气、血、津液以及水谷之精等;狭义之精,指的是贮藏于肾中的"肾精",包括先天之精和后天之精。先天之精是秉承于父母,与生俱来的,是形成胚胎的原始物质。由于此精在婴儿出生前就已经出现,而且是繁衍后代的基本物质,故又称为"生殖之精"。后天之精是人出生以后,通过脾胃的运化,从饮食中不断摄取的精微物质,故又称为"水谷之精"。先天之精和后天之精共同贮藏于肾之中,统称为"肾精"。

先天之精由于始于人体出生以前，在代谢的过程中会不断的耗竭，故先天之精必须依赖于后天之精对其的滋养，才能保持充盈；而后天之精需要先天之精的活力资助才能源源不断的化生，故二者紧密相连，不可分割。所以才有"先天生后天，后天养先天"之说。

 知识链接

《灵枢·经脉》曰："人始生，先成精。"《灵枢·决气》也有："两神相搏，合而成形，常先身生，是谓精。"指的就是先天之精。《素问·上古天真论》曰："肾者，主水，受五脏六腑之精而藏之。"指的就是后天之精。

二、精的功能

(一)繁衍生殖

生殖之精是生命的起源，具有繁衍生殖后代的作用。肾中精气充盈到一定程度会形成一种具有生殖机能的物质，这种物质称为天癸。男子二八天癸至，精气溢泻；女子二七而天癸至，月事应时而下，说明这个时候天癸这种物质形成，人体具备了生殖的能力。肾精充盈，机体生殖机能旺盛；肾精不足，生殖机能减退。故临床上多采用补肾填精的方法治疗不孕、不育等疾病。

(二)促进人体生长发育

人一生生长壮老已的过程是肾中精气逐渐充盈再到逐渐耗竭的过程。人体出生后，随着肾中精气不断充盈，机体不断成长，直到壮年的鼎盛时期；人体过了壮年以后，随着肾中精气的不断衰减，人体也开始出现衰老的表现；最后肾中精气耗竭，机体死亡。如果患者出现肾精不足的病理改变，小儿就会出现生长发育迟缓，如五迟、五软；成年人则会出现早衰，故治疗常采用滋补肾精的方法。

(三)生髓化血

肾藏精，精生髓，而脑为髓之海，故肾精充盈，髓海充足，则神志清晰、反应灵敏、耳聪目明；若肾精不足，髓海空虚，则患者反应迟钝、神志模糊、两目昏花、头晕耳鸣。故临床上防治老年痴呆等疾患常从补益肾精入手。

肾藏精生髓，还可以养骨，骨骼得以充养，则坚固有力、运动灵活；反之骨骼失养，小儿易生长发育迟缓、老年人则易出现骨质疏松、骨折等病证。治疗此类疾病同样以补益肾精为主。

另外，肾藏精还可以生髓化血，故有"精血同源"之说。临床上的血虚患者，通过补益肾精也会取得很好的疗效。

(四)濡养脏腑

肾中所藏之精，包括后天之精，即水谷之精。而水谷之精是饮食物之精华，用以滋养五脏六腑，其剩余部分会归藏于肾，储以备用。如果肾精不足，就会出现脏腑失养，人的生命机能下降的表现。

第四节 津 液

一、津液的概念

津液是人体内一切正常水液的总称,是构成人体和维持人体生命活动的基本物质之一。

人体内存在的一切液态物质,除了单独列出的血以外,都属于津液的范畴。包括各脏腑组织器官的内在体液,如胃液、肠液等;及其正常的分泌物,如涕、泪、唾等。

津和液同属于水液,所以我们经常将二者并称。但如果就二者的性状、功能乃至分布部位等方面,它们又有一定的区别。一般地说,质地清稀,流动性强,布散于体表、肌肉和孔窍,并能渗于血脉之中,起滋润作用的,称为津;而相反质地稠厚,流动性差,灌注于脏腑、脑、髓、骨节等组织,起濡养作用的,称为液。故《灵枢·五癃津液别》曰:"津液各走其道,故三焦出气,以温肌肉,充皮肤,为其津;其流而不行者,为液。"

但是由于津和液源于同一种物质,即水谷精微,二者又可以相互转化,代谢过程又会相互影响,故津和液常同时并称,但在"伤津"和"脱液"等病证时,又需加以区分。

二、津液的代谢

津液的代谢包括生成、输布和排泄三个过程。这三个过程是多个脏腑密切配合的结果。《素问·经脉别论》曰:"饮入于胃,游溢精气,上输于脾,脾气散精,上归于肺,通调水道,下输膀胱,水精四布,五经并行。"这是对津液代谢过程的简明概括。

(一)津液的生成

津液来源于饮食水谷。胃在受纳和腐熟的过程中游溢精气,会吸收走部分水液;小肠主液,会吸收走大部分的水液;大肠主津,会重新吸收食物残渣中的部分水液。

(二)津液的输布

1.脾气散精

《素问·太阴阳明论》中提到"脾主为胃行其津液"。一方面,脾可以将津液直接向四周布散,以"灌溉四旁";另一方面,还会将津液上输于肺,进而通过肺的宣发肃降布散周身。

2.肺主行水

肺在上,为水之上源,主行水,通调水道。肺的这一功能主要是依靠其宣发肃降作用完成的。肺通过其宣发作用,将津液上输到周身体表、皮毛孔窍;通过其肃降作用,将津液下注于五脏六腑,以及经过代谢后下注到肾和膀胱。

3.肾主水液

肾主水,为水脏,在整个水液代谢过程中起着主宰性的作用。其主宰作用具体表现在以下两个方面:一是,肾中贮藏的精气可以化生元气,而元气是人体生命活动的原动力,机体的所有功能都是在元气的激发和推动下完成的。二是,由肺下输到肾的津液,在肾中阳气的蒸腾气化作用下,升清降浊。其中清者重新回归到水液代谢当中去;而浊者则被气化成尿液,下输到膀胱,进而通过肾司膀胱开合,在适当的时候排出人体之外。

4. 肝主疏泄

肝主疏泄,调畅气机,气行则水行,故其可以维持水液的正常运行。

5. 三焦决渎

三焦为"决渎之官",在水液代谢过程中起到了通道性的作用。三焦气治,水液运行正常。故《素问·灵兰秘典论》曰:"三焦者,决渎之官,水道出焉。"

(三)津液的排泄

津液排泄的主要途径是尿液。除此之外,人体的汗液、呼吸以及粪便都可以带走部分水液。

综上所述,津液的代谢虽然是多个脏腑密切配合的结果,但其中尤以肺、脾、肾三脏最为重要。若这些脏腑功能失调,就会导致伤津、脱液,或水、湿、痰、饮等病理变化。

三、津液的功能

津液的功能主要表现在以下四个方面:一是滋润濡养。津液源于水谷精微,是含有丰富营养的液态物质,故其具有滋润濡养的作用。津液布散到体表,就会滋养皮毛孔窍;布于脏腑,则滋养五脏六腑;注入关节,则润滑保护关节;渗入血脉,则成为血液的重要组成部分。二是化生血液。津液和营气是血液生成的物质基础。同时,津液布散在血脉之外,随时起着调节血液浓度的作用。三是排泄废物。津液在其自身代谢的过程中,将机体的代谢产物不断以尿液、汗液等形式排出体外。四是调节阴阳。津液本身是阴精的一部分,其自身代谢的过程就是调节阴阳平衡的过程。

第五节 气血津液之间的关系

气、血、津液是构成人体和维持人体生命活动的基本物质。它们的生成均与饮食水谷有着密切的联系,而且都是脏腑功能活动的产物,同时又都维持了脏腑正常的生理功能。因此,它们之间存在着密切的联系。

一、气和血的关系

气和血的关系被概括成"气为血之帅""血为气之母"。气为血之帅包括气能生血、气能行血、气能摄血;血为气之母包括血能载气、血能养气。

(一)气对血的作用

1. 气能生血

气能生血,包含两方面的内容。一是血的生成离不开气化作用,也就是由于气的运动而产生的各种变化。二是营气是参与血液生成的重要组成部分。所以,气旺则血旺,气虚则血虚。

2. 气能行血

气属阳,活力很强,运行不息;血属阴,主静,气的推动作用是血液运行的动力。所以气行则血行,气滞则血瘀。

3. 气能摄血

气能摄血是指气可以统摄血液在经脉中运行,防止其溢出脉外。由于气虚导致血液溢出脉外而形成的各种出血证,则为"气不摄血",治疗时需采取补气摄血的方法,才会达到止血的目的。

（二）血对气的作用

1. 血能载气

气是活力很强的精微物质，易于逸脱，必须以液态的有形物质为载体，如依附在血之上，才能不至于散失。如果失去载体，就会浮散无根而至气脱。故临床上失血患者，多半有气脱，形成气随血脱证。治疗时，也需要在补血的同时进行补气的治疗。

2. 血能养气

血能养气是指血能给予气充分的营养。气依附在血液之中，血液不断地为其生成和功能提供营养。故血旺则气旺，血虚则会气少。

二、气和津液的关系

气属阳，无形、主动；津液属阴，有形、主静。二者的关系类似于气与血的关系，可以概括为以下几点：

1. 气能生津

津液的生成依靠气化作用；水谷精气又是化生津液的物质基础。所以临床上常可见气津两伤之证。

2. 气能行津

气属阳，主动；津液属阴，主静。津液必须依靠气的推动作用才能正常运行、排泄，即所谓气行则水行，气停则水停。另外，元气激发和推动了全身脏腑的功能，与津液输布相关的脏腑自然也不例外，所以临床上若出现水湿痰饮等病理变化，往往是行气与利水同用，才能取得较好的疗效。

3. 气能摄津

气的固摄作用是指气固摄体内津液，防止其无故流失的作用。气的推动和固摄是两个相辅相成的力量，二者之间紧密配合，保证了机体正常的水液代谢平衡。

4. 津能载气

气需要依附在津液这样的液态物质之中，才不至于散失，所以临床上若出现大吐、大汗、大下等津液大量流失的情况，往往伴随着气的耗散，即"气随津脱"。《金匮要略心典》中"吐下之余，定无完气"，即是此意，故治疗时在补水的同时需要补气。

三、津液和血的关系

血和津液，都是液态的物质，都有滋润和濡养的作用。故血和津液之间也存在着极其密切的关系。

血和津液均由水谷精微所化生，故"津血同源"。津液渗于血脉之中，就会成为血液的组成部分。血液的浓度过低，津液又会渗于血脉之外。在病理情况下，血液和津液之间也会相互影响。如在失血过多时，大量的津液渗于脉中，就会出现津液的不足；反过来，在津液大量流失时，也会形成血脉空虚、津枯血燥等病变。因此，又有"夺血者无汗，夺汗者无血"之说。

学习小结

		概念	生成	功能	
气		活力很强、运行不息的极细微物质	先天之精气 水谷之精气 自然界清气	①推动作用②温煦作用③防御作用④固作用⑤气化作用	
血		运行于脉中的红色液态物质	水谷精微 肾精	滋润和濡养 神志活动的物质基础	
精		广义：体内一切精专物质 狭义：肾精	先天之精 后天之精	①繁衍生殖②促进人体生长发育③生髓化血④濡养脏腑	
津液		人体一切正常水液的总称	水谷精微	①滋润濡养②化生血液③排泄废物④调节阴阳	
气、血、津液之间的关系		气与血		气与津液	津液与血
		气为血之帅（气能生血、气能行血、气能摄血）；血为气之母（血能载气、血能养气）		气能生津、气能行津、气能摄津、津能载气	津血同源

　　气、血、精、津液是脏腑功能活动的产物，同时又为脏腑的功能活动提供了物质基础。在机体的生命活动之中，这些物质不断被消耗，又不断得以补充，这些都是和脏腑的功能活动密不可分的，因此我们在学习这部分内容的时候需要结合藏象，加深对其的理解。

 目标检测

一、单项选择题

　　1.广义之精是指（　　　）

　　A.构成世界的基本物质　　　B.构成人体的基本物质　　　C.维持人体生命活动的物质

　　D.构成人体和维持人体生命活动的精微物质

　　2.狭义之精是指（　　　）

　　A.脏腑之精　　B.肾精　　C.精血津液的统称　　D.构成人体和维持人体生命活动的物质

　　3.先天之精是指（　　　）

　　A.生殖之精　　　　　　B.脏腑之精　　　　　　C.精血的统称　　　　　D.水谷精微

　　4.后天之精是指（　　　）

　　A.生殖之精　　　　　　B.水谷之精　　　　　　C.人体正气　　　　　D.精血津液的统称

　　5.先天之精藏于（　　　）

　　A.心　　　　　　B.肾　　　　　　C.脑　　　　　　D.脾

　　6.后天之精的来源是（　　　）

　　A.饮食物　　　　　　B.禀受于父母　　　　　　C.与生俱来　　　　　D.从母体所获

　　7.先天之精的来源是（　　　）

　　A.饮食物质　　　　　　B.脏腑之精　　　　　　C.禀受于父母　　　　　D.脾胃之气

8.气在中医学理论中比较完整的概念是(　　)

A. 泛指机体的生理功能　　　　　　　　　B. 构成人体的物质

C. 构成人体和维持生命活动的最基本物质　　D. 维持生命活动的物质

9.由肺吸入的自然界清气与脾胃化生的水谷精气结合而成的是(　　)

A. 元气　　　　　　B. 宗气　　　　　　C. 营气　　　　　　D. 卫气

10.血脉中具有营养作用的气称作(　　)

A. 元气　　　　　　B. 宗气　　　　　　C. 营气　　　　　　D. 卫气

11.宗气积于(　　)

A. 中焦　　　　　　B. 胸中　　　　　　C. 脐下　　　　　　D. 息道

12.血的生成与哪一脏腑无关(　　)

A. 肝　　　　　　　B. 心　　　　　　　C. 脾　　　　　　　D. 胆

13.津液代谢过程中,最重要的脏腑是(　　)

A. 肝　　　　　　　B. 心　　　　　　　C. 脾　　　　　　　D. 肾

14.津液生成与输布的物质基础与动力是(　　)

A. 精　　　　　　　B. 气　　　　　　　C. 血　　　　　　　D. 水

15.津液运行的通道是(　　)

A. 脉管　　　　　　B. 三焦　　　　　　C. 经络　　　　　　D. 腠理

16.血液循行的通道是(　　)

A. 十二经脉　　　　B. 脉管　　　　　　C. 三焦　　　　　　D. 肝

17.人体生命活动的原动力是(　　)

A. 元气　　　　　　B. 宗气　　　　　　C. 营气　　　　　　D. 卫气

18.具有防御、温煦和调节腠理开阖作用的气是(　　)

A. 元气　　　　　　B. 宗气　　　　　　C. 营气　　　　　　D. 卫气

19.具有化生血液、营养周身作用的气是(　　)

A. 元气　　　　　　B. 宗气　　　　　　C. 营气　　　　　　D. 卫气

20.气和血的关系不包括以下哪种(　　)

A. 气能生血　　　　B. 气能行血　　　　C. 气能载血　　　　D. 血能载气

二、多项选择题

1.精的生理功能包括(　　)

A. 繁衍生殖　　　B. 生长发育　　　C. 生髓化血　　　D. 濡润脏腑　　　E. 固摄作用

2.气的防御作用体现在(　　)

A. 护卫肌表,抵御外邪　　　B. 正邪交争,驱邪外出　　　C. 自我修复,恢复健康

D. 温煦固摄,推动营养　　　E. 保护脏器,清泄内邪

3.宗气的生成来源是(　　)

A. 水谷精微　　　B. 自然界清气　　　C. 禀于父母　　　D. 与生俱来　　　E. 元气

4.营气的功能表现在(　　)

A. 化生血液　　　B. 营养全身　　　C. 固摄　　　D. 防御　　　E. 温煦

5.卫气的功能是(　　)

A. 防御　　　　　B. 温煦　　　　　C. 调节　　　　　D. 固摄　　　　　E. 营养

6.血液循行是在哪些脏腑相互配合的结果(　　)

A.心　　　　　　　B.肝　　　　　　　C.肺　　　　　　　D.脾　　　　　　　E.肾

7.津液的输布与哪些脏腑有关(　　)

A.脾　　　　　　　B.肺　　　　　　　C.肾　　　　　　　D.三焦　　　　　　E.膀胱

8.津液排泄的主要途径是(　　)

A.汗　　　　　　　B.尿　　　　　　　C.粪便　　　　　　D.呼吸　　　　　　E.唾液

9.津液的功能主要表现为(　　)

A.滋润濡养　　　　B.化生血液　　　　C.调节阴阳　　　　D.排泄废物　　　　E.温煦固摄

10.气对津液具有下列哪些作用(　　)

A.气能生津　　　　B.气能行津　　　　C.气能摄津　　　　D.气能泄津　　　　E.气能耗津

三、简答题

1.简述精的生理功能。

2.简述先天之精与后天之精的关系。

3.简述气的生理功能。

4.简述元气的分布与生理功能。

5.简述宗气的分布与生理功能。

6.比较营气、卫气之间的关系。

7.血液循行需具备哪些条件?

8.各脏腑如何参与血液循行?

9.津与液有何异同?

10.各脏腑如何参与津液的输布?

11.简述气和血的关系。

第五章 经 络

学习目标

【学习目的】 经络学说是针灸学的基础理论和核心内容,通过本章学习可掌握经络的类别、分布、走向,尤其是十二正经的相关知识,为后期学习其他课程奠定基础。

【知识要求】 掌握经络的概念、组成,十二正经的命名、循行、走向、交接、分布规律及表里关系和流注次序。熟悉奇经八脉的概念、生理特点和生理功能。了解经络的功能和应用。

【能力要求】 逐步掌握经络学说的基本知识。逐步学会运用经络学说来辨别疾病和治疗疾病。

经络学说是研究人体经络系统的组成、循行分布、生理功能、病理变化,以及与脏腑、气血等相互关系的中医学理论,是中医学理论体系的重要组成部分,也是针灸及推拿学的理论核心。

第一节 经络概述

一、经络的概念

经络,是经脉和络脉的总称。经脉有路径之意,贯通上下,沟通内外,是经络系统中纵行的主干,大多循行于人体的深部,且有一定的循行部位。络脉有网络之意,是经脉别出的分支,较经脉细小,络脉纵横交错,网络全身,无处不至。经络相贯,遍布全身,形成一个纵横交错的联络网,通过有规律的循行和复杂的联络交会,组成了经络系统,把人体五脏六腑、肢体官窍及皮肉筋骨等组织紧密地联结统一的有机整体,从而保证了人体生命活动的正常进行。因此,经络是运行气血,联络脏腑肢节,沟通内外上下,调节人体功能的一种特殊的通路系统。

 知识链接

《黄帝内经》有关经络发生的现代分析

《灵枢·经脉》曰:"人始生,先成精,精成而脑髓生,骨为干,脉为营,筋为刚,肉为墙,皮肤坚而毛发长,谷人于胃,脉道以通,血气乃行。"说明经脉是根于先天,与生俱来,具有遗传性,其形成过程主要与脑髓关联,即由中枢神经系统为主导,并得到皮肤、血管、筋膜、肌肉、骨骼等的支持包绕所构成的立体框架的通道系统,它有独特的运行规律,具有调控血气运行的功能。现有人从发生学来探讨,认为经络是由胚胎时期的网络结构发育而来的,这一观点是符合《内经》载述的。包绕经脉的五体亦成了经络的附属成分,功能活动受到经脉的调控。

二、经络系统的组成

经络系统是由经脉、络脉及其连属部分构成的。经脉和络脉是它的主体(图 5-1)。

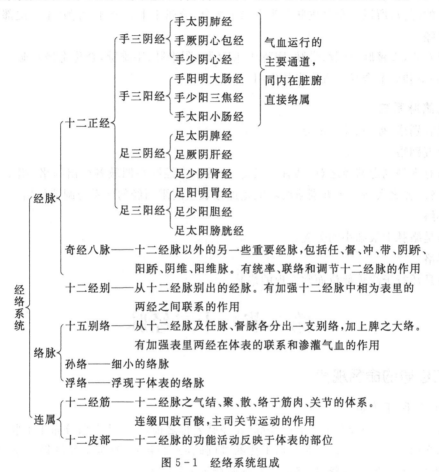

图 5-1 经络系统组成

(一)经脉系统

1.十二经脉

(1)正经

正经有十二,即手三阴经、足三阴经、手三阳经、足三阳经,共四组,每组三条经脉,合称十二经脉。

(2)十二经别

十二经别是十二经脉别出的正经,它们分别起于四肢,循行于体内,联系脏腑,上出颈项浅部。阳经的经别从本经别出而循行体内,上达头面后,仍回到本经;阴经的经别从本经别出而循行体内,上达头面后,与相为表里的阳经相合。因此,十二经别不仅可以加强十二经脉中相为表里的两经之间的联系,而且因其联系了某些正经未循行到的器官与形体部位,从而补充了正经之不足。

(3)十二经筋

十二经筋是十二经脉之气结、聚、散、络于筋肉、关节的体系,是十二经脉的附属部分,是十二经脉循行部位上分布于筋肉系统的总称,它有连缀百骸,维络周身,主司关节运动的作用。

(4)十二皮部

十二皮部是十二经脉在体表一定部位上的反应区。全身的皮肤是十二经脉的功能活动反映于体表的部位,所以把全身皮肤分为十二个部分,分属于十二经脉,称为"十二皮部"。

2.奇经

奇经有八,即督脉、任脉、带脉、阴跷脉、阳跷脉、阴维脉、阳维脉,合称奇经八脉。奇经八脉有统率、联络和调节全身气血盛衰的作用。

(二)络脉系统

络脉有别络、孙络、浮络之分。

1.十五别络

别络有本经别走邻经之意,共有十五支,包括十二经脉在四肢各分出的络,躯干部的任脉络、督脉络及脾之大络。十五别络的功能是加强表里阴阳两经的联系与调节作用。

2.孙络

孙络是络脉中最细小的分支。

3.浮络

浮络是浮行于浅表部位而常浮现的络脉。

第二节　十二经脉

一、十二经脉的命名规律

(1)上为手,下为足

其含义有二:一是分布于上肢的经脉,在经脉名称之前冠以"手"字;分布于下肢的经脉,在经脉名称之前冠以"足"字。二是位居上焦的脏(肺、心、心包)所络属的经脉循行于上肢,为手经;位居下焦的脏(肝、脾、肾)所络属的经脉循行于下肢,为足经。

(2)内为阴,外为阳

阴阳理论贯穿于整个中医理论,经络系统亦以阴、阳来命名。其分布于肢体内侧面的经脉为阴经,分布于肢体外侧面的经脉为阳经。一阴一阳衍化为三阴三阳,相互之间具有相对应的表里相合关系,即肢体内侧面的前、中、后,分别称为太阴、厥阴、少阴;肢体外侧面的前、中、后分别称为阳明、少阳、太阳。

(3)脏为阴,腑为阳

内脏中"藏精气而不泻"者称脏,为阴,"传化物而不藏"者称腑,为阳。每一阴经分别隶属于一脏,每一阳经分别隶属于一腑,各经都以脏腑命名。

二、十二经脉的循行规律

(1)上为手,下为足

循行分布于上肢的称手经,循行分布于下肢的称足经。

（2）内为阴,外为阳

分布于四肢内侧的(上肢是指屈侧)称为阴经;分布于四肢外侧(上肢是指伸侧)的称阳经。

（3）脏为阴,腑为阳

阴经属脏;阳经属腑。

三、十二经脉的走向规律

十二经脉的走向交接规律(图 5-2)如下:

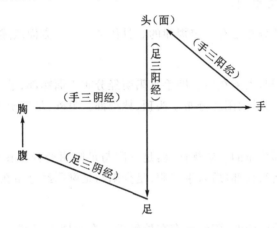

图 5-2 手足阴阳经脉走向交接规律示意图

手三阴经循行的起点是从胸部始,经腑(上臂内侧肌肉)臂走向手指端;手三阳经从手指端循臂指(经穴名)而上行于头面部;足三阳经,从头面部下行,经躯干和下肢而止于足趾间;足三阴经脉,从足趾间上行而止于胸腹部。"手之三阴,从胸走手;手之三阳,从手走头;足之三阳,从头走足;足之三阴,从足走腹。"这是对十二经脉走向规律的高度概括。

四、十二经脉的交接规律

（一）相表里的阴阳二经在四肢末端交接

如手太阴肺经在食指端与手阳明大肠经相交接;手少阴心经在小指端与手太阳小肠经相交接;手厥阴心包经由掌中至无名指端与手少阳三焦经相交接;足阳明胃经从跗(即足背部)上至大趾与足太阴脾经相交接;足太阳膀胱经从足小趾斜走足心与足少阴肾经相交接;足少阳胆经从跗上分出,至大趾与足厥阴肝经相交接。

（二）头为诸阳之会

即同名的手足三阳经在头面交接。如手足阳明经都通于鼻,手足太阳经皆通于目内眦,手足少阳经皆通于目外眦。

（三）胸为诸阴之会

即阴经在胸腹相交接。如足太阴经与手少阴经交接于心中,足少阴经与手厥阴经交接于胸中,足厥阴经与手太阴经交接于肺中等。

走向与交接规律之间亦有密切联系,两者结合起来是:手三阴经,从胸走手,交手三阳经;

手三阳经,从手走头,交足三阳经;足三阳经,从头走足,交足三阴经;足三阴经,从足走腹(胸),交手三阴经,构成一个"阴阳相贯,如环无端"的循行径路,这就是十二经脉的走向和交接规律。

总之,十二经脉的循行,凡属六脏(五脏加心包)的经脉称为"阴经",多循行于四肢内侧及胸腹。上肢内侧者为手三阴经,由胸走手;下肢内侧者为足三阴经,由足走腹(胸)。凡属六腑的经脉称为"阳经",多循行于四肢外侧及头面、躯干。上肢外侧者为手三阳经,由手走头;下肢外侧者为足三阳经,由头走足;阳经行于外侧,阴经行于内侧。

五、十二经脉的分布规律

十二经脉在体表的分布是有一定规律的。具体从以下三方面叙述。

(一)头面部

阳明在前,少阳在侧,太阳在后。即手足阳明经分布于面额部;手太阳经分布于面颊部;手足少阳经分布于耳颞部;足太阳经分布于头顶、枕项部。另外,足厥阴经也循行至顶部。

(二)躯干部

十二经脉在躯干部分布的一般规律是:足三阴与足阳明经分布在胸、腹部(前),手三阳与足太阳经分布在肩胛、背、腰部(后),手三阴、足少阳与足厥阴经分布在腋、胁、侧腹部(侧)。

(三)四肢部

阴经分布在四肢的内侧面,阳经分布在外侧面。在小腿下半部和足背部,肝经在前,脾经在中线。至内踝上八寸处交叉之后,脾经在前,肝经在中线。

六、十二经脉的表里关系

手足三阴、三阳十二经脉,通过经别和别络相互沟通,组成六对"表里相合"关系,即"足太阳与少阴为表里,少阳与厥阴为表里,阳明与太阴为表里,是足之阴阳也。手太阳与少阴为表里,少阳与心主(手厥阴心包经)为表里,阳明与太阴为表里,是手之阴阳也"。

相为表里的两经,分别循行于四肢内外侧的相对位置,并在四肢末端交接;又分别络属于相为表里的脏腑,从而构成了脏腑阴阳表里相合关系。十二经脉的表里关系,不仅因相互表里的两经的衔接而加强了联系,而且因相互络属于同一脏腑,而使互为表里的一脏一腑在生理功能上互相配合,在病理上可相互影响。在治疗上,相互表里的两经的腧穴经常交叉。

七、十二经脉的流注次序

流注,是人身气血流动不息,向各处灌注的意思。十二经脉为气血运行的主要通道。气血在十二经脉内流动不息,循环灌注,分布于全身内外上下,构成了十二经脉的气血流注,又名十二经脉的流注(图5-3)。

从手太阴肺经开始,依次流至足厥阴肝经,再流至手太阴肺经。这样就构成了一个"阴阳相贯,如环无端"的十二经脉整体循行系统。

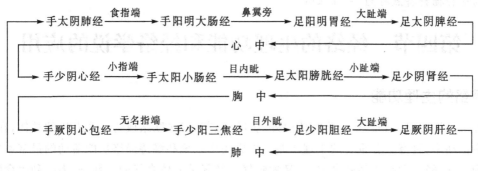

图 5-3　十二经脉流注图

第三节　奇经八脉

一、奇经八脉的概念

奇经八脉,是指十二经脉之外的八条经脉,包括任脉、督脉、冲脉、带脉、阴跷脉、阳跷脉、阴维脉、阳维脉。奇者,异也。因其异于十二正经,故称"奇经"。它们既不直属脏腑,又无表里配合。其生理功能,主要是对十二经脉的气血运行起着溢蓄、调节作用。

二、奇经八脉的生理特点

奇经八脉的生理特点有以下三个方面:一是奇经八脉与脏腑无直接络属关系。二是奇经八脉之间无表里配合关系。三是奇经八脉的分布不像十二经脉分布遍及全身,人体的上肢无奇经八脉的分布。

其走向也与十二经脉不同,除带脉外,余者皆由下而上地循行。

三、奇经八脉的生理功能

1.进一步加强十二经脉之间的联系

如督脉能总督一身之阳经;任脉联系总任一身之阴经;带脉约束纵行诸脉。二跷脉主宰一身左右的阴阳;二维脉维络一身表里的阴阳。即奇经八脉进一步加强了机体各部分的联系。

2.调节十二经脉的气血

十二经脉气有余时,则蓄藏于奇经八脉;十二经脉气血不足时,则由奇经"溢出"及时给予补充。

奇经八脉与肝、肾等脏及女子胞、脑、髓等奇恒之府有十分密切的关系,相互之间在生理、病理上均有一定的联系。

 知识链接

"一源三歧"

奇经八脉中的督、任、冲脉皆起于胞中,同出会阴,循行路线不尽相同,督脉行于腰背正中,上至头面;任脉行于胸腹正中,上抵颏部;冲脉与足少阴肾经相并上行,环绕口唇。故将冲、任、督脉的这种循行特点称为"一源三歧"。

第四节 经络的生理功能和经络学说的应用

一、经络的生理功能

经络纵横交贯,遍布全身,将人体内外、脏腑、肢节、官窍联结成为一个有机的整体,在人体的生命活动中,具有十分重要的生理功能。构成经络系统和维持经络功能活动的最基本物质,称之为经气,经气运行于经脉之中,故又称脉气。经气是人体真气的一部分,为一种生命物质,在其运行、输布过程中,表现为经脉的运动功能和整体的生命机能。气无形而血有质,气为阳,血为阴,一阴一阳,两相维系,气非血不和,血非气不运。所以人之一身皆气血之所循行。运行于经脉之气,实际上包括了气以及由气化生的血、精、津液等所有生命所必需的营养物质,概言之为气血而已。故称经脉是运行气血的通路。这里概括说明了经络系统在生理、病理和防治疾病方面的重要性,又可理解为经络系统有以下几方面的功能:

(一)联系作用

人体是由五脏六腑、四肢百骸、五官九窍、皮肉脉筋骨等组成的,它们虽各有不同的生理功能,但又共同进行着有机的整体活动,使机体内外、上下保持协调统一,构成一个有机的整体。这种有机配合,相互联系,主要是依靠经络的沟通、联络作用实现的。由于十二经脉及其分支的纵横交错,入里出表,通上达下,相互络属于脏腑,奇经八脉联系沟通十二正经,十二经筋、十二皮部联络筋脉皮肉,从而使人体的各个脏腑组织器官有机地联系起来,构成了一个表里、上下彼此之间紧密联系、协调共济的统一体。故《灵枢·本脏》曰:"夫十二经脉者,内属于脏腑,外络于肢节。"

(二)感应作用

经络不仅有运行气血营养物质的功能,而且还有传导信息的作用。所以,经络也是人体各组成部分之间的信息传导网。当肌表受到某种刺激时,刺激量就沿着经脉传于体内有关脏腑,使该脏腑的功能发生变化,从而达到疏通气血和调整脏腑功能的目的。脏腑功能活动的变化也可通过经络而反映于体表。经络循行四通八达而至机体每一个局部,从而使每一局部成为整体的缩影。针刺中的"得气"和"行气"现象,就是经络传导感应作用的表现。

(三)濡养作用

人体各个组织器官,均需气血濡养,才能维持正常的生理活动。而气血通过经络循环贯注而通达全身,发挥其营养脏腑组织器官、抗御外邪保卫机体的作用。故《灵枢·本脏》曰:"经脉者,所以行血气而营阴阳,濡筋骨,利关节者也。"

(四)调节作用

经络能运行气血和协调阴阳,使人体机能活动保持相对的平衡。当人体发生疾病时,出现气血不和及阴阳偏胜偏衰的证候,可运用针灸等治法以激发经络的调节作用,以"泻其有余,补其不足,阴阳平复"(《灵枢·刺节真邪》)。实验证明,针刺有关经络的穴位,对各脏腑有调节作用,即原来亢进的可使之抑制,原来抑制的可使之兴奋。

二、经络学说的应用

(一)阐释病理变化

在正常生理情况下,经络有运行气血,感应传导的作用。所以在发生病变时,经络就可能成为传递病邪和反映病变的途径。如《素问·皮部论》曰:"邪客于皮则腠理开,开则入客于络脉,络脉满则注于经脉,经脉满则入舍于脏腑也。"经络是外邪从皮毛腠理内传于五脏六腑的传变途径。由于脏腑之间有经脉沟通联系,所以经络还可成为脏腑之间病变相互影响的途径。如足厥阴肝经挟胃、注肺中,所以肝病可犯胃、犯肺;足少阴肾经入肺、络心,所以肾虚水泛可凌心、射肺。至于相为表里的两经,更因络属于相同的脏腑,因而使相为表里的一脏一腑在病理上常相互影响,如心火可下移小肠,大肠实热,腑气不通,可使肺气不利而喘咳胸满,等等。

经络不仅是外邪由表入里和脏腑之间病变相互影响的途径。通过经络的传导,内脏的病变可以反映于外,表现于某些特定的部位或与其相应的官窍。如肝气郁结常见两胁、少腹胀痛,这就是因为足厥阴肝经抵小腹、布胁肋;真心痛,不仅表现为心前区疼痛,且常引及上肢内侧尺侧缘,这是因为手少阴心经行于上肢内侧后缘。其他如胃火炽盛见牙龈肿痛,肝火上炎见目赤,等等。

(二)指导疾病的诊断

由于经络有一定的循行部位和络属的脏腑,它可以反映所属经络脏腑的病证;因而在临床上,就可根据疾病所出现的症状,结合经络循行的部位及所联系的脏腑,作为诊断疾病的依据。例如:两胁疼痛,多为肝胆疾病;缺盆中痛,常是肺的病变。又如头痛一证,痛在前额者,多与阳明经有关;痛在两侧者,多与少阳经有关;痛在后头部及项部者,多与太阳经有关;痛在巅顶者,多与厥阴经有关。《伤寒论》的六经辨证,也是在经络学说基础上发展起来的辨证体系。在临床实践中,还发现在经络循行的通路上,或在经气聚集的某些穴位处,有明显的压痛或有结节状、条索状的反应物,或局部皮肤的形态变化,也常有助于疾病的诊断。如肺脏有病时可在肺俞穴出现结节或中府穴有压痛;肠痈可在阑尾穴有压痛;长期消化不良的患者可在脾俞穴见到异常变化;等等。《灵枢·官能》中"察其所痛,左右上下,知其寒温,何经所在",就指出了经络对于指导临床诊断的意义和作用。

(三)指导疾病的治疗

经络学说被广泛地用以指导临床各科的治疗。特别是对针灸、推拿和药物治疗,更具有重要指导意义。

针灸与推拿疗法,主要是根据某一经或某一脏腑的病变,而在病变的邻近部位或循行的远隔部位上取穴,通过针灸或按摩,以调整经络气血的功能活动,从而达到治疗的目的。而穴位的选取,就必须按经络学说进行辨证,断定疾病属于何经后,根据经络的循行分布路线和联系范围来选穴,这就是"循经取穴"。

药物治疗也要以经络为渠道,通过经络的传导转输,才能使药到病所,发挥其治疗作用。在长期临床实践的基础上,根据某些药物对某一脏腑经络有特殊作用,确定了"药物归经"理论。金元时期的医家,发展了这方面的理论,张洁古、李杲按照经络学说,提出"引经报使"药,如治头痛,属太阳经的可用羌活,属阳明经的可用白芷,属少阳经的可用柴胡。羌活、白芷、柴胡,不仅分别归手足太阳、阳明、少阳经,且能引他药归入上述各经而发挥治疗作用。

此外,当前被广泛用于临床的针刺麻醉,以及耳针、电针、穴位埋线、穴位结扎等治疗方法,都是在经络学说的指导下进行的,并使经络学说得到一定的发展。

经络系统遍布全身,气、血、津液主要靠经络为其运行途径,才能输布人体各部,发挥其濡养、温煦作用。脏腑之间,脏腑与人体各部分之间,也是通过经络维持其密切联系,使其各自发挥正常的功能。所以经络的生理功能,主要表现在沟通内外,联络上下,将人体各部组织器官联结成为一个有机的整体,通过经络的调节作用,保持着人体正常生理活动的平衡协调。经络又能将气血津液等维持生命活动的必要物质运送到全身,使机体获得充足的营养,从而进行正常的生命活动。此外,经络又是人体的信息传导网,它能够接受和输出各种信息。

学习小结

概念			组成
经络系统 经络是运行气血,联络脏腑肢节,沟通内外上下,调节人体功能的一种特殊的通路系统	经脉系统	十二经脉	正经:正经有十二,即手三阴经、足三阴经、手三阳经、足三阳经,共四组,每组三条经脉,合称十二经脉
			十二经别、十二经筋、十二皮部
		奇经	
	络脉系统	别络 孙络 浮络	
十二经脉	命名规律		上为手,下为足 内为阴,外为阳 脏为阴,腑为阳
	循行规律		上为手,下为足 内为阴,外为阳 脏为阴,腑为阳
	走向规律		"手之三阴,从胸走手;手之三阳,从手走头;足之三阳,从头走足;足之三阴,从足走腹。"
	交接规律		相表里的阴阳二经在四肢末端交接 头为诸阳之会 胸为诸阴之会
	分布规律		头面部:阳明在前,少阳在侧,太阳在后 躯干部:足三阴与足阳明经分布在胸、腹部(前),手三阳与足太阳经分布在肩胛、背、腰部(后),手三阴、足少阳与足厥阴经分布在腋、胁、侧腹部(侧) 四肢部:阴经分布在四肢的内侧面,阳经分布在外侧面
	表里关系		足太阳与少阴为表里,少阳与厥阴为表里,阳明与太阴为表里,是足之阴阳也。手太阳与少阴为表里,少阳与心主(手厥阴心包经)为表里,阳明与太阴为表里,是手之阴阳也

续表

流注次序	从手太阴肺经开始，依次流至足厥阴肝经，再流至手太阴肺经。这样就构成了一个"阴阳相贯，如环无端"的十二经脉整体循行系统		
	概念	生理特点	生理功能
奇经八脉	奇经八脉是指十二经脉之外的八条经脉，包括任脉、督脉、冲脉、带脉、阴跷脉、阳跷脉、阴维脉、阳维脉	奇经八脉与脏腑无直接络属关系 奇经八脉之间无表里配合关系 奇经八脉的分布不像十二经脉分布遍及全身，人体的上肢无奇经八脉的分布	进一步加强十二经脉之间的联系 调节十二经脉的气血 奇经八脉与肝、肾等脏及女子胞、脑、髓等奇恒之府有十分密切的关系
生理功能	联系作用 感应作用 濡养作用 调节作用		
应用	阐释病理变化 指导疾病的诊断 指导疾病的治疗		

经络学说是研究人体经络系统的组成、循行分布、生理功能、病理变化，以及与脏腑、气血等相互关系的中医学理论，是中医学理论体系的重要组成部分，也是针灸及推拿学的理论核心。学习经络学说，一定要掌握其内在规律，融会贯通其规律的含义，结合自身解剖特点，反复强化其规律，并充分利用这些规律来熟悉、运用经络知识。

 目标检测

一、单项选择题

1.循行于上肢内侧前缘的经脉是（　　）

A. 手太阴肺经　　　　B. 手厥阴心包经　　　　C. 手少阴心经　　　　D. 手太阴脾经

2.手太阳小肠经将精气传给下一条经脉是（　　）

A. 足阳明胃经　　　　B. 足太阳膀胱经　　　　C. 足少阴肾经　　　　D. 手少阴心经

3.足厥阴肝经的循行路线是（　　）

A. 从足走胸　　　　B. 从胸走手　　　　C. 从手走头　　　　D. 从头走足

4.与足阳明胃经相表里的经脉是（　　）

A. 足少阴肾经　　　　B. 足太阳膀胱经　　　　C. 足太阴脾经　　　　D. 手阳明大肠经

5.手足三阳经在以下哪个部位交接（　　）

A. 胸部　　　　B. 手指末端　　　　C. 足趾末端　　　　D. 头面部

二、多项选择题

1.下列经络命名正确的是（　　）

A.足少阴肾经　B.足太阳膀胱经　C.足太阴脾经　D.手阳明大肠经　E.手少阴肺经

2.与手厥阴心包经首位相接的经脉是（　　　）

A.足少阴肾经　　B.足太阳膀胱经　　C.足太阴脾经　　D.手阳明大肠经　　E.手少阳三焦经

3.在面颊有分布的经脉是（　　　）

A.足阳明胃经　　B.足太阳膀胱经　　C.足少阳肾经　　D.手阳明大肠经　　E.手少阴心经

4.分布于四肢外侧后缘的经脉是（　　　）

A.足少阴肾经　　B.足太阳膀胱经　　C.足阳明胃经　　D.手太阳小肠经　　E.手阳明大肠经

5.属于奇经八脉的是（　　　）

A.任脉　　　　　B.络脉　　　　　C.督脉　　　　　D.阴维脉　　　　　E.带脉

三、简答题

1.十二脉的走向规律如何？

2.十二正经在头面部分的分布规律如何？

第六章 病因病机

学习目标

【学习目的】 通过学习本章内容,为后续课程的学习打下坚实基础。

【知识要求】 熟悉病因、病机的分类及其内容;掌握各种病因的致病特点;理解各种病机的产生机制。

【能力要求】 能够通过临床案例分析,正确写出病因病机。

第一节 病 因

病因学说是研究病因的性质、分类及其致病特点的学说。

病因即是引起疾病发生的原因。中医学认为,人体是一个有机的统一体,人体各脏腑之间、人体与外界环境之间,维持着相对动态平衡,从而保证人体正常的生理活动,即所谓"阴平阳秘,精神乃治"。当这种动态平衡被打破而人体自身又不能立即进行调节时,就会发生疾病。凡是能够破坏人体生理活动的相对平衡状态的原因,就是病因。中医学上的病因,主要有六淫、疠气、七情、饮食、劳伤、痰饮、瘀血、虫毒、医过等。

有关病因的分类,历代医家提出了不同的分类方法。《内经》将病因分为阴阳两类。《素问·调经论》言:"夫邪之所生也,或生于阴,或生于阳。其生于阳者,得之风雨寒暑;其生于阴者,得之饮食居处,阴阳喜怒。"《金匮要略》中将病因分为三类:"千般疢难,不越三条:一者,经络受邪,入脏腑,为内所因也;二者,四肢九窍,血脉相传,壅塞不通,为外皮肤所中也;三者,房室、金刃、虫兽所伤,以此详之,病由都尽。"宋·陈无择在《金匮要略》的基础上,提出"三因学说",认为六淫邪气为外因;情志内伤为内因;饮食、劳倦、金刃、跌折、虫毒所伤为不内外因。本教材所阐释的病因主要有六淫、疠气、七情、饮食、劳逸及其他病因。

一、外感病因

(一)六淫

淫者,过多、浸淫也。六淫是指风、火(热)、暑、湿、燥、寒六种外感病邪的统称。

六淫与六气既有联系,更有区别。所谓六气,是指风、火(热)、暑、湿、燥、寒六种正常的自然气候,是万物生长的必要条件。机体在生命活动过程中,通过自身调节机制,对自然界六气的变化产生了适应能力,因而正常的六气一般是不会致病的。但六气的变化是有一定的规律和限度的,当气候异常变化(如六气太过或不及),非其时而有其气(如冬天应冷而反温,春天应温而反寒),以及气候变化过于急骤(如暴冷暴热),或人体正气不足,抵抗力下降等,此时六气就会变成致病因素,即六淫。由此看来,对人体无害的六气转化为对人体有害的六淫,是有条件的,这主要与机体正气状态及邪气强弱有关。

1. 六淫致病的共同特点

（1）外感性

六淫邪气多从肌表、口鼻侵入人体而发病,故又称为外感六淫,由它所导致的疾病称为外感病。

（2）季节性

六淫致病常有明显的季节性。如春季多伤风,夏季多伤暑,长夏多伤湿,秋季多伤燥,冬季多伤寒等。但并非一季只有一种邪气致病。

（3）地区性

六淫致病常与患者居住地区和生活环境密切相关,如我国东北多寒、西北高原多燥、久居湿地易患风湿等。

（4）相兼性

六淫邪气既可单独致病,亦可两种以上邪气兼夹侵犯人体而致病,如风热感冒、风寒湿痹等。

（5）转化性

六淫邪气致病后,在疾病发展过程中,不仅可以相互影响,而且在一定条件下（如体质因素）,其病理性质可以发生转化。如寒邪郁久化热,暑湿日久不愈则伤阴化燥,六邪皆可从火化热等。

2. 六淫各邪的性质和致病特点

（1）风邪

风为阳邪,其性开泄,易袭阳位　风邪具有轻扬、向上、向外、升发等特性,故属于阳邪;其性开泄,是指风邪侵犯人体易导致腠理疏松,出现汗出、恶风等症;风邪易侵犯人体头面部、肌表等阳位,出现头痛、流涕、恶风、脉浮等症状。

风性善行而数变　"善行"是指风邪致病具有病位游移,行无定处的特性,如痹证中的行痹出现游走性关节疼痛;"数变"是指风邪致病具有发病迅速、变化无常的特性,如风疹块出现皮肤瘙痒,痒无定处,若隐若现。

风为百病之长　长者,首也。风邪是外邪致病的先导,六淫之中寒、热、湿、燥等病邪往往依附于风邪而侵犯人体,如风寒束肺、风热犯肺、风燥伤肺等。故《素问·风论》曰:"风者,百病之长也。"

风性主动　即风邪致病具有动摇不定的特点。《素问·阴阳应象大论》曰:"风胜则动。"临床上常表现为眩晕、震颤、抽搐等症状。

（2）火（热）邪

火（热）为阳邪,其性炎上　火（热）为阳邪,其性升腾上炎。"阳胜则热",故火邪致病多出现高热、烦渴、面红目赤、舌质红、脉数等症。其性炎上,故以头面部火热症状尤为突出,如面赤、目赤肿痛、口舌生疮、牙龈及咽喉肿痛等症。

易伤津耗气　火热之邪,易消灼阴液,使人体阴津耗伤,又易迫津外泄,故火邪致病,除有热象外,往往伴有口渴喜饮、咽干舌燥、小便短赤、大便秘结等津伤之症。同时,由于大量汗出,气随津泄,气津两伤,因此临床上还可见体倦乏力、少气等气虚的症状。

易生风动血 是指火热之邪侵犯人体,容易引起肝风内动和血液妄行的病证。因高热伤津,筋脉失养,致肝风内动,称为"热极生风",症见高热抽搐、颈项强直、角弓反张等;火热邪气易灼伤脉络,迫血妄行,导致咯血、吐血、尿血、便血、月经过多、崩漏等出血证。

易扰心神 心在五行中属火,火热之性躁动,与心相应,故火热之邪,易扰心神。轻者心神不宁而心烦、失眠多梦;重者可见狂躁不安、神昏谵语等症。

易致肿疡 火热之邪炽盛,聚于局部,热盛肉腐,发为痈肿疮疡。临床以疮疡红肿热痛,甚至化脓溃烂为特征。

(3)暑邪

暑邪致病具有明显的季节性。如《素问·热论》曰:"先夏至日者为病温,后夏至日者为病暑。"

暑为阳邪,其性炎热 暑为夏令之气,为夏季火热之气所化。盛夏之火气,具有酷热之性,属阳邪。暑邪伤人,多出现一派阳热症状,如高热、大汗、面赤、心烦、大渴、脉洪大等。暑热上炎,易扰心神,出现躁烦不宁,甚至昏迷等症状。

暑性升散,耗气伤津 暑为阳邪,主升散,故暑邪伤人,多直入气分,腠理开泄而汗多。汗出过多,一是耗伤津液;二是气随汗泄致津气两虚,甚至气随津脱。临床上出现口渴喜饮、尿短赤等津液损伤的表现;还可出现气短乏力,甚则突然晕倒、不省人事的阳气暴脱危象。

暑多挟湿 长夏之季,湿邪弥漫,暑季气候炎热,热蒸湿动,故暑湿相挟而侵入人体,出现发热、烦渴等暑热症状,常伴四肢困倦、胸闷、恶心呕吐、大便溏泻不爽等湿阻症状。

(4)湿邪

湿为阴邪,易遏气机,损伤阳气 湿性重浊类水,故为阴邪。湿为有形之邪,流至脏腑经络最易阻滞气机。湿阻胸膈,气机不畅则胸闷;湿困脾胃,升降失常则脘痞腹胀,大便不爽;湿注下焦,气机不利,则小便短涩。湿为阴邪,阴盛则阳病,故湿邪入侵易伤阳气。五脏中脾为阴土,主运化水湿,其性喜燥而恶湿,湿在五行中亦属水,同气相求,故湿邪留滞最先困脾,使脾阳不振,运化无权,出现腹泻、水肿、小便短少等症状。

湿性重浊 重,即沉重,重着之意。人体感受湿邪,发病后多有沉重、重着的表现。湿邪袭表,湿浊困遏,清阳不展,出现周身困重、四肢倦怠、头重如裹等症状;湿邪流至经络关节,出现关节疼痛重着,或腰部沉重。浊,即秽浊之意。湿邪为病,其排泄物和分泌物具有浑浊不清的特点。湿邪上犯,出现面垢、多眵;湿邪下注则小便浑浊、大便溏泻、下利黏液脓血、湿疹浸淫流水、带下过多等临床表现。

湿性黏滞 黏,即黏腻;滞,即停滞。湿性黏滞主要表现在两方面:一是症状的黏滞性,如大便黏腻不爽,小便涩滞不畅,舌苔腻。二是病程的缠绵性,如湿疹、湿痹等病,常反复发作,时起时伏,病程较长,缠绵难愈。

湿性趋下,易袭阴位 湿性类水,水性下行,故湿邪有趋下的特性,易伤人体下部。如水湿导致的水肿以下肢为主,淋浊、带下、泻利等病证多由湿邪下注所致。故《素问·太阴阳明论》曰:"伤于湿者,下先受之。"

(5)燥邪

燥性干涩,易伤津液 燥性干燥,故外感燥邪最易耗伤人体的津液,造成阴津亏虚,出现口鼻干燥、咽干口渴、皮肤干涩、毛发不荣、大便干结等临床表现。

燥易伤肺 肺为娇脏,喜润而恶燥,肺开窍于鼻,外合皮毛,燥邪伤人,常自口鼻而入,故燥邪最易伤肺。燥邪犯肺,宣降失司,肺阴受损,出现干咳少痰、痰黏难咯、甚则痰中带血、喘息胸痛等症。

(6)寒邪

寒为阴邪,易伤阳气　寒为阴气盛的表现,即"阴盛则寒"。阴寒偏盛,则阳气不足以驱除寒邪,反被阴寒之邪所伤。《素问·阴阳应象大论》曰:"阴盛则阳病。"寒邪最易损伤人体阳气,如寒邪袭表,卫阳被遏,出现恶寒;寒邪直中太阴,损伤脾阳,出现脘腹冷痛、腹泻等;寒邪直中少阴,损伤心肾阳气,出现踡卧、肢厥、下利清谷、脉微细等。

寒性凝滞　凝滞即凝结阻滞不通之意。人体气血之所以运行不息、畅通无阻,全靠阳气的温煦和推动作用。寒邪侵犯人体,阳气受损,易致经脉气血凝结,阻滞不通,不通则痛,出现各种疼痛症状,且遇寒加重,得热则减。

寒性收引　收引即收缩牵引之意。寒邪侵袭肌表导致气机收敛,腠理闭塞,卫阳郁遏,出现恶寒、发热、无汗;寒邪客于经络关节,经脉拘急收引、关节屈伸不利,甚则"不通则痛";寒邪侵犯足厥阴肝经出现少腹拘急不仁。

(二)疠气

1.基本概念

疠气,是一类具有强烈传染性的致病因素,又称"疫气""异气""戾气""毒气""乖戾之气""疫毒"等。因感染疠气引起的疾病则称为"疫病""瘟病"或"瘟疫病"。疠气不同于六淫之气,是六淫邪气以外的一种外感异气。疠气主要通过空气传播,多从口鼻侵入人体致病。疠气亦可随饮食、接触、蚊虫叮咬及其他途径侵入人体而致病。

疠气所致的疾病很多,如大头瘟、虾蟆瘟、疫痢、白喉、烂喉丹痧、霍乱等,实际包括了许多现代传染病。传染性非典型性肺炎(SARS)及甲型 H1N1 流感,即属于此类疾病。

2.致病特点

(1)传染性强,易于流行

疠气可通过空气、食物、接触等途径在人群中传播,具有强烈的传染性和流行性。

(2)发病急骤,病情危笃

疠气致病,发病急骤,病势凶猛,病情危笃。故《诸病源候论》曰:"人感乖戾之气而生病,则病气转相染易,乃至灭门。"

(3)一气一病,症状相似

疠气所致疾病种类很多,一种疠气具有导致相应的一种疫病的特异性,故当某一种疠气流行时,其临床症状基本相似。此外,疠气有特异的亲和力,某种疠气专门侵犯某一脏腑经络或某一部位发病。如大头瘟,常表现为耳下腮部红肿。

3.影响疠气发生与流行的因素

(1)气候因素

自然界气候严重或持久的反常,如久旱酷热、水涝、湿雾瘴气等,均可助长疠气滋生传播而导致疫疠的流行。

(2)环境污染和饮食不洁

水源、空气污染易滋生疠气,食物污染、饮食不当亦易引起疫疠发生与流行。

（3）预防措施因素

预防隔离是防止疫疠发生和流行蔓延的有效措施。预防隔离工作不利，会导致疫疠的发生与流行。

（4）社会因素

社会因素对疠气的发生与疫疠的流行亦有一定的影响。若战乱不停，社会动荡不安，国家贫穷落后，人们工作环境恶劣，则容易发生疫病流行。

二、内伤病因

（一）七情内伤

1. 基本概念

七情，是指怒、喜、思、悲、恐、惊、忧七种情志变化。在正常情况下，七情是人体对外界客观事物和现象做出的不同生理反应，一般不会致病，只有突然、强烈或长期的情志刺激，超过人体本身的生理调节范围，引起气机失调、脏腑气血功能紊乱，才会导致疾病的发生。由于它是造成内伤病的主要致病因素之一，称之为七情内伤或内伤七情。若将七情分属于五脏，则可以怒、喜、思、悲、恐为代表，分属于肝、心、脾、肺、肾，称为五志。七情是否导致发病，与机体本身的耐受、调节能力密切有关。

人体的情志活动与脏腑气血关系密切，五脏的精气是情志活动的物质基础。《素问·阴阳应象大论》说："人有五脏化五气，以生喜怒悲忧恐。"因此，脏腑气血的变动会影响情志变化，相反，强烈的精神刺激和情绪波动，必然会导致脏腑气血失调而发生疾病。

2. 致病特点

（1）直接伤及内脏

由于五脏与情志活动有密切的对应关系，不同的情志刺激可损伤相应的脏腑，即"怒伤肝""喜伤心""思伤脾""悲伤肺""恐伤肾"。但并非绝对如此，因为人体是一个有机整体。《灵枢·口问》曰："心者，五脏六腑之主也，……故悲哀愁忧则心动，心动则五脏六腑皆摇。"指出心是人体生命活动的主宰，既主宰人的生理活动，亦主宰人的心理活动，包括情志活动。故七情刺激均可损及于心，心神受伤又波及其他脏腑而发病。

此外，肝藏血，主疏泄，调畅情志；脾为气血生化之源，气机升降的枢纽，故临床上情志所伤的病证，以心、肝、脾三脏多见。如伤肝可见精神抑郁，烦躁易怒，头晕目眩，两胁疼痛，嗳气太息，或咽中梗塞，或妇女月经不调，乳房胀痛结块。伤心可见心悸怔忡，失眠多梦，心神不宁，或精神恍惚，哭笑无常，或狂躁妄动，精神错乱。伤脾可见纳差，脘腹痞满等。

（2）影响脏腑气机

七情致病常影响脏腑气机，导致气血运行紊乱。故《素问·举痛论》曰："怒则气上，喜则气缓，悲则气消，恐则气下……惊则气乱……思则气结。"

怒则气上　是指过度发怒使肝气疏泄太过，致肝气上逆，血随气逆，并走于上。临床可见头胀头痛、面红目赤，或呕血，甚则昏厥猝倒。

喜则气缓　缓有缓和紧张情绪及心气涣散两层含义。在正常情况下，喜能缓和精神紧张，使营卫通利，心情舒畅。但暴喜过度，可使心气涣散，神不守舍，精神不集中，甚则狂乱。

思则气结　思虑或思念过度，可使脾气郁结，以致脾不健运，出现纳呆、脘腹胀满、腹泻等症。

悲则气消　过度悲忧,耗伤肺气,出现胸闷气短,意志消沉等症。

恐则气下　恐惧过度,肾气不固,气泄于下,临床上可见小便频多或二便失禁、遗精等症。《灵枢·本神》曰:"恐惧而不解则伤精,精伤则骨酸痿厥,精时自下。"

惊则气乱　突然受惊,损伤心气,导致心气紊乱、神无所依、虑无所定,临床出现心悸、惊慌失措等症。

(3)影响病情变化

在许多疾病的过程中,若患者受七情刺激引起较大的情志波动,往往会加重病情,或使之急剧恶化。如素有肝阳上亢的患者,若遇事恼怒,肝阳暴亢,血随气逆,出现突然眩晕欲仆,甚则昏厥不省人事、半身不遂、口眼歪斜等薄厥(中风)之证。反之,心态乐观,积极配合治疗,可使五脏安和、气机调畅,病情往往可减轻,甚至可因精神刺激的解除而使疾病痊愈。因此,正确调摄精神情志,不仅能祛邪健体,对于提高生活质量和延缓衰老亦有十分重要的意义。

(二)饮食失宜

饮食是人体摄取营养,维持生命活动的必要条件。但饥饱失常,饮食不洁,或饮食偏嗜,又是导致疾病发生的原因。

1. 饥饱失常

(1)过饥

饮食水谷摄入不足,气血生化乏源,日久则气血衰少而为病。临床常见面色无华,心悸气短,全身乏力等症状。同时还可因正气虚弱,抵抗力降低而继发其他病证。

(2)过饱

暴饮暴食,超过脾胃受纳运化和六腑传化的能力,导致饮食停滞,脾胃损伤,升降失司,出现脘腹胀满、嗳气吞酸、厌食、恶心呕吐、大便溏泻等症。小儿由于脾胃功能较弱,又加之食量不知自控,常易发生食伤脾胃的病证。久则酿成疳积,出现面黄骨瘦、脘腹胀满、手足心热、心烦易哭等症。另外,食积日久既可郁而化热,亦可聚湿生痰。经常饮食过量,不仅可致消化不良,且影响肠道气血流通,筋脉郁滞,易发痔疮等肠疾。在疾病初愈阶段,脾胃尚虚,饮食过量或进食不易消化的食物,常可引起疾病的复发,称为"食复"。

(3)食无定时

食无定时,主要是影响脾胃气机升降以及六腑传化虚实更替的正常秩序,久则气机逆乱,纳运失常,脾胃功能失调。

2. 饮食不洁

饮食不洁是指饮食不清洁或陈腐变质或有毒。饮食不洁可导致多种胃肠道疾病,如腹泻、痢疾、寄生虫病等。若进食腐败变质、有毒食物,可导致食物中毒,常出现剧烈腹痛、吐泻、重者可出现昏迷或死亡。

3. 饮食偏嗜

(1)五味偏嗜

人体的精神气血都是由饮食五味所化生,五味入五脏,具有亲和性。《素问·至真要大论》曰:"夫五味入胃,各归所喜,故酸先入肝,苦先入心,甘先入脾,辛先入肺,咸先入肾。"如果长期嗜好某种食物就会造成与之相应的内脏功能偏盛,久之则可损伤其他脏腑,破坏五脏的平衡协调,导致发生疾病。

（2）寒热偏嗜

饮食偏寒偏热，可引起脏腑阴阳盛衰变化而发生疾病。若过食生冷寒凉之品，损伤脾胃阳气，使寒湿内生，发生腹痛、腹泻等症；若偏嗜辛温燥热之品，胃肠积热，出现口渴、口臭、便秘或酿成痔疮等症。

（三）劳逸失度

正常的劳动有助于气血流通，增强体质；必要的休息可以消除疲劳，恢复精力。二者均有利于维持人体正常的生理活动，是保证人体健康的要素。但长时间的过度劳累或过度安逸，则会成为致病因素而发病。

1. 过劳

（1）劳力过度

长期强力劳作，易积劳成疾。一是出现"劳则气耗"（《素问·举痛论》）的病理表现，如神疲体倦、少气懒言、喘息汗出等症。二是会导致形体损伤，即劳伤筋骨，如《素问·宣明五气》指出"久立伤骨，久行伤筋"。

（2）劳神过度

是指思虑太过，劳伤心脾。脾在志为思，心主血脉而藏神，思虑太过则可暗耗心血，损伤脾气，出现心悸、健忘、失眠、多梦及纳呆、腹胀、便溏等症。

（3）房劳过度

是指性生活不节制，房事过度。肾藏精，主封藏，房事过频则耗伤肾精，出现腰膝酸软、眩晕耳鸣、精神萎靡、性功能减退或遗精、早泄、阳痿等症状。

2. 过逸

过逸即过度安逸，包括体力过逸和脑力过逸两个方面。人体每天需要适当的活动，气血才能流畅，阳气才得以振奋。若体力过度安逸，一则气机不畅，易致脾胃等脏腑功能困滞不振，出现食少、胸闷、腹胀、肢困或形体臃肿等；二则阳气不振，正气虚弱，脏腑功能减弱，抵抗力下降，常见动则心悸、气喘汗出，或易感外邪致病。脑力过逸，长期懒于思考，记忆力下降，反应迟钝，精神萎靡不振等症。

三、病理产物

（一）痰饮

痰和饮都是水液代谢障碍所形成的病理产物。一般以较稠浊者称为痰，较清稀者称为饮。痰饮源于内生水湿，当属阴邪。痰不仅是指咯吐可见的痰液，触之可及的瘰疬等有形之痰，还包括停滞在脏腑经络等组织中未被排出的，但可通过证候来辨证的"无形之痰"。饮即水液停留于人体局部者，因其所停留的部位及症状不同而有"痰饮""悬饮""溢饮""支饮"等不同名称。由于痰饮均为津液在体内停滞而成，因而许多情况下，症状不能截然分开，常统称为痰饮。

1. 形成原因

痰饮多由外感六淫，饮食或七情内伤等，使脏腑气化功能失常，水液代谢障碍，以致水津停滞而成。人体津液代谢与肺、脾、肾、肝及三焦的功能关系密切，肺主通调水道，脾主运化水液，肾主水，肝主疏泄，三焦为水液运行的通道。故凡肺、脾、肾、肝、三焦功能失调，皆可致津液停滞而形成痰饮。

2. 致病特点

(1)阻滞气机,妨碍气血运行

水湿痰饮为有形的病理产物,一旦形成既可阻滞气机,影响脏腑气机的升降,又可以流注经络,阻碍气血的运行。痰饮停留于肺,使肺失宣肃,可出现胸闷气喘、咳嗽咯痰等;痰饮停胃,胃失和降,则见恶心呕吐;痰迷心窍可见胸闷心悸,或呆或癫;痰饮流注经络,经络阻滞,气血运行不畅,出现肢体麻木、屈伸不利,甚至半身不遂;痰饮结聚于局部,则形成痰核瘰疬,或阴疽流注等。

(2)致病广泛多端

痰饮可随气机升降,内而五脏六腑,外而四肢百骸、肌肤腠理,无所不至而致病。由于其致病面广,部位不定,且又易于兼邪致病,因而在临床上形成的病证繁多,症状复杂,故有"百病多由痰作祟"之说。如痰饮停滞于体内,其病变的发展,可以伤阳化寒,可以郁而化火,亦易与其他邪气相合,形成风痰、热痰、寒痰、痰瘀互结等多种病证。

(3)重浊黏滞缠绵

痰饮由水湿停聚而成,同样具有湿邪重浊黏滞的特性。一是具有沉重、秽浊或黏滞不爽的症状;二是病势缠绵,病程较长,如哮病、癫病、痫病、瘰疬等。痰饮病证常有舌苔黏腻或滑、脉滑或弦滑等特征。

(二)瘀血

由于气虚、气滞、血寒、热灼等各种原因导致机体血液运行不畅,血液停滞,阻滞于经络及脏腑内,或血溢脉外的离经之血留积于体内,均称为瘀血。

1. 形成原因

(1)气虚

气虚运行无力,血行瘀滞;或气虚不能统血,血溢脉外而成。

(2)气滞

气为血帅,气行则血行,气滞则血瘀。

(3)血寒

寒邪客于血脉,"血得寒则凝",则血液凝涩,运行不畅而成瘀。

(4)血热

热入营血,血热搏结,使血液黏稠而运行不畅;或热灼脉络,迫血妄行,均可导致瘀血。

(5)出血

因各种外伤致脉管破损而出血,成为离经之血;或脾不统血、肝不藏血等其他原因致出血,不能及时消散或排出体外,留积于体内则成瘀血。

2. 致病特点

(1)阻滞气机,影响气血运行

瘀血一旦形成,必然影响和加重气机郁滞,气滞又引起局部或全身血液运行不畅,因而导致血瘀气滞、气滞血瘀的恶性循环。如外伤局部瘀血,出现局部青紫、肿胀、疼痛等症,就是血瘀气滞的表现。若瘀血留积在脏腑,尤其是留积在心、肝、脑等脏腑,将会引起严重病变。

(2)损伤脉络,影响新血生成

瘀血留滞于脉道,日久常会损伤脉络,导致血逸脉外,引起出血、血色紫暗有块、皮下瘀斑等。瘀血阻滞在体内日久不散,严重影响气血运行,脏腑失于濡养,生机受阻,势必影响新血的生成,故有"瘀血不去,新血不生"的说法。临床常表现为肌肤甲错、毛发不荣等。

(3)病变部位固定,病证繁多

瘀血一旦形成留滞在脏腑组织,常难及时消散,故其病变部位相对固定。瘀血形成的原因不同,阻滞的部位和兼邪各异,其病理表现千差万别,故所致病证繁多。常见的如瘀阻心脉、瘀阻于肝、瘀阻胞宫、瘀阻脑络等。

3. 病证特点

(1)疼痛

瘀血阻滞经脉,不通则痛,其致痛特点为刺痛,痛处固定不移、拒按、夜间痛甚。

(2)肿块

瘀血阻内,凝聚不散,会形成肿块。积于体表则可见青紫肿胀,积于体内则成癥块,触之痞硬,且有压痛,固定难移。

(3)出血

血色多呈紫黯,或夹有血块。

(4)紫绀

面色黧黑或紫黯,肌肤甲错,口唇、爪甲青紫。

(5)舌象

舌质紫黯,或有瘀点、瘀斑,舌下脉络青紫、迂曲。

(6)脉象

多见脉细涩、沉弦或结或代等。

(三)结石

1. 形成原因

由于脏腑本虚,湿热浊邪乘虚而入,蕴郁积聚不散,日渐煎熬而成。肾与膀胱结石,常因嗜食肥甘厚味,影响脾胃运化,内生湿热,或饮用不良水质,湿热浊邪流注下焦,羁留肾与膀胱,日久则湿热水浊瘀结而为肾结石或膀胱结石。胆结石则常因湿热内阻,交蒸于肝胆;或情志失调,气机郁滞化热,肝失条达,胆汁疏泄不利,湿热与胆汁互结,日久煎熬而成。

2. 致病特点

(1)病位不同,病证各异

结石的病位不同,阻滞不同脏腑气机,导致病证各不相同。如肾、膀胱结石,见腰痛、尿血等;胆结石,则见胁痛、黄疸等证。

(2)病程较长,时起时伏

若结石得不到及时、恰当的治疗,可长期滞留于脏腑之内。结石停留于体内,若脏腑气机尚通畅,病情轻微,症状不显;若因外感、饮食、劳累或情志等因素影响,结石阻滞气机,则病证加剧,病情时发时止,休作无定时的特点。

(3)阻滞气机,易致疼痛

结石为有形之邪,多易阻滞脏腑气机,影响气血运行,不通则痛,一般可见局部胀痛、压痛或绞痛等。

四、其他病因

(一)寄生虫

寄生虫寄居于人体内,不仅消耗人的气血津液等营养物质,而且能损伤脏腑的生理功能,导致疾病的发生。因进食被寄生虫虫卵污染的饮食物或接触疫水、疫土而引起的疾病称之为寄生虫病。人类常易感染的寄生虫有蛔虫、钩虫、绦虫、血吸虫等。寄生于人体内的诸虫,其虫卵可随粪便排出而传染给他人。各种寄生虫均吮吸人体营养,日久导致患者气血虚弱。临床上常见腹痛嘈杂,时发时止,久则面黄肌瘦;或见嗜食泥土、生米等异物。不同的寄生虫致病有其各自特点,如蛔虫病常见脐腹疼痛,或见蛔虫钻胆,或见肠梗阻。蛲虫病常见肛门瘙痒。血吸虫病则因血液运行不畅,导致水液停聚于腹,形成"蛊胀"。

(二)外伤

1. 概念

外伤指因受外力如扑击、跌仆、利器等撞击,以及虫兽咬伤、烫伤、烧伤、冻伤等而致皮肤、肌肉、筋骨损伤的因素。

2. 致病特点

(1)枪弹、金刃、跌打损伤、持重努伤

这些外伤,可引起皮肤肌肉瘀血肿痛、出血,或筋伤骨折、脱臼。重则损伤内脏,或出血过多,可导致昏迷、抽搐、亡阳等严重病变。

(2)烧烫伤

多由沸水(油)、高温物品、烈火、电等作用于人体而引起,一般以火焰和热烫伤为多见。中医学在治疗烧烫伤方面积累了丰富的经验。烧烫伤总以火毒为患。机体受到火毒的侵害以后,受伤的部位立即发生外证,轻者损伤肌肤,创面红、肿、热、痛,表面干燥或起水泡,剧痛。重度烧伤可损伤肌肉筋骨,痛觉消失,创面如皮革样,蜡白、焦黄或炭化,干燥。严重烧烫伤热毒炽盛,热必内侵脏腑,除有局部症状外,常因剧烈疼痛,火热内攻,体液蒸发或渗出,出现烦躁不安、发热、口干渴、尿少尿闭等,甚至亡阴亡阳而死亡。

(3)冻伤

冻伤是指人体遭受低温侵袭所引起的全身性或局部性损伤。温度越低,受冻时间越长,则冻伤程度越重。寒冷是造成冻伤的重要条件。冻伤一般有全身冻伤和局部冻伤之分。

全身性冻伤 亦称为"冻僵"。寒为阴邪,易伤阳气,寒主凝滞收引。阴寒过盛,阳气受损,失去温煦和推动血行作用,则为寒战,体温逐渐下降,面色苍白,唇舌、指甲青紫,感觉麻木,神疲乏力,或昏睡,呼吸减弱,脉迟细,如不救治,易致死亡。

局部性冻伤 局部性冻伤常根据受冻环境而分类,如"战壕足""水浸足"等,而指、趾、耳、鼻等暴露部位受寒冷影响,出现紫斑、水肿等,则称为"冻疮"。初起,因寒主收引,经脉挛急,气血凝滞不畅,影响受冻局部的温煦和营养,致局部苍白、冷麻,继则肿胀青紫、痒痛灼热,或出现大小不等的水泡等;重则受冻部位皮肤亦呈苍白,冷痛麻木,触觉丧失,甚则暗红漫肿,水疱泡破后创面是紫色,出现腐烂或溃疡,乃至损伤肌肉筋骨而呈干燥黑色,亦可因毒邪内陷而危及生命。

（三）虫兽伤

1. 概念

虫兽伤包括毒蛇、猛兽、疯狗咬伤等。轻则局部肿疼、出血，重则损伤内脏，或出血过多，或毒邪内陷而死亡。

2. 致病特点

（1）毒蛇咬伤

毒蛇咬伤后，根据其临床表现不同，分为风毒、火毒和风火毒三类。

风毒（神经毒） 常见银环蛇、金环蛇和海蛇咬伤，伤口表现以麻木为主，无明显红肿热痛。全身症状，轻者头晕头痛、出汗、胸闷、四肢无力，重者昏迷、瞳孔散大、视物模糊、语言不清、流涎、牙关紧闭、吞咽困难、呼吸减弱或停止。

火毒（血循毒） 常见蝰蛇、青竹蛇和烙铁头蛇咬伤。伤口红肿灼热疼痛，起水泡，甚至发黑，日久形成疡。全身症状见寒战发热，全身肌肉酸痛，皮下或内脏出血、尿血、便血、吐血、衄血，继则出现黄疸和贫血等，严重者中毒死亡。

风火毒（混合毒） 如眼镜蛇、大眼镜蛇咬伤，临床表现有风毒和火毒的症状。

（2）疯狗咬伤

疯狗咬伤初起仅局部疼痛、出血，伤口愈合后，经一段潜伏期，然后出现烦躁、惶恐不安、牙关紧闭、抽搐、恐水、恐风等症。可为皮肉损伤，导致局部疼痛、出血、瘀斑、血肿等；重者则损伤筋骨、脏腑，甚至危及生命。

（四）医源性因素

1. 药邪

药邪，是指毒性药物，或药物炮制加工不当，或配伍不当所引起的一类致病因素。主要由药物剂量过大、炮制不当、配伍不当、用法不当、滥用补药等因素引起，临床上主要表现为药物中毒和病情加重、变生他病的特征。

2. 医过

医过，是指因医生的过失导致病情加重或变生其他疾病的行为。主要由于医生语言行为不当、处方草率马虎、诊治护理失误等引起，临床上主要表现为医患关系紧张、患者情志失节、病情加重或变生其他疾病。

第二节 病 机

病机学说即是研究和探讨病机变化规律的学说。

病机，是指疾病发生、发展与变化的机制。就是一定的病因作用于人体后，使机体的生理状态遭到破坏，产生形态损害、功能失调或代谢障碍等，且机体不能及时自行康复时所产生的病理变化。病机是疾病的临床表现、发展转归和诊断治疗的内在依据。

中医学历来重视病机学的研究和运用。病机理论源于《内经》，如《素问·至真要大论》中就有"谨候气宜，无失病机""谨守病机，各司其属"，且该篇还提出了"病机十九条"，奠定了脏腑病机与六气病机的理论基础。《素问·调经论》中"血气不和，百病乃变化而生"，则是对气血病机的概括。汉·张仲景的《伤寒杂病论》，精辟地阐释了外感伤寒病证与六经病机变化及其传变、转归规律,并对经络、脏腑、气血、痰饮等病机做了较大发挥,突出病机学说与临床应用相结合。隋·巢元方的《诸病源候论》,对外邪侵袭途径、发病条件及其病机过程和转归等方面做了深入的论述,是我国现存最早的中医病因病机学专著。唐·王冰提出"益火之源,以消阴翳;壮水之主,以制阳光"以及在注释《内经》时提出"寒之不寒,责其无水;热之不热,责其无火"等论点,即是根据阴阳水火之虚实分析病证而得出的病机理论。宋·钱乙《小儿药证直诀》提出小儿"脏腑柔弱,易虚易实,易寒易热"的病机特点,实为儿科病机学的鼻祖。金元时期,刘完素著《素问玄机原病式》提出"六气皆从火化"的观点,阐发了"实火"病机;李东垣《脾胃论》提出"阴火"概念,认为"火与元气不两立",进而论述了内伤与阴火病机;《格致余论》提出"阳常有余,阴常不足"的观点,发挥了阴虚相火病机;《丹溪心法》对"六郁"病机提出了创建性的阐释。"郁者,结聚而不得发越也。当升者不得升,当降者不得降,当变化者不得变化也,传化失常。六郁之病见矣。"明·张介宾《景岳全书》提出"阳非有余,阴常不足"的观点。明·吴有性《瘟疫论》提出瘟疫病"邪伏膜原"等病机。清代温病学家叶天士提出卫、气、营、血病机变化及其传变规律;吴鞠通《温病条辨》提出三焦传变机理;唐容川《血证论》从阴阳水火气血立论,阐述了出血的机理。

中医病机学说主要是根据以五脏为中心的藏象理论,把机体局部的病理变化同机体的全身情况联系起来,通过脏腑经络之间的相互关系和相互制约关系来探讨疾病的发展传变规律,从而形成了注重整体联系的病理观。

 知识链接

《素问·至真要大论》:"诸风掉眩,皆属于肝。诸寒收引,皆属于肾。诸气膹(fèn)郁,皆属于肺。诸湿肿满,皆属于脾。诸痛痒疮,皆属于心。诸痿喘呕,皆属于上。诸厥固泄,皆属于下。诸热瞀瘈,皆属于火。诸禁鼓栗,如丧神守,皆属于火。诸痉项强,皆属于湿。诸逆冲上,皆属于火。诸腹胀大,皆属于热。诸躁狂越,皆属于火。诸暴强直,皆属于风。诸病有声,鼓之如鼓,皆属于热。诸病胕肿,疼酸惊骇,皆属于火。诸转反戾,水液浑浊,皆属于热。诸病水液,澄澈清冷,皆属于寒。诸呕吐酸,暴注下迫,皆属于热。"

刘完素言:"诸燥枯涩,干劲皴揭皆属于燥。"

一、邪正盛衰

邪正盛衰,是指在疾病发生、发展过程中,致病邪气与机体抗病能力之间相互斗争所发生的盛衰变化。邪气侵犯人体后,机体的正气与邪气之间即发生相互作用,一方面邪气对人体的正气起着破坏作用;另一方面,正气对邪气的侵犯发挥着抵御、驱逐作用。邪正斗争及在斗争过程中邪正双方力量不断发生的消长盛衰变化,不仅关系到疾病的发生、发展,还影响疾病的病机、病证的虚实变化和疾病的转归。

(一)虚实病机

虚与实是相对的病机概念,《素问·通评虚实论》中"邪气盛则实,精气夺则虚",是对邪正双方虚实病机的高度概括。

1.实

所谓实,主要是指邪气亢盛,是以邪气盛为矛盾主要方面的一种病理状态。主要表现为致病邪气亢盛而机体正气未衰,正气积极抗邪,形成正邪相搏、斗争剧烈,临床表现为亢盛、有余的实证,故曰"邪气盛则实"。实性病变,常见于外感六淫致病的初中期,或由痰湿、水饮、积食、瘀血等停留体内而引起的脏腑、经络、气血功能失调。临床上常见精神亢奋,或壮热狂躁不宁,或痛剧而拒按,或声高气粗、脉实有力等实性病理反应。

2. 虚

所谓虚,主要指正气不足,是以正气虚损为矛盾主要方面的一种病理状态。主要表现为机体的精、气、血、津液亏少及其功能衰弱,脏腑经络的生理功能减退,抗病能力低下,因而正邪斗争不烈,病理变化不剧,临床表现为虚弱、衰退和不足的证候,故曰"精气夺则虚"。虚性病变多与先天不足或后天失养有关,先天之虚,多源于禀赋不足;后天之虚,多为素体虚羸、年老体虚,或久病大病耗伤人体正气,或脾胃素弱、气血生化乏源。临床常见形体消瘦,神疲体倦,少气懒言,声低息微,或自汗盗汗,或痛处隐隐,或五心烦热,或畏寒肢冷,脉虚无力等。

(二)虚实变化

邪正的消长盛衰,不仅可以产生单纯的或虚或实的病理变化,而且在某些长期的、复杂的疾病发展过程中,还会出现虚实之间多种变化,主要有虚实错杂、虚实转化、虚实真假等变化。

1. 虚实错杂

在疾病过程中,由于病邪与正气相互斗争,邪盛与正衰同时并存的病理状态。失治、误治可致病邪久留、正气损伤,或正气本虚、无力祛邪,致水湿、痰饮、瘀血等病理产物在体内凝结阻滞,形成虚中夹实或实中夹虚的病理变化,成为虚实错杂。

(1)虚中夹实

是指病理变化以正虚为主,又兼夹邪实结滞的病理状态。如脾虚患者,由于运化无力,致水湿停留体内,或积而为痰,或发为水肿,临床上出现腹胀、纳差,少气神疲、泄泻等脾虚湿盛的虚中夹实证候。又如肺气虚患者,感受风寒之邪,临床可出现身倦乏力、脉浮无力等气虚表现,又见发热恶风等邪实之象。

(2)实中夹虚

是指以邪实为主,又兼夹正气虚损不足的病理状态。如外感热病过程中,由于邪热炽盛,煎灼津液,形成实热伤津之症,临床表现为大热、大汗、脉洪大等热盛之象,又可出现大渴、尿少等津伤之症。

应当指出的是,在虚实错杂的病理变化中,邪盛正虚既有孰多孰少的主次之分,亦有表里、上下之别,谨当详辨。

2. 虚实转化

在疾病发展过程中,由于实邪久留而损伤正气,或正气不足而致实邪积聚等所导致的虚实病理转化过程。主要有由实转虚和因虚致实两种情况。

(1)由实转虚

是指疾病由邪气盛为主的状态转化为以正气虚为主的状态。一般来说,这种转化大多由于邪气太盛或势急,损伤正气太重,正气无力抗邪,亦不能及时修复而出现的。

(2)因虚致实

是指疾病有正气虚为主的状态转化为以邪气盛为主的状态。一般来说,这种转化大多源于脏腑虚损,不能发挥其气化、运输等功能,致使病理产物停留体内而成。

3. 虚实真假

疾病在某些特殊情况下,尤其是危重病证或复杂病情中,出现某些与疾病本质不完全一致的假象的病理状态。临床上主要有"至虚有盛候"的真虚假实证和"大实有羸状"的真实假虚证。

(1)真虚假实

"虚"是疾病的本质,"实"则是假象。多因正气虚弱,脏腑气血不足,功能减退,气化无力所致。由于"虚"是疾病的本质,临床可见纳少、疲乏无力,舌胖嫩,苔润,脉虚细弱等正气不足的表现。同时由于气的运行无力,气机郁滞不通,可见腹胀满(时减)、腹痛(喜按)等假实症状。正如《景岳全书》所言:"至虚之病,反见盛势……似为有余之病,而其因实由不足,医不察因,从而泻之,必枉死矣。"

(2)真实假虚

"实"是疾病的本质,而"虚"则是表现的假象。多由于热结胃肠,或痰湿壅滞,或湿热内蕴,以及积聚等实邪结聚于内,阻滞经络,致使气血不能畅达于外所致。如热结肠胃之里热炽盛证,一方面要可见到大便秘结、腹满硬痛拒按、潮热、谵语等实热症状,同时因阳气被郁,不能四布,则可见面色苍白、四肢逆冷、精神委顿等状似虚寒的假象。即如《景岳全书》所言:"大实之病,反有羸状。"

总之,中医学分析病机,要求透过现象来看本质,而不应被假象所惑,应了解邪正盛衰所反映的真正虚实的病机变化,从而把握住病变发展过程的本质。

(三)邪正盛衰与疾病转归

在疾病的发生发展过程中,由于邪正斗争,使双方力量对比不断产生消长盛衰的变化,这种变化决定着疾病的发展趋势和转归。

1. 正胜邪却

正胜邪却,是指在疾病过程中,正气旺盛,奋起积极抗御邪气,或因治疗及时、准确,正气日趋强盛而战胜邪气,邪气日渐衰减或被祛除,使疾病向好转或痊愈的方向发展的一种转归形式。这一转归是多数疾病的结局,亦是医者所期盼的理想结果。

2. 邪盛正虚

邪盛正虚,是指邪气亢盛,正气虚弱,机体无力抗邪,病情迅速加重的病理状态。包含两类复杂的病理情况:一是以正气为相对固定的因素,即对于一般健康水平的患者来说,邪气越盛,毒力越强,其病势就越急重,传变亦越快。二是以病邪为相对固定的因素来看,若机体正气越虚,则病情越重,病理损害越深。以外感六淫病证为例,一般情况下,病位浅、病势轻。但如果病邪过于强盛,毒力较强,或因患者个体素质特别虚弱,发病后可出现"两感""直中"或"内陷"等病机逆转情况。

(1)两感

是指表里两经同时感受邪气而为病。病邪两感为病,对正气的损害程度更重,范围更广,病势更急。《素问·热论》曰:"人之伤于寒也,则为病热,热虽甚不死,其两感于寒而病者,必不免于死。"临床常见于表里同病,如表里俱寒。

(2)直中

多指寒邪入侵阳虚寒盛体质,发病不经外感表卫阶段,直接损伤三阴经及所属内脏的病理过程,病势深重。

（3）内陷

一般是指在温热病发病过程中，病邪未能在卫分或气分的轻浅阶段得以透解，迅速深入营分或血分的病理过程。若温邪内陷营血，则病属营阴受损、动血、耗血之危象。

若邪气进一步发展，机体病理损害日趋严重，脏腑经络等生理功能衰惫，正气耗竭，邪气独盛，阴阳离决，则机体生命活动亦告终止而死亡。此为疾病向恶化加剧方向发展的转归。

3. 邪正相持

邪正相持，是指在疾病过程中，机体正气不甚虚弱，而邪气亦不过强，邪正势均力敌，相持不下，病邪稽留，病势处于迁延状态的病理过程。多发于外感疾病中期，或慢性病之迁延期，多由于邪正相持不下，病势胶着所致。其转归多为病势迁延，经久不愈，或发展成慢性病证。一般来说，邪气留结之处，即是邪正相持、病理表现明显之所，其临床表现亦随邪留部位而有所不同。

二、阴阳失调

阴阳失调，即是机体阴阳之间失去平衡协调，是在疾病发生、发展过程中，人体阴阳在致病因素作用下失去相对的平衡与协调而形成的阴阳偏盛、偏衰，或阴不制阳、或阳不制阴、或互损、或格拒、或转化、或亡失的病理状态。由于六淫、七情、饮食、劳逸等各种致病因素作用于人体，都能通过机体内部阴阳失调而形成诸病，故阴阳失调是对一切疾病病机的高度概括，是疾病发生、发展的内在根据。

中医学上，阴阳不仅是构成人体的重要组成部分，更是调节机体代谢和生理功能活动的主要因素。故《素问·生气通天论》曰："夫自古通天者，生之本，本于阴阳。"阴阳双方相互促进又相互制约，维持相对的动态平衡，是进行正常生命活动的基本条件。阳气的功能是温煦脏腑、卫外防御、兴奋精神、促进脏腑组织器官功能活动发挥。阳气正常，是维持人体生命活动的关键，并起着主导作用。《素问·生气通天论》曰："凡阴阳之要，阳密乃固，两者不和，若春无秋，若冬无夏……故阳强不能密，阴气乃绝。"阴气的功能主要是促进人体安静、滋润、濡养和守内。正常情况下，阴阳平衡与协调具体表现为机体体温适中，动静适度，气机调畅，兴奋与抑制协调有度，全身生理活动正常，人体处于健康状态。故《素问·生气通天论》曰："阴平阳秘，精神乃治。"

任何整体或局部的阴阳平衡协调被破坏，出现阴阳失调，都会引起疾病。故"阴阳失调"是人体各种病理变化最基本的病机，主要表现为阴阳偏胜、偏衰、互损、格拒、转化、亡失等方面。

（一）阴阳偏胜

阴阳偏胜，是指人体阴气或阳气偏多引起的病理变化。多见于"邪气盛则实"的实证。《素问·阴阳应象大论》中"阳胜则热，阴胜则寒""阳胜则阴病，阴胜则阳病"与《素问·调经论》中"阳盛则外热，阴盛则内寒"，明确指出了阴阳偏胜的病理变化及其发展趋势和结果。

1. 阳偏胜

阳偏胜即阳盛，是机体在疾病过程中出现的一种阳气偏盛、机体亢奋、代谢活动亢进、机体反应性增强、阳热过盛的病理状态。多由于感受温热之邪，或感受阴邪从阳化热，或情志内伤、五志过极化火，或因气滞、血瘀、食积等郁而化热所致。由于阳以"热、动、燥"为特点，故临床常见壮热、烦躁、面红、目赤、舌红、脉数等阳盛表现，即所谓"阳胜则热"，是矛盾的主要方面。阳热亢盛日久,势必耗伤人体阴液,出现口渴、小便短赤、便秘等津液不足的表现,即所谓"阳盛则阴病"。

2.阴偏胜

阴偏胜即阴盛,是机体在疾病过程中出现的一种阴气偏盛,功能障碍或减退,产热不足,以及病理代谢产物积聚的病理状态。多由于感受寒湿之邪,或过食生冷,导致阳不制阴,阴寒内盛。由于阴以"寒、静、湿"为特点,故临床出现阴寒内盛、血脉凝滞、痰湿水液停留等病变,出现恶寒、腹部冷痛、溲清、脉沉迟等阴盛表现,即所谓"阴胜则寒",是矛盾的主要方面。由于阴的一方偏盛,常常耗伤阳气,会导致阳的一方偏衰,从而出现畏寒、肢冷、喜暖、便溏、舌淡等表现,即所谓"阴盛则阳病"。

(二)阴阳偏衰

阴阳偏衰,是指人体阴气或阳气亏虚所引起的病理变化,主要见于"精气夺则虚"的虚证。"精气夺"实际上包括了机体的精、气、血、津液等各种精微物质的不足和功能的减退,亦包括了脏腑经络等生理功能的减退和失调。由于各种原因导致属阴或属阳的一方,物质减少或功能减退,不能制约对方而引起对方相对亢盛,形成"阳虚则阴盛""阳虚则寒""阴虚则阳亢""阴虚则热"等病理变化。

1.阳偏衰

阳偏衰即阳虚,是指机体阳气虚损,功能减退或衰弱,代谢活动减退,机体反应性低下,阳热不足的病理状态。其病机特点常表现为机体阳气不足,阳不制阴,阴气相对亢盛的虚寒证。其原因多为先天禀赋不足,或后天饮食失养,或劳倦内伤,或久病伤阳所致。

阳气不足,一般以脾肾阳虚为主,由于肾阳为诸阳之本,故以肾阳虚衰(命门火衰)最为重要,阳虚则寒,是由于阳气虚衰,温煦作用减弱,人体热量不足,难以温煦全身而出现寒冷之象,临床可见畏寒喜暖、四肢厥冷。由于推动作用不足,脏腑功能亦因此而减弱,津血运行迟缓,出现血液凝滞;津液停聚形成水湿痰饮。

"阳虚则外寒"的病理表现,正如《素问·调经论》所言"阳受气于上焦,以温皮肤分肉之间,今寒气在外,则上焦不通,上焦不通则寒气独立于外,故寒栗"。若全身性的阳气虚衰,临床可见畏寒喜暖、形寒肢冷、面色㿠白、舌淡脉迟等寒象。亦可以见到蜷卧神疲、小便清长、下利清谷等虚象,以及由于阳虚而气化无力,阳不化阴,津液代谢失调形成水湿停留等水肿病。

应当指出,阳虚与气虚关系密切,因为气无形而运动不断属阳。古人把具有推动、温煦和兴奋等作用的气,称为"阳气"。气盛则阳亢,气衰则阳虚,气有余便是火。《素问·刺志论》曰:"气实者,热也;气虚者,寒也。"但是气的功能除了属阳的功能外还有属阴的功能。如气能生津,促进了滋润作用;气能生血,促进了营养作用。这些作用都属于阴。因此,可以认为阳虚必定以气虚为基础,而气虚并不都表现为阳虚。

2.阴偏衰

阴偏衰即阴虚,是指机体津、血、精液等物质不足,其滋润、宁静、潜降、成形的功能减退,阴不制阳,从而出现燥、热、升、动和化气太过等阳偏亢的病理状态。临床表现为虚热证。其原因多为阳邪伤阴,或五志化火伤阴,或久病伤阴所致。

阴偏衰时由于阴不制阳气,使阳的功能虚性亢奋,出现虚热之象。如午后潮热、五心烦热、颧红盗汗、脉细数等;阴液失去滋润濡养的功能,表现为形体消瘦、口燥咽干、小便短赤、大便秘结等症。

应当指出,阴偏衰则滋润濡养功能减退,故津、血、精液产生不足,这是阴虚病机的重要组成部分,但三者不足在阴虚病机中亦有主次之分。津液有形而静,类水,故性状属阴;其功能亦以滋润为主,故作用亦属阴;且津液是在阴气的作用下化生的,阴气盛则津多,阴气虚则津少,阴气竭则津枯,故称津液为阴液。津液不足则滋润功能减退,所以,津液不足是阴虚的最主要病机之一。血亦是在阴气的作用下成形的,有营养和濡润作用,血虚时可出现阴虚的某些表现,但并不都表现为阴虚。精为有形之物,亦是在阴气的成形功能作用下,由气聚而成的,精藏于肾,化生肾气(含有肾阴和肾阳),经三焦流行全身。肾阴充沛,可促进机体各种属阴的功能。肾阴虚源于肾精不足,但肾精亏虚并不都表现为阴虚。

(三)阴阳互损

阴阳互损,是指阴或阳的任何一方虚损到相当程度,病变发展影响到相对的另一方,形成阴阳两虚的病机。在阴虚基础上,由于病情的发展,阳无所依,继而出现阳虚,称为"阴损及阳";在阳虚的基础上,由于病情的发展,阴无所依,出现阴虚,称为"阳损及阴"。由于肾阴肾阳为全身阴阳的根本,当脏腑或阴或阳的虚损到相当程度时,都会累及肾阴或肾阳;肾阴肾阳的任何一方虚损到一定程度,都会引起它们的共同物质基础——肾精的亏损,出现阴阳两虚证。

1. 阴损及阳

阴损及阳,是指阴液亏损到相当程度,出现阳气生化不足,从而形成以阴虚为主的阴阳两虚病理状态。如肝阳上亢证,其病机主要是肾阴不足、水不涵木的阴虚阳亢,随着病情发展,亦可进一步损耗肾中阳气,继而出现畏寒肢冷、面色白、脉沉弱等阳虚症状,因而转化为阴损及阳的阴阳两虚证。

2. 阳损及阴

阳损及阴,是指阳气虚损到相当程度,出现阴液生化不足,从而形成以阳虚为主的阴阳两虚病理状态。如肾阳不足,气化失司,津液停聚,水湿泛滥形成水肿。若肾阳进一步损耗,阴无所依,必然导致肾阴亦伤,出现形体消瘦、烦热盗汗,甚则阳升风动、抽搐等阴虚症状,因而转化以阳虚为主的阴阳两虚证。

(四)阴阳格拒

阴阳格拒,是阴阳失调中比较特殊的一类病机,是指阴寒或阳热的一方太盛,壅遏于内,或阴阳中一方极度虚弱,盛衰悬殊,盛者盘踞于内,将另一方格拒于外,迫使阴阳之间不相维系,出现寒热真假的病理变化。这是一类向阴阳离决方向发展的危重病证。

1. 阴盛格阳

阴盛格阳又称为格阳,是阴寒之邪壅盛于内,逼迫阳气浮越于外,阴阳之气不相维系,相互格拒的一种病理状态。阴寒内盛是疾病的本质,但由于格阳于外,临床上出现面红如妆、烦热、口渴脉大等假热之象,故称为真寒假热证。

2. 阳盛格阴

阳盛格阴又称为格阴,是邪热极盛,阳气郁遏,深伏于里,不能外达四肢,而格阴于外的一种病理状态。阳热内盛是疾病的本质,但由于阳气郁遏不得外达,格阴于外,临床上出现四肢厥冷、脉象沉伏等假寒之象,故称为真热假寒证。

（五）阴阳转化

阴阳转化，是指阴阳失调病变在一定条件下，其病理性质可发生向相反方向转化的病理过程。主要包括由阳转阴和由阴转阳。

1. 由阳转阴

由阳转阴，是指原来病理性质属阳的病证，在一定条件下（如素体阳虚），转向病理性质属阴的病证的过程。如某些温热急病，由于热毒极重，耗伤机体大量元气，在持续高热的情况下，阳气骤虚，突然出现面色苍白、四肢厥冷等阳气暴脱的危象。若抢救及时，处理得力，阳气恢复，则四肢转温、色脉转和，病情亦可以有转机。

2. 由阴转阳

由阴转阳，是指原来病理性质属阴的病证，在一定条件下（如过用温热药），转向病理性质属阳的病证的过程。如寒饮中阻的患者，其本质为阴盛，如果因误治或失治，寒饮久郁而从阳化热，阴寒之气消减，病变由阴转阳、由寒转热。

（六）阴阳亡失

阴阳亡失，是指机体的阴液或阳气突然大量亡失，导致全身机能突然严重衰竭，出现生命垂危的病理状态。

1. 亡阳

亡阳，是指机体的阳气突然大量亡失，使全身机能突然严重衰竭的一种病理变化。阳气的大量丧失，是引起亡阳的最直接的病机。一般来说，亡阳多由于邪气太盛，正不敌邪，阳气突然脱失所致；或因素体阳虚，正气不足，疲劳过度，耗气过多；或因过用汗吐下法，或病变造成汗吐下过度，大量津液丢失，气随津脱；或因大量失血，气随血脱；亦可因慢性疾病长期大量耗散阳气，使阳气亏损殆尽，出现亡阳。临床表现多见大汗淋漓，四肢逆冷，面色苍白，精神萎靡，畏寒蜷卧，脉微欲绝等严重虚寒的危象。

2. 亡阴

亡阴，是指机体的阴液突然大量消耗或脱失，使全身机能突然严重衰竭的一种病理变化。一般来说，亡阴多由于邪热炽盛，或邪热久留，大量煎灼阴液所致，亦可因长期慢性消耗，日久而成亡阴。临床表现多见汗出不止，汗热而粘，渴喜冷饮，四肢温和，身体干瘪，皮肤皱折，眼眶凹陷，烦躁不安，甚则昏迷谵妄、尿少尿闭、脉细数无力等危症。

由于阴阳互根，阴亡则阳无以生，阳亡则阴无以化。所以亡阴可迅速致亡阳，亡阳也可迅速致亡阴，最后导致"阴阳离决，精气乃竭"（《素问·生气通天论》）而死亡。

三、气血津液失常

气血津液失常，概括了气血津液的亏损不足、生理功能异常及其相互关系失调等病理变化。

（一）气血失常

人体气血运行于全身，是脏腑经络等一切组织器官进行生理活动的基础。若气血失常，影响机体各种生理功能，从而发生疾病。故《素问·调经论》言："血气不和，百病乃变化而生。"

1. 气的失常

气的失常包括两个方面，一是气的生化不足，或耗损过多，形成气虚的病理状态；二是气的某些功能不足和气的运动失常，表现为气滞、气逆、气陷、气闭或气脱等气机失调的病理状态。

（1）气虚

是指气不足导致脏腑组织功能低下或衰退，抗病能力下降的病理状态。其病因有两个方面：一是气的化生不足，如先天禀赋不足、脾虚化源不足、肺虚清气吸入不足；二是消耗过多，如劳倦或外感热病，或慢性消耗性疾病，使气消耗过多所致。气虚的临床表现比较复杂，如卫气虚则卫外无力，肌表不固，而见恶风、自汗、易感冒；脾气虚则四肢肌肉失养，见倦怠乏力、消瘦；清阳不升，清窍失养，见精神萎靡、头晕耳鸣；心气虚则无力行血，见脉虚弱，或微细、气短；元气虚则生长发育迟缓，生殖功能低下，所有生理活动减弱。尽管如此，气虚总以少气懒言、神疲乏力、脉虚无力为重要临床特征。

由于气血津液关系密切，因而气虚必然会引起血、津液的多种病变，如血虚、血瘀、出血、痰饮、水肿。

（2）气机失调

是指气的升降出入失常引起的气滞、气逆、气陷、气闭、气脱等病理变化。升降出入是气的基本运动形式，是脏腑经络气血津液运动的基本过程，人体脏腑经络气血津液之间的相互联系，无不依赖于气的升降出入来保持各方面功能的协调平衡。升降出入异常，则影响脏腑、经络、气血、津液等各方面的功能活动产生多种病变。

气滞　即气机郁滞，是指由于情志抑郁，或痰饮、食积、瘀血等阻滞，影响气的流通，甚至阻滞不通，或气郁而不散，导致某些脏腑经络功能障碍的病理状态。临床表现为胁肋胀痛，胸闷，矢气等。

气逆　是指气机升多降少，脏腑之气上逆的一种病理状态。多由于情志所伤，或因饮食冷热不适，或因外邪侵犯，或因痰湿壅滞，或因虚而致逆所致。气逆常见于肺、胃、肝等脏腑，肺气上逆可见咳嗽气喘；胃气上逆可见恶心呕吐、呃逆；肝气上逆可见头痛头胀、面红目赤，甚则血随气逆，出现咯血、吐血、晕厥等。

气陷　是指在气虚病变基础上发生的以气的升清功能不足和无力升举为主要特征的病理状态。多由于气虚发展而来，以脾气虚损关系最为密切。脾气虚弱，升举无力，形成气血下陷的病证，又称"中气下陷"。主要表现为内脏下垂，可伴少腹胀满重坠、便意频频、神疲乏力、少气懒言、气短声低、脉弱无力等气虚症状。

气闭　主要指气郁太过、上壅心胸、闭塞清窍，出现突然昏厥；或浊邪闭塞气道，气的出入受阻，肺气郁闭，出现呼吸困难等脏腑经络气机闭塞不通的一种病理状态。

气脱　指气不内守，大量外脱，导致全身严重气虚不足，出现机体功能突然衰竭的一种病理状态。多因久病、重病，正气极度虚损，以致气不内守而散失；或因大出血、大汗出、频繁吐下等，致使气随血脱或气随津泄等所致。临床表现有面色苍白，汗出不止，目闭口开，手撒身瘫，二便失禁，脉微欲绝等症。

2. 血的失常

血的失常主要表现在两个方面：一是血的生化不足或耗伤太过致血量不足，血的濡养功能减退，形成血虚。二是血的运行异常，或迟缓、或加速、或逆乱、或妄行等病理状态。

（1）血虚

是指血液不足，其营养和滋润功能减退，以致脏腑、经络、形体、官窍失养的一种病理状态。其形成的原因有：一是血液化生不足。脾胃虚弱，化生血液的功能减退；或因食欲不佳，营养摄入不足，血液化源匮乏。二是失血过多。外伤大出血，吐血，衄血，咯血，经量过多或患有其他慢性失血性疾病等使体内血液大量丧失，新血又不能及时补充所致。三是瘀血阻络，新血不生。故临床可见形体消瘦，面色无华、唇甲色淡、眩晕心悸、肢麻目涩、失眠多梦、神恍健忘，舌质淡，苔白，脉细弱等症。

（2）血瘀

是指血行不畅、瘀血内阻的一种病理状态。多由于气机郁滞、气停血滞；或因气虚推动无力，血行不畅；或因痰浊滞脉、血行受阻；或因寒邪入侵、寒凝血瘀；或因邪热煎灼、血黏难运；或因外力挫伤、气血受碍；或因恶露不净、瘀血内停等。血瘀的临床表现可发生于全身，亦可发生在局部。总的来说，常有疼痛，多为刺痛，包块，肌肤甲错，唇舌紫暗，瘀点瘀斑，脉弦涩等症状。

（3）血热

是指血分有热，使血行加速，脉道扩张，或使血液妄行而出血的病理状态。多由于邪热入血或五志化火所致。临床表现为血分有热、灼伤营阴，可见身热夜甚、舌质红绛、脉细数；血得热则行，脉络扩张，可见面红目赤；热扰心神，可见心烦或躁狂不宁、谵语、神昏等；热伤血络，可见衄血、吐血、尿血、月经先期量多等，亦可形成瘀血致病。

3. 气血关系失调

气血之间具有相互资生、相互依存、相互为用的关系，可概括为"气为血帅、血为气母"。病理上也相互影响，临床常见的类型有气滞血瘀、气虚血瘀、气不摄血、气随血脱、气血两虚等。

（1）气滞血瘀

是指由于气机郁滞，血行不畅，气滞与血瘀并存的一种病理状态。多由于情志抑郁、气机阻滞，或因闪挫外伤等因素导致。该病变与肝的生理功能失调非常密切。肝主疏泄而藏血，肝气郁结，则疏泄失职、气机郁滞，由于肝经布胁肋，不通则痛，故可见胸胁胀满疼痛。气为血帅，气行血行，气滞则血凝，可见癥积、瘕聚，舌质紫暗有瘀点、脉涩。

（2）气虚血瘀

是指气虚而无力运血，血行瘀滞，气虚与血瘀并存的一种病理状态。轻者，血行缓慢；重者，身体全身失养或局部瘀阻，瘫软不用。

（3）气不摄血

是指由于气虚，固摄血液的功能减退，导致血不循经、溢出脉外，形成各种出血证的病理状态。多由于久病伤脾，脾气虚损，中气不足，无力统血；亦可因肝气不足，收摄无力，肝不藏血所致。临床表现为各种失血症状，如吐血、衄血、斑疹、尿血、便血、崩漏等，常伴面色无华，神疲乏力，舌淡胖，脉细弱等气虚表现。

（4）气随血脱

是指在大量出血时，气也随着血液的突然流失而脱散，形成气血两虚或气血并脱的病理状态。多由于外伤失血，吐血或妇女崩漏，或产后大出血所致。血能载气，血液脱失致气无所依，故气亦随之暴脱。气脱阳亡，无以温煦固摄肌表，故见冷汗淋漓；阳衰不达四末，故见四肢厥冷；气血不能上荣清窍，故见晕厥；气血不盈脉道，故见脉芤沉微。

（5）气血两虚

是指气虚与血虚同时并在，组织器官失养而致人体机能衰退的病理状态。多因久病消耗气血，或气随血脱，或气虚化血不足，形成气血两虚证。故临床可见面色淡白或萎黄，少气懒言，神疲乏力，形体消瘦，心悸失眠，肌肤干燥，肢体麻木等气血不足的表现。

（二）津液代谢失常

人体津液的代谢，包括津液的生成、输布与排泄，是由多个脏腑相互协调而共同完成的一个复杂的生理过程。津液代谢的途径必须通畅有序，生成与排泄保持相对平衡，才能维持机体新陈代谢正常运行。在津液的生成、输布和排泄过程中离不开气的气化功能和气机的升降出入。应当指出，在人体津液代谢调节过程中，肺、脾、肾、膀胱、三焦及肝等脏腑的生理功能起着重要作用，尤以肺的宣肃、脾的运化、肾的蒸化起着主导作用。

1. 津液亏损不足

津液亏损不足，是指机体津液的数量减少，使脏腑、形体、官窍等不能充分濡养、滋润和充盈，产生一系列干燥枯涩的病理状态。病因大致有三：一是热盛伤津。外感热邪，灼伤津液；或因郁久化热化火；或因阴虚内热，耗伤津液。二是津液丢失过多。严重泻下、呕吐、大汗及大面积烧伤，损伤津液。三是慢性消耗性疾病。

津与液的性状、分布和生理功能均有区别。津主要分布于孔窍、皮毛、肌肉和血脉之中，质地清稀、流动性大，其成分主要是水。伤津，在某种意义上讲主要是失水。其中，吐泻最易引起伤津，若不及时补充，可见目眶内陷、十指螺瘪、口干舌燥、尿短赤，重者啼哭无泪、无尿、面色苍白、脉微欲绝。高热汗出伤津，可见口干欲饮、烦躁、便秘尿短赤。气候干燥引起的津伤，可见皮肤干裂、鼻咽干燥、干咳、皮肤瘙痒、搔之脱屑。

液主要分布在脏腑、骨髓、脑髓、脊髓和关节之中。比津稠厚，流动性较小，其成分是水分和大量精微物质。严重热病后期最易脱液，患者可见形瘦骨立、大肉尽脱、皮肤干燥、毛发枯槁、舌光红无苔，或见手足震颤。

2. 津液的输布、排泄障碍

津液输布，是指津液在体内运输、布散与环流不休，以完成体内代谢的过程；津液排泄，是指机体将代谢后的津液，通过尿液、汗液、水气（如呼吸之气）等途径排出体外的过程。

（1）输布障碍

是指津液不能正常的转输和布散，在体内升降环流迟缓，湿浊内生；或在体内某一局部滞留，津液不化，水湿困阻，酿成痰饮的病理状态。其病因多为肺失宣降、脾失运输、肝失疏泄、肾失气化、三焦不利等所致。

（2）排泄障碍

主要是指津液气化不利，不能顺利转化为汗液或尿液，促使水液潴留，溢于皮肤，发为水肿的病理状态。

津液输布与排泄障碍的临床表现主要有：①湿浊困阻，郁遏气机，则胸闷恶呕、脘腹痞满、头身困重、口腻不渴、面黄肤肿、大便溏泄等。②痰饮凝聚，痰饮阻肺，则咳喘咯痰；痰迷心窍，则胸闷心悸、神昏癫狂；痰停于胃，则恶呕脘痞；痰浊上犯，则眩晕昏冒；痰留经络筋骨，则瘰疬痰核；痰气结于咽喉，可致梅核气等。③水液潴留，水邪泛于肌肤引起头面、眼睑、四肢浮肿，甚则全身水肿；水邪潴留腹腔，则腹胀肿大，发为腹水。

《景岳全书》言："盖水为至阴，故其本在肾；水化于气，故气标在肺；水惟畏土，故其制在脾。今肺虚则气不化精而化水，脾虚则土不制水而反克，肾虚则水无所主而妄行，水不归经则逆而上泛，故传入于脾而肌肉浮肿。"

3. 津液与气血关系失调

（1）水停气阻

是指水液停留体内，导致气机阻滞的病理状态。水饮阻肺，肺气壅滞，失于肃降，则胸满咳嗽,喘促不能平卧;水饮凌心,阻遏心气,心阳被遏,则心悸心痛;水饮停滞中焦,阻遏脾胃气机,清气不升,浊气不降,则头昏困倦,脘腹胀满,纳呆恶呕;水停四肢,经脉气血阻滞,则浮肿,肢体沉困、胀痛。

(2)气随液脱

是指由于津液大量丢失,气失所依而随津外泻,导致阳气暴脱亡失的病理状态。故《伤寒论·阳明病篇》言:"发汗多,若重发汗者,亡其阳。"《景岳全书·泄泻》言:"若关门不固,则气随泻去,气去则阳衰。"《金匮要略心典·痰饮篇》言:"吐下之余,定无完气。"

(3)津枯血燥

是指由于津液亏枯,致血燥虚热内生,或血燥生风的病理状态。多因高热伤津,或烧伤津亏,或阴虚痨热,使津枯血燥,出现心烦、鼻咽干燥、口渴喜饮、肌肉消瘦,小便短赤,舌红少津,脉细数等症。

(4)津亏血瘀

是指由于津液严重亏损,血液运行不畅而出现血瘀的病理状态。多因高热、烧伤、吐泻、大汗出等因素,是津液大量消耗,血量不足,血液浓缩,循行缓慢,发生血瘀病变。临床表现在原有津伤的基础上,出现舌质紫绛,或见瘀点瘀斑。清·周学海《读医随笔》中"夫血犹舟也,津液水也""津液为火灼竭,则血行愈滞",直接点明了津亏可导致血瘀的机理。

 ## 学习小结

病因		外感病因		内伤病因		病理产物	其他病因
	六淫	风、热(火)、暑、湿、燥、寒六种外感邪气	七情内伤	怒喜思悲恐惊忧		瘀血 痰饮 结石	寄生虫 外伤 虫兽伤 医源性因素
	疠气	具有强烈传染性的一类邪气	饮食失宜	饥饱失常;饮食不洁 饮食偏嗜			
			劳逸失度	过劳与过逸			
病机		邪正盛衰		阴阳失调		气血津液失常	
	虚实病机	邪气盛则实、精气夺则虚	阴阳偏盛;阴阳偏衰; 阴阳互损;阴阳格拒; 阴阳转化;阴阳亡失			气血关系失常 津液代谢失常	
	虚实变化	虚实错杂;虚实转化;虚实真假					
	疾病转归	正胜邪却;邪声正虚;邪正相持					

学习过程中,病因部分要重点掌握外感六淫中六种邪气的致病特点及其相应的临床表现;理解七情致病的特点及其如何伤及脏腑和影响气机的;了解痰饮及瘀血致病特点。病机部分主要是掌握邪正盛衰、阴阳失调、气血津液失常各自的内涵及其相互关系和临床表现。

 ## 目标检测

一、单项选择题

1."风性善行而数变"的"善行",是指风邪致病(　　　)

A.易行遍全身而致各脏腑同时发病　　B.善于向上向外

C.善于迫血妄行　　　　　　　　　　D.病位行无定处

2. 燥邪最易伤何脏（　　）

A. 肺　　　　　B. 心　　　　　C. 肝　　　　　D. 脾

3. "寒主收引"是指（　　）

A. 寒性重浊黏滞　　　　　B. 寒邪损伤阳气

C. 寒邪阻滞气机　　　　　D. 使气机收敛，经络筋脉挛急

4. 湿邪致病，病程较长，缠绵难愈，是由于（　　）

A. 湿邪重浊，留滞机体　　　　　B. 湿性黏滞，不易祛除

C. 湿为阴邪，阻滞气机　　　　　D. 湿为阴邪，易伤阳气

5. 火邪、暑邪共同的致病特点是（　　）

A. 易耗气伤津　　　B. 易于动血　　　C. 易于挟湿　　　D. 易于生风

6. 患者，男，59岁，两个月前患者因"咳嗽、咯血7天"到医院就诊，经诊断为"肺结核"。现症见咳嗽，声粗，咯血，胸闷灼痛，常烦躁不宁，失眠多梦，盗汗严重，舌质深红，苔少而干，脉细数。据此分析该患者的病机为（　　）

A. 肺阴亏虚　　　B. 阴虚火旺　　　C. 血虚发热　　　D. 阳盛则热

7. 患者，女，26岁，因车祸导致脾破裂，大量失血，经抢救后病情平稳。现症见头晕，眼花，面色苍白，时有心悸而空，神疲乏力，困倦不堪，纳差，舌质淡，苔白，脉细弱无力。其病机可诊断为（　　）

A. 气虚血瘀　　　B. 气滞血瘀　　　C. 气不摄血　　　D. 气血两虚

二、多项选择题

1. 不属于风邪的致病特点是（　　）

A. 其性开泄　　　B. 易伤津血　　　C. 主疼痛　　　D. 其性重浊　　　E. 其性凝滞

2. 热邪的致病特点有（　　）

A. 为阳邪　　　B. 易伤津耗气　　　C. 善动血生风　　　D. 易生疮疡　　　E. 为百病之长

3. 七情致病影响脏腑气机，正确的是（　　）

A. 怒则气上　　　B. 喜则气缓　　　C. 恐则气消　　　D. 思则气结　　　E. 惊则气乱

4. 下述哪些属于瘀血致病的临床表现（　　）

A. 唇甲色淡　　　B. 肌肤甲错　　　C. 刺痛拒按　　　D. 出血，紫绀　　　E. 肿块固定

5. 下列属于阳偏盛表现的有（　　）

A. 壮热口渴　　　B. 烦躁不宁　　　C. 面红目赤　　　D. 舌质红　　　E. 脉沉迟

6. 下列不属于亡阳证临床表现的有（　　）

A. 大汗淋漓、汗热而粘　　　B. 渴喜冷饮，烦躁不宁　　　C. 面红颧赤、四肢温和

D. 身体干瘪，皮肤皱折　　　E. 四肢厥冷、面色苍白

三、简答题

1. 何谓疠气？其致病特点如何？

2. 为什么说"燥易伤肺"？

第七章　体　质

● 学习目标

【学习目的】　通过学习中医体质学说的基本内容，树立牢固的以人为本、因人制宜的中医观念，为后续章节如病因病机、辨证、防治、养生与康复等的学习奠定基础，也为学习各门学科打下基础。

【知识要求】　掌握体质的基本概念、常用体质的分型和特征；了解体质的形成、体质学说的应用。

【能力要求】　初步具有辨识体质类型的能力。

第一节　体质的基本概念

一、体质的含义

体质，是指人体生命过程中，在先天禀赋和后天获得的基础上所形成的形态结构、生理功能和心理状态方面综合的、相对稳定的固有特性。体质是人类以遗传为基础，在生长、发育、衰老过程中所形成的与自然、社会环境相适应的人体个性特征。它通过人体形态结构、生理功能和心理活动的差异性表现出来。在生理上表现为功能、代谢以及对外界刺激反应等方面的个体差异；在病理上表现为对某些病因和疾病的易感性或易患性，以及产生病变的类型与疾病传变转归中的某种倾向性；在心理上表现为人格、气质、性格等方面的个体差异性。每个人都有自己的体质特点，体质实际上就是人群在生理共性的基础上，不同个体所具有的生理特殊性。人的体质特点或隐或现地体现于健康和疾病过程中。

二、体质的构成

形神合一是生命存在的基本特征，是中医学的生命观。体质的概念里既包括了身体要素，又包括心理要素，并且二者高度统一。一定的形态结构必然产生、表现出其特有的生理功能和心理特征，后者是以前者为基础的；良好的生理功能和心理特征是正常形态结构的反映，二者相互依存，不可分离，在体质的固有特征中综合体现出来。因此，个体体质是由形态结构、生理功能和心理状态三方面的差异性构成的。

(一)形态结构

人体形态结构包括内部形态结构（如脏腑、经络、气血津液等）和外部形态结构。根据中医学"司外揣内"的认识方法，内部形态结构与外观体象之间是有机的整体。外部形态结构是体质的外在表现,内部形态结构是体质的内在基础,而体表形态最为直观,故备受古今中外体质研究者重视。形态结构以机体内部结构功能为基础,主要通过身体外形体现出来,故人的体质特征首先表现为体表形态、体格、体型等方面的差异。人体的形态结构是生理功能和心理活动的基础,故是个体体质特征的重要组成部分。

(二)生理功能

形态结构是产生生理功能的基础,个体不同的形态结构特点决定着机体生理功能及对刺激反应的差异,而机体生理功能的个性特征又会引起形态结构发生一系列相应的改变。因此,生理功能也是个体体质特征的重要组成部分。

人体生理功能的差异,反映了脏腑功能的盛衰偏颇,涉及人体消化、呼吸、气血津液代谢、生长发育、生殖、感觉运动、精神意识思维等各方面功能的强弱差异。机体的防病抗病和康复能力,新陈代谢情况,自我调节能力以及或偏于兴奋或偏于抑制的基本状态等,都是脏腑经络及精气血津液生理功能的表现。诸如面色、唇色、舌象、脉象、呼吸状况、语音的高低、食欲、口味、寒热喜恶、汗出状况、二便情况、生殖功能、月经情况、形体的动态及活动能力、睡眠状况、视听觉、触嗅觉、耐痛的程度、皮肤肌肉的弹性、须发的多少和光泽等均是脏腑经络及精血津液生理功能的反映,是了解体质状况的重要内容。

(三)心理特征

心理,是指客观事物在大脑中的反映,是感觉、知觉、情感、记忆、思维、性格、能力等的总称,属于中医学中神的范畴。形与神是统一的整体,在体质构成因素中,形态、功能、心理之间有着密切的关系,心理因素是体质概念中不可缺少的内容。心理特征的差异性,主要表现为人格、气质、性格等的差异。

三、体质的特点

(一)体质的遗传性

遗传是人们观察到的由亲代将其特征传给子代的一种现象。《灵枢·决气》云:"两神相搏,合而成形,常先身生,是谓精。"说明父母之精是生命个体形成的基础,人的外表形态、脏腑功能、精神情志等个性特点均形成于胎儿时期。禀受于父母的先天之精,对个体体质的影响是巨大的,人体的体型、相貌、肤色、秉性、脏腑经络的功能状态、气血津液的盛衰,以及与之相应的病理变化等,都可以在某种程度上受到遗传的控制。遗传因素是决定体质形成和发展的根本原因。由遗传背景所决定的体质差异是维持个体体质特征相对稳定的重要条件。

(二)体质的稳定性

一般情况下,个体体质一旦形成,在一定时间内不易发生太大的改变,所以体质具有相对的稳定性。体质的稳定性由遗传背景形成,性别等因素也可使体质表现出一定的稳定性。然而,由于年龄及环境、精神、营养、锻炼、疾病等后天因素均参与并影响体质的形成和发展,从而使得体质只具有相对的稳定性。

(三)体质的可变性

体质形成于先天,定型于后天。体质的稳定性是相对的,而不是一成不变的,每一个体在生长壮老已的生命过程中也会因内外环境中诸多因素的影响而使体质发生变化,表现为与机体发育同步的生命过程。后天生活环境对体质的形成与发展始终起着重要的制约作用,生活条件、饮食构成、地理环境、季节变化以及社会文化因素等都可对体质产生一定的影响,有时甚至可起到决定性作用。几乎所有与体质形成有关的后天因素都有可能导致体质的改变。但其可变性也是有一定规律和限度的,不是任意变化的。

(四)体质的多样性

体质的形成与先后天多种因素相关。遗传因素的多样性和环境因素的复杂性使个体体质存在明显的差异;而即使是同一个体,在不同的生命阶段其体质特点也是动态可变的,所以体质具有明显的个体差异性,呈现出多样性特征。中医学的因人制宜、辨证论治强调的正是这种特异性。

(五)体质的趋同性

处于同一历史背景、同一地方区域,或饮食起居条件比较相同的人群,由于其遗传背景和外界条件的类同性,往往使特定人群的体质呈现类似的特征,这就是群类趋同性。如《医学源流论·五方异治论》言:"人禀天地之气以生,故其气体随地不同。西北之人,气深而厚……东南之人,气浮而薄。"在相同的时空背景下,体质的趋同性会导致某一人群对某些病邪的易感性及其所产生的病理过程的倾向性。因此,人类的体质、发病具有共性,也使群体预防和群体治疗成为可能。

(六)体质的可调性

体质的形成是先后天因素长期共同作用的结果,既是相对稳定的,又是动态可变的,这就使体质的调节成为可能。在生理情况下,针对各种体质及早采取相应措施,纠正或改善某些体质的偏颇,以减少体质对疾病的易感性,可以预防疾病或延缓发病。在病理情况下,可针对各种不同的体质类型,将辨证论治与辨体论治相结合,则可获得准确、全面和有效的治疗效果。

四、体质的评价标志

个体体质是通过形态结构、生理功能和心理状态三方面的差异性表现出来的。故当评价一个人的体质状况时,应从以下四个方面进行综合考虑:①身体的形态结构状况,包括体表形态、体格、体型、内部的结构和功能的完整性、协调性。②身体的功能水平,包括机体的新陈代谢和各器官、系统的功能。③心理的发育水平,包括智力、情感、行为、感知觉、个性、性格、意志等方面。④适应能力,包括机体对自然环境、社会环境、心理应激事件的适应能力,以及对病因、疾病损害的防御和修复能力等。

第二节 体质的形成

体质的形成是机体内外多种复杂因素共同作用的结果,主要关系到先天因素和后天因素两个方面。

一、先天因素

(一)先天因素的含义

先天因素,又称禀赋,是指小儿出生以前在母体内所禀受的一切特征。中医学所说的先天因素,既包括父母双方所赋予的遗传性,又包括子代在母体内发育过程中的营养状态,以及母体在此期间所给予的种种影响。同时,父方的元气盛衰、营养状况、生活方式、精神因素等都直接影响着"先天之精"的质量,从而也会影响到子代禀赋的强弱。

(二)先天因素在体质形成中的作用

先天因素是体质形成的基础,是人体体质强弱的前提条件。子代的形体始于父母生殖之精,禀受母体气血的滋养而不断发育,从而形成了人体,这种形体结构便是体质在形态方面的雏形,父母生殖之精气的盛衰,决定着子代禀赋的厚薄强弱,从而影响着子代的体质,表现出体质的差异,诸如身体强弱、肥瘦、刚柔、长短、肤色,乃至先天性生理缺陷和遗传性疾病。在体质形成过程中,先天因素起着决定性的作用,是它确定了体质的"基调"。但这只对体质的发展提供了可能性,而体质的发育和定型,还受后天各种因素综合作用的影响。决定体质形成的先天因素主要有:种族与家族的遗传,婚育及种子,养胎、护胎和胎教等。

二、后天因素

(一)后天因素的含义

后天是指人从出生到死亡之前的生命历程。后天因素是人出生之后赖以生存的各种因素的总和。后天因素可分为机体内在因素和外界环境因素两方面。机体内在因素包括性别、年龄、心理因素、外界环境因素,包括自然环境和社会环境。人从胚胎到生命终结之前,始终生活在一定的自然环境和社会环境之中。

(二)后天因素在体质形成中的作用

人的体质在一生中并非是一成不变的,而是在后天各种因素的影响下变化着的。后天因素既可影响体质强弱变化,也可改变人的体质类型。如《景岳全书·脏象别论十八》曰:"其有以一人之禀,而先后之不同者。如以素禀阳刚,而恃强无畏,纵嗜寒凉,及其久也,而阳气受伤,则阳变为阴矣;或以阴柔,而素耽辛热,久之则阴日乏涸,而阴变为阳矣。不惟饮食,情欲皆然。"良好的生活环境、合理的饮食起居、稳定的心理情绪,可以增强体质,促进身心健康。反之则会使体质衰弱,甚至导致疾病。改善后天体质形成的条件,可以弥补先天禀赋之不足,从而达到以后天养先天,使弱者变强而强者更强的目的。影响体质的后天因素主要有:

1.年龄

不同的年龄阶段,可表现出比较明显的体质差异。通常可分为小儿期、青年期、中年期、更年期、老年期等几种体质。这是因为在生长、发育、壮盛以至衰老的过程中,脏腑精气由弱到强,又由盛至衰,一直影响着人体的生理活动和心理变化,决定着人体体质的演变。如小儿的体质特点是:脏腑娇嫩,形气未充,易虚易实,易寒易热;成年人一般精气血津液充盛,脏腑功能强健,体质类型已基本定型,一般而言比较稳定;老年人由于内脏功能活动的生理性衰退体质常表现出精气神渐衰、阴阳失调、脏腑功能减退、代谢减缓、气血郁滞等特点。

2.性别

由于男女在遗传性征、身体形态、脏腑结构等方面的差别,相应的生理功能、心理特征就有异,因而体质上存在着性别差异。男性多禀阳刚之气,脏腑功能较强,体魄健壮魁梧,能胜任繁重的体力和脑力劳动。性格多外向、粗犷、心胸开阔;女性多禀阴柔之气,脏腑功能较弱,体形小巧苗条,常胜任细致的工作。性格多内向,安静、细腻,多愁善感。男子以肾为先天,以精、气为本;女子以肝为先天,以血为本。男子多用气,故气常不足;女子多用血,故血常不足。男子病多在气分,女子病多在血分。男子之病,多为伤精耗气;女子之病,多为伤血。此外,女子由于经、带、胎、产、乳等特殊生理过程,还有月经期、妊娠期和产褥期的体质改变。

3. 饮食

人以水谷为本,饮食营养是决定体质强弱的重要因素。合理的膳食结构、科学的饮食习惯,对维护和增强体质十分有益。反之,长期营养不良或营养不当,以及偏食偏嗜,均会影响体质的变化,甚至引起疾病。这是因为食物各有其性味特点,而人之五脏六腑,各有所好。长期的饮食习惯可影响脏腑气血阴阳的盛衰偏颇,从而影响体质。如长期摄食不足,影响精气血津液的化生,可使体质虚弱;饱食无度,久而久之则损伤脾胃,可形成形盛气虚的体质;饮食偏嗜,可造成人体内营养成分的不均衡,出现一部分营养成分过剩,另一部分营养成分缺乏,引起脏腑气血阴阳的偏盛偏衰,而形成偏倾体质。如嗜食肥甘厚味可助湿生痰,形成痰湿体质;嗜食辛辣则易化火灼津,形成阴虚火旺体质;贪恋醇酒,易内生湿热,损伤肝脾;等等。总之,饮食营养因素对体质的形成有重要的影响作用。

4. 劳逸

劳动和安逸是影响体质的又一重要因素。适度的劳作或体育锻炼,可使筋骨强壮、关节通利、气机通畅、气血调和、脏腑功能旺盛;适当的休息有利于消除疲劳、恢复体力和脑力、维持人体正常的功能活动。劳逸结合有利于人体的身心健康,保持良好的体质。但过度的劳作则易于损伤筋骨、消耗气血,致脏腑精气不足、功能减弱,形成虚性体质。如《素问·举痛论》曰:"劳则气耗……"而过度的安逸,长期养尊处优,四体不勤,易使人体气血不畅,脾胃功能减退,可形成痰瘀型体质或虚性体质。正如《素问·宣明五气篇》所言:"久卧伤气。"故当有劳有逸,劳逸适度。

5. 情志

情志的产生以脏腑气血阴阳为物质基础,并有赖于内在脏腑的功能活动。而七情的变化也影响着脏腑气血的变化,从而影响人体的体质。情志和调则气血调畅、脏腑功能协调、体质强壮。反之,长期强烈的情志刺激,超过人体的生理调节能力,可致脏腑气血不足或紊乱,从而形成某种特定的体质。如长期精神抑郁,则脏腑失调,气血阻滞,易形成气郁体质或瘀血体质。经常忿怒者,易化火伤阴灼血,形成阳热体质或阴虚体质。由上可知,精神因素对体质的形成有重要影响,经常保持良好的精神状态,对体质健康十分有益。

6. 环境

环境包括自然环境和社会环境。自然环境通常指地理环境,不同地域具有不同地壳的物理性状、土壤的化学成分、水土性质、物产及气候条件等地理特征,这些特征影响着不同地域人群的饮食结构、居住条件、生活方式、社会民俗等,从而制约着不同地域生存人群的形态结构、生理功能和心理行为特征的形成和发展,形成了人类体质明显的地区性差异。一般而言,北方人形体多壮实,腠理致密;东南之人多体型瘦弱,腠理偏疏松;滨海临湖之人,多湿多痰。居住环境的寒冷潮湿,易形成阴盛体质或湿盛体质。另外,由于现代工业的兴起和发展,环境污染日益严重,正在威胁着人类的健康,影响着居民的体质。

此外,不同的社会制度及其经济发展水平、人民生活条件、卫生设施、战争等社会环境的不同,也是影响人的体质的重要因素。

7. 其他因素

疾病是促使体质改变的一个重要因素。疾病发生后，由于邪正斗争，人体内的气血阴阳必然会被消耗。一般情况下，机体将在病愈之后逐渐地自我修复，不会影响体质。然而，某些重病、久病以及慢性消耗性疾病和营养障碍性疾病，对体质的影响非常明显，使气血阴阳的损伤变为形成稳定性体质的因素。如肺痨病人，多为"阴虚质"，慢性肝炎久治不愈者，多为"湿热质"。体质改变还受疾病发展的影响，如慢性肝炎早期多为气滞型体质，随着病变的发展可转为瘀血型、阴虚型等不同类型的体质。可见，体质与疾病因素常互为因果。

药物具有不同的性味特点，针灸也具有相应的补泻效果，能够调整脏腑精气阴阳之盛衰及经络气血之偏颇，使病理体质恢复正常；用之不当将会加重体质损害，使体质由壮变衰、由强变弱。

总之，体质禀赋于先天，受制于后天。先后天多种因素构成影响体质的原因。

第三节 体质的分类

由于体质所代表的是人类个体的特性，其表现多种多样，十分复杂。为了把握不同个体的体质差异性，有效地指导临床实践，就必须对纷繁的体质现象予以分类。

一、体质的分类方法

体质的分类方法是认识体质差异性的重要手段。历代医家主要是根据中医学阴阳五行、脏腑、精气血津液等基本理论来确定人群中不同个体的体质差异性，其具体分类方法有阴阳分类法、五行分类法、脏腑分类法、体型肥瘦分类法以及禀性勇怯分类法等。现代学者从临床实践角度对现代人常见的体质类型进行了分类，有六分法、七分法、九分法、十二分法和小儿体质分类法等，尽管具体的内容有差异，但大体都是把人体分为正常体质和病理性体质两大类别。2009 年中华中医药学会发布了《中医体质分类与判定标准》，是目前中医体质辨识的标准化工具。该标准采用学者王琦的九分法，将体质分为平和质、气虚质、阳虚质、阴虚质、痰湿质、湿热质、血瘀质、气郁质、特禀质九个类型，其中平和质即正常体质，其余八种体质为病理性体质。具体内容见下介绍。

二、正常体质

"阴阳匀平……命曰平人""阴平阳秘，精神乃治"，理想的体质应是阴阳平和之质，《中医体质分类与判定标准》称之为平和质。健康者的体质即是平和质。平和质（A 型）的特征是：

总体特征：阴阳气血调和，以体态适中、面色红润、精力充沛等为主要特征。

形体特征：体形匀称健壮。

常见表现：面色、肤色润泽，头发稠密有光泽，目光有神，鼻色明润，嗅觉通利，唇色红润，不易疲劳，精力充沛，耐受寒热，睡眠良好，胃纳佳，二便正常，舌色淡红，苔薄白，脉和缓有力。

心理特征：性格随和开朗。

发病倾向：平素患病较少。

对外界环境适应能力：对自然环境和社会环境适应能力较强。

三、病理性体质

病理性体质也称偏颇体质。偏颇体质之人,体内阴阳气血已经失调,但尚未发展成疾病,处于病与未病之间的亚健康状态,具有发生相关疾病的倾向性。常见的八种病理性体质有:

(一)气虚质(B型)

总体特征:元气不足,以疲乏、气短、自汗等气虚表现为主要特征。

形体特征:肌肉松软不实。

常见表现:平素语音低弱,气短懒言,容易疲乏,精神不振,易出汗,舌淡红,舌边有齿痕,脉弱。

心理特征:性格内向,不喜冒险。

发病倾向:易患感冒、内脏下垂等病;病后康复缓慢。

对外界环境适应能力:不耐受风、寒、暑、湿邪。

(二)阳虚质(C型)

总体特征:阳气不足,以畏寒怕冷、手足不温等虚寒表现为主要特征。

形体特征:肌肉松软不实。

常见表现:平素畏冷,手足不温,喜热饮食,精神不振,舌淡胖嫩,脉沉迟。

心理特征:性格多沉静、内向。

发病倾向:易患痰饮、肿胀、泄泻等病;感邪易从寒化。

对外界环境适应能力:耐夏不耐冬;易感风、寒、湿邪。

(三)阴虚质(D型)

总体特征:阴液亏少,以口燥咽干、手足心热等虚热表现为主要特征。

形体特征:体形偏瘦。

常见表现:手足心热,口燥咽干,鼻微干,喜冷饮,大便干燥,舌红少津,脉细数。

心理特征:性情急躁,外向好动,活泼。

发病倾向:易患虚劳、失精、不寐等病;感邪易从热化。

对外界环境适应能力:耐冬不耐夏;不耐受暑、热、燥邪。

(四)痰湿质(E型)

总体特征:痰湿凝聚,以形体肥胖、腹部肥满、口黏苔腻等痰湿表现为主要特征。

形体特征:体形肥胖,腹部肥满松软。

常见表现:面部皮肤油脂较多,多汗且黏,胸闷,痰多,口黏腻或甜,喜食肥甘甜黏,苔腻,脉滑。

心理特征:性格偏温和、稳重,多善于忍耐。

发病倾向:易患消渴、中风、胸痹等病。

对外界环境适应能力:对梅雨季节及湿重环境适应能力差。

(五)湿热质(F型)

总体特征:湿热内蕴,以面垢油光、口苦、苔黄腻等湿热表现为主要特征。

形体特征:形体中等或偏瘦。

常见表现：面垢油光，易生痤疮，口苦口干，身重困倦，大便黏滞不畅或燥结，小便短黄，男性易阴囊潮湿，女性易带下增多，舌质偏红，苔黄腻，脉滑数。

心理特征：容易心烦急躁。

发病倾向：易患疮疖、黄疸、热淋等病。

对外界环境适应能力：对夏末秋初湿热气候，湿重或气温偏高环境较难适应。

(六)血瘀质(G型)

总体特征：血行不畅，以肤色晦黯、舌质紫黯等血瘀表现为主要特征。

形体特征：胖瘦均见。

常见表现：肤色晦黯，色素沉着，容易出现瘀斑，口唇黯淡，舌黯或有瘀点，舌下络脉紫黯或增粗，脉涩。

心理特征：易烦，健忘。

发病倾向：易患癥瘕及痛证、血证等。

对外界环境适应能力：不耐受寒邪。

(七)气郁质(H型)

总体特征：气机郁滞，以神情抑郁、忧虑脆弱等气郁表现为主要特征。

形体特征：形体瘦者为多。

常见表现：神情抑郁，情感脆弱，烦闷不乐，舌淡红，苔薄白，脉弦。

心理特征：性格内向不稳定、敏感多虑。

发病倾向：易患脏躁、梅核气、百合病及郁证等。

对外界环境适应能力：对精神刺激适应能力较差；不适应阴雨天气。

(八)特禀质(I型)

总体特征：先天失常，以生理缺陷、过敏反应等为主要特征。

形体特征：过敏体质者一般无特殊；先天禀赋异常者或有畸形，或有生理缺陷。

常见表现：过敏体质者常见哮喘、风团、咽痒、鼻塞、喷嚏等；患遗传性疾病者有垂直遗传、先天性、家族性特征；患胎传性疾病者具有母体影响胎儿个体生长发育及相关疾病特征。

心理特征：随禀质不同情况各异。

发病倾向：过敏体质者易患哮喘、荨麻疹、花粉症及药物过敏等；遗传性疾病如血友病、先天愚型等；胎传性疾病如五迟(立迟、行迟、发迟、齿迟和语迟)、五软(头软、项软、手足软、肌肉软、口软)、解颅、胎惊等。

对外界环境适应能力：适应能力差，如过敏体质者对易致过敏季节适应能力差，易引发宿疾。

第四节 体质学说的应用

由于体质的特异性、多样性和可变性，形成了个体对疾病的易感倾向、病变性质、疾病过程及其对治疗的反应等方面的明显差异。因此，中医学强调"因人制宜"，并把体质学说同病因学、病机学、诊断学、治疗学和养生学等密切地结合起来，以指导临床实践。

一、体质与病因

"同气相求",不同体质对某些病因和疾病有特殊易感性。如素体阳虚,易感寒邪而为寒病;素体阴虚,易感热邪而患热病。肥人多痰,善病中风;瘦人多火,易得痨嗽;年老肾衰,多病痰饮咳喘。凡此种种,均说明了体质的偏颇是造成机体易于感受某病邪的根本原因。

二、体质与发病

中医学认为,正气存内,邪不可干,邪之所凑,其气必虚,而体质的强弱决定着正气的盛衰。体质健壮,正气旺盛,则邪气难以致病;体质衰弱,正气内虚,则易于发病。如脾阳素虚之人,稍进生冷之物,便会发生泄泻,而脾胃功能强健者,虽食生冷,却不发病。可见,感受邪气之后,机体发病与否,往往决定于体质。即使患病,因其体质不同,发病情况也不尽相同,有卒发的、有缓发的、有伏发的,其临床类型和发病经过也因人而异。

三、体质与病机

病情从体质而变化,称之为从化。人体感受邪气之后,由于体质的特殊性,病理性质往往发生不同的变化。如同为感受风寒之邪,阳热体质者得之往往从阳化热,而阴寒体质者则易从阴化寒。又如同为湿邪,阳热之体得之,则湿易从阳化热,而为湿热之候,阴寒之体得之,则湿易从阴化寒,而为寒湿之证。因禀性有阴阳,脏腑有强弱,故机体对致病因子有化寒、化热、化湿、化燥等区别。

体质不同,其病变过程也迥异。在中医学中,疾病的变化和发展趋势称为传变。传变不是一成不变的,一切都因人而异。如伤寒之太阳病,患病七日以上而自愈者,正是因为正气胜邪之故。如果在邪气盛而身体又具有传变条件的情况下,则疾病可以迅速传变,患伤寒病六、七日,身不甚热,但病热不减,病人烦躁,即因正不敌邪,病邪从阳经传阴经。总之,疾病传变与否,虽与邪之盛衰、治疗得当与否有关,但主要还是取决于体质因素。

四、体质与辨证

体质是形成证的生理基础之一,常常决定证候的属性,所以说体质是辨证的基础。首先,感受相同的致病因素或患同一种疾病,因个体体质的差异可表现出阴阳表里寒热虚实等不同的证候类型,即同病异证。如同样是外感风寒,体质素热者,可表现为发热重、恶寒轻、苔薄微黄、脉浮数等风热表证;而体质素寒者,则可出现恶寒重,发热轻、苔薄白、脉浮紧等风寒表证。可见体质是形成同病异证的决定性因素之一。另一方面,异病同证也与体质密切相关。感受不同的病因或患不同的疾病,由于患者体质具有共同点,常常可表现为相同或类似的证候类型。如阳盛体质者,感受风热邪气后势必出现热证,但若感受风寒邪气,亦可郁而化热,表现为热性证候。泄泻、水肿病,体质相同时,都可以表现为脾肾阳虚之证。所以说,同病异证与异病同证,主要是以体质的差异为生理基础,体质是证候形成的内在基础。

由于体质决定着发病后证候类型的倾向性,证候的特征中包含着体质的特征,故临床辨证将判别体质状况视为辨证的重要依据。

五、体质与治疗

辨证论治是中医治疗的基本原则和特色。辨证是治疗的前提,而体质在很大程度上决定着疾病的证候类型和个体对治疗反应的差异性。个体体质的不同,决定了证候的不同,治法和方药应当针对证候而有别。临床所见同一种病,同一治法对此人有效,对他人则不但无效,反而有害,其原因就在于病同而人不同,体质不同,故疗效不一。辨证论治,治病求本,实质上包含着从体质上求本治疗之意。通常所说的"因人制宜",其核心应是区别体质而治疗。

六、体质与养生

善于养生者,调摄时要根据各自不同的体质特征,选择相应的措施和方法。例如,在食疗方面,阳盛体质者,进食宜凉而忌热;阴盛体质者,进食宜温而忌寒;痰湿质者,食宜清淡而忌肥甘;阴虚质者,饮食宜甘润生津之品,忌肥腻厚味、辛辣燥烈之品;在精神调摄方面,气郁质者应注意情感上的疏导,消解其不良情绪,以防过极;阳虚质者,精神多委靡不振,神情偏冷漠,多自卑而缺乏勇气,应帮助其树立起生活的信心。

 学习小结

体质的基本概念	体质的含义	人体生命过程中,在先天禀赋和后天获得的基础上所形成的形态结构、生理功能和心理状态方面综合的、相对稳定的固有特性
	体质的构成	形态结构、生理功能、心理状态
	体质的特点	遗传性、稳定性、可变性、多样性、趋同性、可调性
	体质的评价标志	身体的形态结构状况、身体的功能水平、心理的发育水平、适应能力
体质的形成	先天因素	父母双方所赋予的遗传性、子代在母体内发育过程中的营养状态,母体在此期间所给予的种种影响,父方的元气盛衰、营养状况、生活方式、精神因素
	后天因素	年龄、性别、饮食、劳逸、情志、环境及其他因素
体质的分类	正常体质	平和质
	病理性体质	气虚质、阳虚质、阴虚质、痰湿质、湿热质、血瘀质、气郁质、特禀质
体质学说的应用		与病因学、病机学、诊断学、治疗学和养生学等关系密切

树立以人为本,因人制宜的中医观念,坚持理论联系实际,勤于实践。

 目标检测

一、单项选择题

1.在体质形成过程中,起决定性作用的因素是( )

A.先天因素　　　B.后天因素　　　C.环境因素　　　D.心理因素

2.以下哪一项不是体质的特点( )

A.遗传性　　　B.可调性　　　C.稳定性　　　D.局限性

3.下面哪项说法不正确( )

A.肥人多痰　　　　B.瘦人多火　　　　C.小儿易虚易实　　　　D.男子以肝为先天

4.属于心理发育水平的判断指标( )

A.体格　　　　B.性格　　　　C.体型　　　　D.耐力

5.嗜食肥甘厚味,易形成( )

A.火旺体质　　　　B.痰湿体质　　　　C.心气虚弱体质　　　　D.脾气虚弱体质

6.素体阳虚阴盛者,易致邪从( )

A.寒化　　　　B.热化　　　　C.燥化　　　　D.湿化

二、多项选择题

1.体质的构成包括( )

A.对某些病因的易感性　　　B.发病的倾向性　　　C.形态结构的差异性

D.生理功能的差异性　　　　E.心理特征的差异性

2.体质的特点有( )

A.普遍性　　B.全面性　　C.稳定性　　D.可变性　　E.连续性

3.影响体质形成的后天因素有( )

A.性别、年龄　　B.饮食因素　　C.劳逸、疾病因素　　D.情志因素　　E.地理因素

4.小儿的体质特点为( )

A.脏腑娇嫩　　B.形气未充　　C.易虚易实　　D.易寒易热　　E.代谢缓慢

5.偏阳质者( )

A.耐寒　　　B.耐热　　　C.易感风、暑、热邪　　　D.易感寒湿之邪

E.发病后多表现为热证、实证

三、简答题

1.饮食因素对体质的形成有什么影响?

2.体质与辨证的关系如何?

第八章 诊 法

 学习目标

【学习目的】 通过学习诊法有关知识,为学习辨证奠定基础。

【知识要求】 掌握望神、望色、望舌的内容和临床意义;问寒热、问汗、问饮食与口味、问二便的内容及其临床意义;寸口脉诊的方法,正常脉象的特征,常见病脉的脉象及主病。熟悉问诊的方法及注意事项;问头身胸脘腹的内容及其临床意义,以及不同部位疼痛的特点和意义。了解局部望诊的主要表现及闻诊的主要内容。

【能力要求】 熟练运用望、闻、问、切四种诊法,收集临床资料,进行综合分析,为辨证提供依据,同时培养学生良好的思维方法和解决实际问题的能力。初步学会脉诊的基本方法。

诊法,是诊察疾病的方法,包括望诊、闻诊、问诊、切诊,简称"四诊"。它是中医临床搜集病情资料,为辨证论治提供依据的重要手段。

人体是一个有机的整体,局部的病变可以影响到全身,内脏的病变也可以从五官、四肢、体表各个方面反映出来。因此,通过望、闻、问、切四诊就可以了解疾病的原因、性质、部位及内部联系,从而为辨证论治提供依据。

望、闻、问、切四诊在搜集病情资料方面各有其独特的作用,不能相互取代,但又相互联系、相互补充。因此,在临床运用时,必须将其有机地结合,也就是"四诊合参",才能全面而系统地了解病情,作出正确的判断。

知识链接

历代名医诊法记述

春秋战国时代名医扁鹊以"切脉、望色、听声、写形"言病之所在。西汉名医淳于意创"诊籍(即病案)",详细记录患者的姓名、居址、病状以及方药、就诊日期,作为复诊的参考。西晋·王叔和著《脉经》,是我国现存最早的脉学专著,既阐明脉理,又分述寸口、三部九候、二十四种脉法,对后世影响很大。元·杜清碧著《敖氏伤寒金镜录》是我国现存最早的论舌专著。明·李时珍著《濒湖脉学》,摘取诸家脉学精华,详分 27 种脉,对其中同类异脉的鉴别点和各种脉象主病,均编成歌诀,便于读者诵习。

第一节 望 诊

望诊,是医生运用视觉对病人的神、色、形、态、舌象以及分泌物、排泄物等异常变化进行有目的的观察,以测知内脏病变,了解疾病情况的一种诊察方法。

人体是一个有机的整体,脏腑气血阴阳有变化,就必然会反映于外。因此,通过对人体外部观察,就可以了解其体内的病变。正如《灵枢·本藏》所言:"视其外应,以知其内藏,则知所病矣。"

望诊的内容主要包括全身望诊(神、色、形、态),局部望诊(皮肤、头面、五官、躯体、四肢、二阴),排出物望诊,望舌(舌质、舌苔)等。

望诊时应注意以下事项:①光线:在充足的自然光线下进行,如无自然光线,也可在日光灯下进行,但要避开有色光线。②室温:室温适宜,避免温度高低的干扰。③充分暴露受检部位,以便观察。④避免饮食、情绪等影响。对于个别与整体病情不相符的征象,应认真分析,排除假象。

一、全身望诊

(一)望神

神,是指人体生命活动的外在表现。它可以从神志、思维、目光、表情、面色、语声、呼吸、体态、舌象、脉象等反映出来。

望神,是通过观察病人生命活动的外在表现以判断整体病情的方法。

神的物质基础是脏腑精气,通过望神可了解脏腑精气的盛衰以及形体健康与否。《素问·移精变气论》言:"得神者昌,失神者亡。"说明察神的存亡,对于判断正气盛衰、疾病轻重及预后有重要意义。

目为五脏六腑之精气所注,其目系通于脑,为肝之窍,心之使,故"神藏于心,外候在目"。因而望眼神是察神的重点。

神的表现类型有:得神、少神、失神、假神神乱。分述如下:

1. 得神

得神又称"有神"。见于常人或病轻之人。

临床表现:神志清楚,语言清晰,两目灵活,明亮有神,面色荣润,表情自然,呼吸平稳,体态自如,反应灵敏。

临床意义:提示精气充足,或虽病但正气未伤,脏腑未衰,病轻易瘥,预后良好。

2. 少神

少神又称神气不足。多见于轻病或恢复期病人,亦可见于素体虚弱者。

临床表现:一般为精神不振,两目乏神,面色少华,动作迟缓,倦怠乏力,肌肉松软,少气懒言。

临床意义:提示正气不足,精气轻度受损,脏腑功能较弱。

3. 失神

失神是神气衰败之象。多见于久病、重病患者。

临床表现:精神萎靡,瞳神呆滞,目光无彩,面色晦暗,表情淡漠呆滞,反应迟钝,动作失灵,形体羸瘦,甚则神识不清,语言错乱,循衣摸床,撮空理线,手撒遗尿等。

临床意义:提示人体正气大伤,五脏精气亏损衰竭,大多为病情危重,预后不良。

4. 假神

假神是垂危病人出现的精神暂时"好转"的假象,是临终前的预兆。见于久病、重病精气大衰之人。

临床表现:如本已失神,突然神识清醒,目光转亮而浮光外露,言语不休,想见亲人;或原来语声低微断续,忽而清亮;或原本面色晦暗,突然颧赤如妆;或原来毫无食欲,突然食欲增加。其特征是局部症状的"好转"与整体病情的恶化不相符合。

临床意义:提示脏腑精气极度衰竭,正气将脱,阴不敛阳,虚阳外越,阴阳即将离决,属病情危重。

假神应与病情好转加以区别。一般假神是突然在某些方面一时反常于原来病态,且与疾病本质不相符合,通常比作"回光返照"或"残灯复明"。此时患者多濒临于危险的境地,应予特别注意。

5. 神乱

神乱,即精神错乱或神志失常,常见于癫、狂、痫的患者。

癫证:表现为表情冷漠,寡言少语,闷闷不乐,甚则精神痴呆,哭笑无常等。多由痰气郁结,蒙蔽心神所致。亦见于心脾两虚。

狂证:表现为烦躁不宁,登高而歌,弃衣而走,呼号怒骂,打人毁物,不识亲疏等。多由气郁化火,痰火扰心所致。亦见于阳明热盛,瘀血内阻。

痫证:表现为猝然昏倒,不省人事,口吐涎沫,四肢抽搐,醒后如常。多由肝风夹痰上蒙清窍所致。

(二)望色

望色,是指望皮肤的颜色和光泽。皮肤的色泽是脏腑气血的外荣。皮肤的颜色分成青、赤、黄、白、黑五种,简称五色,其变化可以反映疾病的不同性质和不同脏腑的病证;皮肤的光泽,即皮肤之荣润或枯槁,可反映脏腑精气的盛衰。

面部的气血充盛,皮肤薄嫩,又为脏腑气血所荣,故色泽变化易显露于外,望色主要是观察面部的色泽。

1. 常色

常色,即正常人的面色。我国正常人面色应是红黄隐隐,明润含蓄,此为气血和平,精气内含,荣光外发的征象。但是由于职业与体质禀赋不同,有人可能偏红、偏黑、偏白;由于季节、气候引起生理活动的变化,有时可能偏青、偏白、偏红等等,但只要是明润光泽,且含于皮肤之内,而不特别显露,都属于正常面色的范围。

常色又有主色和客色之分。

主色是人生来就有的基本面色,属个体特征,一生基本不变,故称为主色。《医宗金鉴·四诊心法要诀》言:"五脏之色,随五形之人而见,百岁不变,故为主色也。"古人按五行理论将人的体质分为金、木、水、火、土五种类型,并认为金行人肤色稍白,木行人肤色稍青,水行人肤色稍黑,火行人肤色稍红,土行人肤色稍黄,此即为主色。

客色是因季节、气候等而发生正常变化的面色。因人与自然相应,随着季节、气温、地理环境、职业的变化,面色也可发生相应的变化。

2. 病色

病色是指不正常的面部色泽。病色的特征是:色泽枯槁而晦暗;或虽鲜明但暴露;或独呈一色而无血色相间。一般说来,患者气色鲜明荣润,说明病变轻浅,气血未衰,其病易治,预后较好;反之,若面色晦暗枯槁,说明病变深重,精气已伤,预后欠佳。青、赤、黄、白、黑五色,即反映不同脏腑的病变,又反映不同性质的病邪。如《灵枢·五色篇》言:"以五色命脏,青为肝,赤为心,白为肺,黄为脾,黑为肾""青黑为痛,黄赤为热,白为寒"。这种根据病人面部五色变化进行诊察疾病的方法即"五色诊",或称"五色主病"。

(1)青色

主寒证、疼痛、瘀血、惊风、肝病。总属经脉瘀滞,气血运行不畅所致。面色淡青,多为虚寒证;面色青黑,多为实寒证、剧痛。面色青灰,口唇青紫,伴心胸憋闷疼痛者,多属心阳虚衰兼心血瘀阻;若心悸、胸痛反复发作,突发剧烈胸痛,面色青灰,口唇青紫,冷汗不止,肢凉脉微,属心阳暴脱。小儿高热,若见眉间、鼻柱、唇周色青者,多属惊风或惊风先兆。

(2)赤色

主热证,亦可见于戴阳证。

多因热盛而脉络扩张,面部气血充盈或虚阳浮越所致。满面通红者,多属外感发热,或脏腑火热炽盛的实热证。两颧潮红者,多属阴虚阳亢的虚热证。久病、重病面色苍白,却颧红如妆,游移不定者,为戴阳证,多因久病脏腑精气衰竭,阴不敛阳,虚阳浮越所致,属病危。

(3)黄色

主脾虚、湿证。

多由脾虚不运,气血不足,面部失荣,或湿邪内蕴所致。面色淡黄而晦暗不泽者,称为萎黄,多属脾虚;面色淡黄而兼虚浮者,称为黄胖,属脾虚湿盛。面目一身俱黄者,称为黄疸,其中黄色鲜明如橘皮者,属阳黄,乃湿热熏蒸为患;面黄晦暗如烟熏者,为阴黄,乃寒湿郁滞所致。

(4)白色

主虚证(气虚、血虚、阳虚)、寒证、失血。

多由气虚血少,或阳气虚弱,无力行血上充于面所致。面色淡白无华,伴唇舌色淡者,多属气血不足。面色白而虚浮者,称㿠白,属阳虚。面色苍白(白中透青)者,多属阳气暴脱,或阴寒内盛,或大失血之人。

(5)黑色

主肾虚、寒证、水饮、瘀血。

多因肾阳虚衰,血失温养,脉络拘急,血行不畅,或肾精亏虚,面部失荣所致。面黑暗淡者,多属肾阳虚所致。面黑干焦者,多属肾阴虚所致。眼眶周围色黑者,多属肾虚水饮或寒湿带下。面色黑而晦暗,称面色黧黑,伴肌肤甲错者,多为瘀血久停所致。

(三)望形

望形,又称望形体,是指通过观察病人体型、体质和形态来诊察病情的方法。人体外形的强弱,与五脏功能的盛衰是统一的,内盛则外强,内衰则外弱。

1. 形体强弱

(1)强壮

表现为骨骼粗大,胸廓宽厚,肌肉结实,筋强力壮,皮肤润泽,提示内脏坚实、气血旺盛。

(2)羸弱

表现为骨骼细小,胸廓狭窄,肌肉瘦削,筋弱无力,皮肤枯槁,提示内脏虚弱、气血不足。

2. 形体胖瘦

正常人胖瘦适中,各部组织匀称。过于肥胖或消瘦都可能是病理状态。判断人体的胖瘦,现代较常用的指标是体重指数。观察形体胖瘦时,应注意与精神状态、食欲食量等结合起来综合判断。

（1）肥胖

胖而能食,肌肉结实,为形健气充,不属病态;胖而食少,肉松皮缓,属形盛气虚,多为脾虚有痰;胖而大腹,易聚湿生痰,而致喘哮、眩晕、中风之病,故有"肥人多痰湿"之说。

（2）消瘦

形瘦而精力充沛,神旺有力,属健康之人。若形瘦食少,多属中气不足,常见于体弱、久病者;形瘦多食,多为阴虚火旺,可见于消渴、瘿瘤等病;形瘦颧红、皮肤干枯者,多属阴血不足,形体失养,多见于温病后期、肺痨等。故有"瘦人多虚火,多痨嗽"之说。若久病卧床不起,骨瘦如柴者,是脏腑精气衰竭,属病危之象。

 知识链接

体重指数

体重指数（BMI）＝体重（kg）/身高（m）^{2}。2000 年国际肥胖特别工作组提出了亚洲成年人BMI 正常范围为 18.5～22.9;＜18.5 为体重过轻;≥23 为超重;23～24.9 为肥胖前期;25～29.9 为 I 度肥胖;≥30 为 II 度肥胖。

（四）望态

望态,又称望姿态。姿即姿势、体位,态即形体动态。望姿态是通过观察病人的姿势和动态来诊察病情的方法。病人的动静姿势和体位,都是疾病变化的外在反映。"阳主动,阴主静",一般是喜动者多属阳证,喜静者多属阴证。

1. 姿态异常

（1）坐姿

坐而仰首,胸胀气粗者,多属肺实气逆;坐而喜俯,少气懒言者,多属肺虚体弱。但坐而不得平卧,或只能半卧,卧则气逆咳喘,呼吸困难者,多属肺胀咳喘,或水饮停于胸腹。

（2）卧姿

卧时面常向里,喜静懒动,身重不能转侧者,多属阴证、寒证、虚证;卧时面常向外,躁动不安,身轻自能转侧者,多属阳证、热证、实证。仰卧伸足,掀去衣被者,多属实热证;蜷卧缩足,喜加衣被者,多属虚寒证。

（3）立姿

站立不稳,其态似醉,伴眩晕者,多属肝风内动或脑有病变;不耐久立,站立时常欲依靠他物支撑,多属气血虚衰。

（4）行态

以手护腰,弯腰曲背,行动艰难,多为腰腿病;行走时,突然止步不前,以手护心,多为脘腹痛或心痛;行走时身体动摇不定,是肝风内动,或筋骨受损,或脑有病变。

2. 动态异常

不同的疾病可产生不同的病态,观察患者肢体的异常动态有助于疾病的诊断。患者唇、睑、指、趾颤动者,若见于外感热病,多为动风先兆;若见于内伤虚证,多为气血不足,筋脉失养,虚风内动。颈项强直、两目上视、四肢抽搐、角弓反张,常见于小儿惊风、破伤风、痫病、子痫、马钱子中毒等。猝然昏倒、不省人事、口眼㖞斜,伴半身不遂者,属中风。肢体软弱,行动不便,多属痿证。关节拘挛、屈伸不利,多属痹证。

二、局部望诊

局部望诊是在全身望诊的基础上,根据病情和诊断的需要,对病人某些局部进行深入、细致的观察,以测知相应脏腑病变的一种诊察方法。局部望诊的内容包括皮肤、头面、五官、躯体、四肢、二阴等。

(一)望皮肤

皮肤为一身之表,内合于肺,卫气循行其间,有保护机体的作用。脏腑气血亦通过经络而外荣于皮肤。因此,望皮肤色泽形态的异常变化和表现于皮肤的病证,可以诊察脏腑的虚实、气血的盛衰,以判断病邪的性质及疾病的转归。

1. 斑疹

斑和疹均为全身性疾病表现于皮肤的症状,两者虽常并称,但实质有别。

(1)斑

凡色深红或青紫,多点大成片,平铺于皮肤,扪之不碍手,压之不退色者为斑。有阴斑与阳斑之分。

阳斑 斑色红紫,点大成片,兼身热脉数等实热证者为阳斑,多因外感温热邪盛,内迫营血而发。

阴斑 斑色青紫,隐隐稀少,兼面白身凉脉虚者为阴斑,多由脾虚血失统摄或阳衰寒凝气血所致。

(2)疹

凡色红、点小如粟或如花瓣,高出皮肤,抚之碍手,压之退色者为疹。常见有麻疹、风疹、隐疹等。

麻疹 疹色桃红,形似麻粒,先见于发际额面,渐延及躯干四肢,后按发出顺序逐渐消退者为麻疹,多因外感风热时邪所致,属儿科常见传染病。

风疹 疹色淡红,细小稀疏,皮肤瘙痒,症状轻微者为风疹,为外感风邪所致。

隐疹 若皮肤上突然出现淡红或淡白色丘疹,形状不一,小似麻粒,大如花瓣,皮肤瘙痒,搔之融合成片,出没迅速者为隐疹,为外感风邪或过敏所致。

2. 水痘

水痘属儿科常见传染病。小儿皮肤出现粉红色斑丘疹,很快变成椭圆形小水疱,顶满无脐,晶莹明亮,浆液稀薄,皮薄易破,分批出现,大小不等,兼有轻度恶寒发热表现,多为外感湿热之邪所致。

3. 痈疽疔疮

痈疽疔疮是常见的外科疾患,多发于皮肉筋骨之间。

(1)痈

患部红肿高大,根盘紧束,灼热疼痛者为"痈",属阳证,多为湿热火毒蕴结,气血凝滞而发。

(2)疽

患部漫肿无头,皮色不变或晦暗,局部麻木,不热少痛者为"疽",属阴证,多为气血亏虚,阴寒凝滞而发。

（3）疔

患部形小如粟，顶白根硬而深，麻木痒痛者为"疔"，好发于额面手足，多为外感风邪火毒，毒邪蕴结而发。

（4）疖

患部形小而圆，红肿热痛不甚，出脓即愈，症状轻微者为"疖"，多为外感热毒或湿热蕴结而发。

（二）望头面五官

1. 望头

头为诸阳之会，精明之府，中藏脑髓，因此，望头可诊察肾、脑的病变和脏腑精气的盛衰。望头主要观察头的形态及动态。

（1）头形

头形过大，属先天不足，肾精亏损，水液停聚；头形过小，属先天不足，肾精亏损。病人头摇不能自主，属肝风内动，或老年气血不足，脑失所养。头项强直者，属火邪上攻；头项软弱者，多属肾气亏虚。

（2）囟门

囟门突起，称囟填，多属实证，因火邪上攻或颅内水液停聚所致；囟门凹陷，称囟陷，多属虚证，因吐泻伤津，气血不足或先天精亏，脑髓失充所致；囟门迟闭，称解颅，多属肾气不足，发育不良，见于佝偻病患儿。

2. 望发

发的生长与肾气和精血的盛衰关系密切。望发是通过观察头发，以了解肾气的强弱和精血的盈亏。如发黄干枯、稀疏易落者，属精血不足；小儿发结如穗、枯黄无泽者，属疳积；头发稀疏黄软，生长迟缓，甚至久不生发，多因先天不足、肾精亏损所致；突然片状脱发，称为斑秃，为血虚受风所致；青壮年头发稀疏易落，或少年白发，多为肾虚或血热，但也有先天禀赋所致者。

3. 望面

面部是脏腑精气上荣的部位，又为心之华。望面部可诊察脏腑相关病变。

（1）面肿

颜面浮肿者，为水肿病。眼睑颜面先肿，发病较速者为阳水，多由外感风邪，肺失宣降所致；足部下肢先肿，最后波及颜面，发病缓慢者为阴水，多由脾肾阳衰，水湿泛溢所致。

（2）疟腮

一侧或两侧腮部以耳垂为中心肿起，边缘不清，按之有柔韧感或压痛者，为疟腮，多为外感温毒之邪所致，常见于儿童，属传染病。

（3）口角㖞斜

指患侧面肌弛缓，额纹消失，眼不能闭合，鼻唇沟变浅，口角下垂，向健侧㖞斜。若一侧口眼㖞斜而无半身瘫痪，为风邪中络；若口角㖞斜兼半身不遂者，则为中风病，由肝阳上亢、风痰阻闭经络所致。

4. 望目

目为肝之窍，五脏六腑之精气皆上注于目，故目的异常改变，不仅关系于肝，而且也能反映其他脏腑的病变。望目是通过观察目之神、色等方面的变化,以了解脏腑精气的盛衰。

（1）目神

黑白分明、精彩内含、神光充沛、视物清晰,是目有神,虽病但易治;反之,白睛暗浊、黑睛色滞、失却光彩、视物模糊,是目无神,病属难治。

（2）目色

目眦赤,为心火;白睛赤,为肺热;眼胞皮红肿湿烂为脾火;全目赤肿,迎风流泪,为肝经风热;目眦淡白为血亏;白睛黄染,是黄疸;目胞晦暗多属肾虚;目眶周围见黑色,多属肾虚水泛,或寒湿下注的带下病。

5. 望耳

耳为肾之窍,手足少阳经之脉布于耳,又为宗脉之所聚。望耳主要观察耳的色泽及耳内情况,以诊察肾、胆和全身的病变。

耳轮淡白,多属气血亏虚;耳轮红肿,多为肝胆湿热或热毒上攻;耳轮青黑,可见于阴寒内盛或有剧痛的病人;耳轮干枯焦黑,多属肾精亏耗,精不上荣。小儿耳背有红络,耳根发凉,为出麻疹先兆;耳内流脓水,称为脓耳,属肝胆湿热熏蒸所致。

6. 望鼻

鼻为肺之窍,是呼吸气体出入之通道。望鼻主要是观察鼻内分泌物和鼻的外形,以了解肺与脾胃的病变。

鼻流清涕,为外感风寒;鼻流浊涕,为外感风热;鼻流浊涕而腥臭,是鼻渊,多因外感风热或胆经蕴热所致。鼻孔干燥,为阴虚内热,或燥邪犯肺;鼻内出血,称为鼻衄,多属肺胃蕴热;鼻孔内赘生小肉,撑塞鼻孔,气息难通,称为鼻痔,多由肺经风热凝滞而成。鼻翼扇动、呼吸喘促者,多为肺热或哮喘病,或肺肾精气虚衰。

7. 望唇口

唇为脾之外荣,望唇应观察其颜色、润燥和形态的变化,以了解脾与胃的病变。

唇色深红,多属热盛;唇色深红而干焦,多属热极;唇色淡白,多属气血两虚;唇色青紫,多属血瘀;口唇干枯皲裂,为津液已伤;唇口糜烂,多为脾胃积热,热邪灼伤。

8. 望齿龈

望齿龈是通过观察其色泽、形态和润燥的变化,以了解肾、胃的病变以及津液的盈亏。

齿燥如石,为胃肠热极,津液大伤;齿燥如枯骨,为肾精枯竭,不能上荣。齿龈红肿疼痛,多为胃火上炎;龈不红不痛微肿,多属脾虚,或肾阴不足,虚火上炎。

9. 望咽喉

望咽喉是通过观察其色泽形态变化和有无脓点、假膜等,以了解肺、肾、胃的病变。

咽部深红、肿痛明显,属肺胃热炽;咽部嫩红、肿痛不显,属肾阴虚,虚火上炎。若咽部一侧或两侧喉核红肿疼痛,溃烂有黄白色脓点,称为乳蛾,为肺胃热毒壅盛;咽部有灰白假膜,拭之不去,重擦出血,很快复生,为白喉,多因外感疫邪所致。

三、望排出物

排出物包括痰涎、涕、呕吐物、汗、二便、月经、带下等。

望排出物的色、量、质的变化,作为诊察疾病的参考。一般来说,排出物色白质清稀者多属寒证,由于寒邪伤阳、水湿不化所致。色黄质稠黏者多属热证,乃由热邪伤津所致。

由于二便、经、带、汗等在问诊中尚有论述,这里只对痰、涎、涕和呕吐物重点介绍。

(一)痰、涎、涕

1. 痰

痰色黄而质稠有块者,属热痰;痰色白而清稀或有灰黑点者,属寒痰;痰清稀多泡,伴见眩晕胸闷者,属风痰;痰白量多易咯者,属湿痰;痰少而粘难于咳出者,属燥痰。咳痰带血,血色鲜红者,为热伤肺络,多属邪热犯肺或阴虚火旺;咳吐脓血腥臭者,为肺痈,多属热邪蕴肺,腐灼成脓所致。

2. 涎

口流清涎量多者,属脾胃虚寒;口吐黏涎者,属脾胃湿热;睡时口角流涎者,多属脾气虚。口角流涎不止,见于中风后遗症;若见于小儿,多因胃热虫积所致者。

3. 涕

鼻流清涕,喷嚏频频,多属外感风寒;鼻塞流涕,色黄而稠,多属外感风热;涕黄质黏而涕中带血,多属外感燥邪。久流浊涕,腥臭较显著,称鼻渊,是肺经蕴热所致。时流清涕如水,遇冷益甚,见于年老体弱之人,多为肺肾之气虚所致。

(二)呕吐物

吐物清稀,无酸腐臭味者,多属胃寒;呕吐不化食物,伴酸馊腐臭者,多属伤食。呕吐黄绿色苦水者,多属肝胆郁热、肝气犯胃所致;呕吐痰涎者,多属痰饮所致;呕吐鲜血或血色紫暗,夹有食物残渣,多属胃中积热、肝火犯胃所致。

四、望舌

望舌,又称舌诊,即观察患者舌质和舌苔的变化以诊察疾病的方法。舌质,又称舌体,是指舌的肌肉脉络组织,由脏腑气血所荣;舌苔,是指舌体上附着的一层苔状物,由胃气上熏胃津所生。舌质和舌苔的综合变化,称为舌象。望舌是望诊的重要组成部分,也是中医独特的诊法之一。

(一)舌诊概述

1. 舌诊的原理

舌与脏腑经络有着密切的联系。舌与脏腑的联系,主要是通过经络和经筋联系起来的,脏腑的精气可上荣于舌,脏腑的病变亦可以从舌象变化中反映出来。在脏腑中尤以心、脾胃与舌的关系更为密切。

前人把舌划分为舌尖、舌中、舌根、舌边四个部分,分属于心肺、脾胃、肾、肝胆等脏腑(图 8-1)。这种以舌的分部来诊察脏腑病变的方法,在临床上具有一定的参考价值。

舌为心之苗,心开窍于舌。手少阴心经之别系舌本,舌质的血络最为丰富,从而能够反映心主血脉的功能。舌体运动是否灵活自如、语言是否清晰,在一定程度上又可反映"心藏神"的功能。

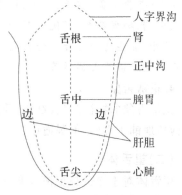

图 8-1 舌诊脏腑部位分属示意图

舌为脾胃之外候。足太阴脾经连舌本,散舌下;舌苔为胃气熏蒸而生成;舌的味觉,又与脾主运化和胃主受纳的功能密切相关。脾胃的病变可以从舌象上显示出来。另外,足少阴肾经挟舌本,足厥阴肝经络舌本,足太阳之筋结于舌本。

2. 诊舌的方法

(1)按顺序观察舌象

望舌一般可按舌尖—舌中—舌边—舌根的顺序进行。由于舌质的颜色易变,伸舌时间过长可使舌色失真,而舌苔受观察时间的影响较小,因而望舌应先看舌质,再看舌苔。若一次望舌判断不准确,可让病人休息片刻后,重新望舌。

(2)刮舌法和揩舌法

刮舌法是指以适中的力量,用消毒压舌板的边缘,在舌面上由后向前刮 3～5 次;揩舌法是指用消毒纱布裹于手指上,蘸少许生理盐水在舌面上揩抹数次。此二法的目的是为观察苔底,鉴别舌苔有根无根、苔的松腐与坚敛,排除染苔。若舌苔刮之不去或刮而留下污迹,多为里实有邪;若刮之易去,刮后舌体明净光滑,则多属虚证。

3. 诊舌的注意事项

为了保障舌诊的真实性和可靠性,应尽量减少或避免各种非疾病因素对舌象的影响,并注意以下几点:

(1)光线

以白天充足而柔和的自然光线为佳,如在夜间或暗处,用日光灯为好,光线要直接照射到舌面。

(2)染苔

饮食及药物会导致染苔等舌象改变,一般染苔多在短时间内自然退去,或可经揩舌除去。

(3)牙齿残缺

口腔牙齿残缺,可造成同侧舌苔偏厚;义齿可使舌边留有齿痕。这些因素所致的舌象异常,不属病理征象。

 知识链接

常见染苔食物及药物

某些饮食物或药物,可使舌苔染色,称为染苔,如饮用牛奶、豆浆、钡剂、椰汁等可使舌苔变白、变厚;进食蛋黄、橘子、柿子、核黄素等,可使舌苔变黄;食用各种黑褐色食品、药品,或吃橄榄、酸梅,长期吸烟等,可使舌苔染成灰色、黑色。

另外,某些药物对舌象会产生影响,如服大量镇静剂,可使舌苔厚腻;长期服用某些抗生素,可产生黑腻苔或霉腐苔。

4. 正常舌象

正常舌象的特征为"淡红舌、薄白苔",即舌色淡红、舌体柔软、活动自如、舌苔色白,颗粒均匀,薄薄地铺于舌面,干湿适中。

(二)望舌体

望舌体对于诊察脏腑精气盛衰存亡、判断疾病预后转归,具有重要意义。望舌体主要是观察其色泽、形态的变化。

1. 望舌色

(1)淡白舌

较正常舌色浅淡。主虚寒证。为阳气虚弱，气血不荣所致。若舌淡白，舌体稍小，多属气血两虚；舌淡白稍胖嫩，或有齿痕，多为阳气虚衰。

(2)红、绛舌

舌色较正常的舌质红。鲜红者，为红舌；舌色深红者，为绛舌。主热证。若舌色鲜红而起芒刺，或兼黄厚苔，多为实热证；若舌色鲜红而少苔，多为虚热证。若舌绛少苔或无苔，多为阴虚火旺或外感温热，邪入营血。

(3)青紫舌

全舌呈均匀青色或紫色，或舌上局部出现青紫色的斑点者，为青紫舌。主热证、寒证、瘀血证。若绛紫或紫红而干枯少津，多为热毒炽盛所致；若青紫而湿润，多为寒凝或血瘀所致；若舌质紫暗，或局部有斑点，多为血瘀。

2. 望舌形

舌形主要指舌体的大小与形质，正常舌质大小适中，望舌形主要观察其老嫩、荣枯、胖瘦，以及有无齿痕、裂纹、芒刺等。

(1)老嫩

舌质形色坚敛，纹理粗糙或皱缩，舌色较暗者为老舌，多为实证、热证；纹理细腻，形色浮胖娇嫩为嫩舌，多属虚证、寒证。

(2)荣枯

舌体明润者为荣，说明津液充足；舌体干瘪者为枯，说明津液已伤。

(3)胖大

较正常舌体胖大、肥厚者，为胖大舌。有胖嫩与肿胀之分。若舌体胖嫩、色淡，多属脾肾阳虚、津液不化、水饮痰湿阻滞所致。如舌体肿胀满口、色深红，多是心脾热盛；若舌肿胖、色青紫而暗，多见于中毒。

(4)瘦薄

舌体瘦小而薄，称为瘦薄舌，是阴血亏虚，舌体不充之象。瘦薄而色淡者，多是气血两虚；瘦薄色红绛且干，多是阴虚火旺、津液耗伤所致。

(5)齿痕

舌体的边缘见牙齿的痕迹，即为齿痕舌。多因舌体胖大而受齿缘压迫所致，故齿痕舌常与胖大舌同见，多属脾虚。若舌质淡白而润，多为脾虚而寒湿壅盛。

(6)裂纹

舌面上有明显的裂沟，称为裂纹舌，多由阴液亏损不能荣润舌面所致。若舌质红绛而有裂纹，多属热盛津伤，阴精亏损；舌色淡白而有裂纹，常是血虚不润的反映。若正常人见有裂纹舌者，在临床上无诊断意义。

(7)芒刺

舌乳头增生、肥大，高起如刺，摸之棘手，称为芒刺。若芒刺干燥，多属热邪亢盛，且热愈盛则芒刺愈多。根据芒刺所生部位，可分辨邪热所在脏腑，如舌尖有芒刺，多属心火亢盛；舌边有芒刺，多属肝胆火盛；舌中有芒刺，多属胃肠热盛。

3. 望舌态

望舌态,即观察舌体的动静姿态。正常舌体活动灵活,伸缩自如。常见的病理舌态有强硬、痿软、歪斜、短缩、吐弄等。

(1)强硬

舌体强硬,运动不灵活,屈伸不便,或不能转动,致使语言蹇涩,称为"舌强"。舌强硬而舌色红绛少津,多见于热盛之证。舌体强硬而舌苔厚腻,多见于风痰阻络;突然舌强语言蹇涩,伴有肢体麻木、眩晕者多为中风先兆。

(2)痿软

舌体软弱,伸卷无力,转动不便,称为舌痿。多属气血虚极,阴液亏损,筋脉失养所致。若久病舌淡而痿,是气血俱虚;舌绛而痿,是阴亏已极。新病舌干红而痿者,则为热灼阴伤。

(3)歪斜

舌体偏斜于一侧,称为歪斜。多是中风或中风之先兆。

(4)颤动

舌体震颤不定,不能自主,称为舌体颤动。舌质淡白而颤抖者,为阴血亏虚,筋脉失养所致;舌红绛而颤抖者,为热极生风所致。

(5)短缩

舌体紧缩不能伸长,称为短缩。多为危重证候的反映。舌淡或青而湿润短缩,多属寒凝筋脉;舌胖而短缩,属痰湿内阻;舌红绛干而短缩,多属热病津伤。

(6)吐弄

舌伸长,吐露出口外者为吐舌;舌微露出口,立即收回,或舌舐口唇上下或口角左右,称为弄舌。两者都属心脾有热。吐舌可见于疫毒攻心,或正气已绝;弄舌多为动风先兆,或小儿智能发育不良。

(三)望舌苔

望舌苔主要观察苔的色和质。舌苔的变化可反映病位的深浅、病邪的性质、津液的存亡、病情的进退和胃气的有无等。

1. 望苔色

(1)白苔

主表证、寒证。白苔有薄、厚之分,舌面上分布一层薄薄的白苔,透过舌苔可以见到舌体的颜色者为薄白苔;舌边尖较薄,舌中根较厚,透过舌苔不能见到舌体颜色者为厚白苔。若舌苔薄白,兼寒热、脉浮者,为外感表证。苔厚白而腻者,为痰湿或食积内阻;苔白厚如积粉,为秽浊湿邪与热毒相结而成。

(2)黄苔

主里证、热证。根据黄色的深浅不同,分为浅黄、深黄、焦黄。苔色愈黄,表示邪热愈甚。薄黄苔见于风热表证或风寒入里化热;苔厚黄而滑腻,多见于湿热蕴结、痰饮、食滞;苔厚而焦黄,多见于邪热伤津、燥结腑实。

(3)灰黑苔

主热盛或寒盛。灰黑苔包括灰苔和黑苔。灰为黑之淡,黑为灰之浓,两者只是颜色深浅不同。灰黑苔多由黄苔或白苔发展而成,多在病情危重时出现。苔质润燥是判断灰黑苔寒热属性的重要指征,苔灰黑而滑腻者,为阳虚寒盛或痰饮内停;灰黑而干燥,芒刺裂纹者为热极津枯。

2. 望苔质

主要观察舌苔的厚薄、润燥、腻腐、剥脱、有根、无根等变化。

(1)厚薄

苔质的厚薄,以"见底"和"不见底"为标准。所谓见底,即透过舌苔能隐隐见到舌体,能见底的为薄苔,不能见底的为厚苔。通常情况下,疾病初起,病邪在表,病情较轻者,舌苔多薄;而病邪传里,病情较重,或内有痰饮、水湿、食积等,则舌苔多厚。舌苔由薄增厚,表示病邪由表入里、病情由轻转重,为病进;而由厚变薄,则表示邪气得以内消外达,病情由重变轻,多属病退。

(2)润燥

察舌苔的润燥,主要是了解津液变化的情况。苔润,多为病邪尚未伤津。苔面有过多水分,扪之滑利而湿,称为滑苔,多是水湿内停之象。苔面干燥,望之枯涸,扪之无津,称为燥苔,多为病邪伤津或阴液亏耗的病证。

(3)腐腻

腐苔,指苔质颗粒疏松,粗大而厚,如豆腐渣堆积舌面,揩之可去。多主食积,或痰浊,为实热蒸化胃中食浊所致。腻苔,是舌面上覆盖着一层浊而滑腻的苔垢,苔质颗粒细腻而致密,刮之难去。多见于湿浊、痰饮、食积等,为湿浊内蕴,阳气被遏所致。

(4)剥脱

舌苔骤然全部退去,以致舌面光洁如镜,称为"光剥舌""光滑舌""镜面舌",是胃阴枯竭,胃气大伤之征象。若舌苔剥落不全,剥脱处光滑无苔,界限明显,称为"花剥苔",是胃腑气阴两伤所致;若为不规则地大片脱落,边缘苔厚,周界清楚,形似地图,又称"地图舌"。

(5)有根与无根

舌苔紧贴舌面,刮之难去,称为"有根苔",提示有胃气。舌苔疏松,浮于舌面,刮之即去,称为"无根苔",提示胃气衰败。

(四)舌象分析

舌象包括舌质和舌苔两个方面。舌质与舌苔的变化,都是内在的复杂病变在舌上的反映,所以在分别掌握舌质、舌苔的基本变化及其主病的同时,应注意到舌质与舌苔之间的相互关系,并将舌质与舌苔的变化结合起来分析。

在一般情况下,舌质与舌苔的变化是统一的,其主病往往是两者的综合。例如,内有实热,多见舌质红苔黄而干;病属虚寒,则见舌质淡苔白而润。但是也有舌质与舌苔变化不一致的情况,需四诊合参,加以综合判断。如红绛舌本属于热证,而白苔常见于寒证,但也有红绛舌与白苔并见的。其中舌色红绛、苔白滑腻者,在外感温热病,属于营分有热,气分有湿;内伤杂病,则多见于阴虚火旺,而有痰浊食积的病证。

(五)舌诊的临床意义

1. 判断邪正的盛衰

诊察舌质的神、色、形态的变化是判断正气盛衰的重要依据。如舌质红润,主气血旺盛;舌色淡白,为气血两虚;舌色暗滞,运动失灵,为失神,提示脏气衰败,正气大伤,预后不良。舌苔的有无可判断胃气的存亡。如舌苔有根,是胃气充足;舌苔无根或光剥无苔,是胃气衰败。

2. 区别病邪性质

不同性质的病邪,可引起舌象的不同改变。如热邪可致舌红绛,舌苔黄或灰黑而干燥;寒邪可致舌淡紫,苔白或灰黑而滑腻;燥邪可致舌红少津;湿浊、痰饮、食积内阻或外感秽浊之气,均可见舌苔厚腻;内有瘀血,则苔紫暗或有斑点。

3. 辨别病位浅深

随着邪气入侵人体部位的加深,舌象亦会发生相应的变化。如苔薄说明病位尚浅,主病邪在表;苔厚提示病位已深,主病邪入里。舌红则邪尚在气分;舌绛紫则邪已深入营血。

4. 推断病势进退

对舌象的动态观察,可测知疾病进退趋势。如苔色由白转黄,由黄转灰黑,苔质由薄转厚,由润转燥,多为病邪由表入里,由轻变重,由寒化热,邪热内盛,津液耗伤,为病进。反之,若舌苔由厚变薄,由黄转白,由燥变润,为病邪渐退,津液复生,病情向愈。若舌苔骤增骤退,多为病情骤变所致。如薄苔突然增厚,是邪气急骤入里的表现;若满舌厚苔突然消退,是邪盛正衰,胃气暴绝的表现,二者皆为恶候。

5. 估计病情预后

舌荣有神、舌面有苔、舌态正常者,为邪气未盛、正气未伤,胃气未败,预后较好;舌质枯晦、舌苔无根、舌态异常者,为正气亏虚,胃气衰败,病情多凶险。

第二节 闻 诊

闻诊是通过听声音和嗅气味来诊断疾病的方法。听声音包括诊察病人的声音、语言、呼吸、咳嗽、呕吐、呃逆、嗳气、太息、喷嚏、呵欠、肠鸣等各种声响。嗅气味包括嗅病体发出的异常气味,排出物的气味及病室的气味。

一、听声音

声音的发出,主要是气的活动,与机体组织和某些脏腑的虚实盛衰关系密切。因此,听声音不仅能诊察发音器官的病变,而且根据声音的变异可以进一步推断内脏和整体的变化。

(一)语声

闻语声主要是了解病人语声的有无、语调的高低、强弱、清浊、钝锐,以及有无异常声响等。一般而言,语声高亢洪亮有力、声音连续多言者,多为实证、热证、阳证,是阳盛气实、机能亢奋的表现;语声低微细弱、声音断续懒言者,多为虚证、寒证、阴证,是禀赋不足、气血虚损的表现。常见的语声异常有:

1. 语声重浊

语音沉闷不清,称"语声重浊",简称"声重"。多因外感风寒,或痰湿阻滞,使得肺气失宣、鼻窍不通所致。

2. 音哑与失音

发声嘶哑,称"音哑";语而无声,称"失音",古称"喑"。新病多因外感风寒、风热,或痰浊壅肺,肺失清肃,清窍壅塞所致,多属实证,常称"金实不鸣";久病多因精气内伤,肺肾阴虚,虚火灼肺,使得肺失宣降,清窍失荣所致,多属虚证,常称"金破不鸣"。音哑或失音,亦可因暴怒争吵,或持续高声喧讲,耗伤气阴,咽喉失润所致。妊娠后出现音哑或失音,称"子暗",多因胞胎阻碍经脉,肾精不能上荣所致。子暗分娩后即愈,一般不需治疗。

(二)语言

"言为心声",语言是神明活动的一种表现。语言错乱多属于心的病变。

1.谵语

神识不清,语无伦次,声高有力为谵语,多属热扰心神之实证。

2.郑声

神识不清,语言重复,时断时续,语声低弱模糊为郑声,是心气大伤,精神散乱之虚证。

3.独语

自言自语,喃喃不休,见人语止,首尾不续为独语,常见于痰气郁闭之癫证。

4.狂言

精神错乱,语无伦次,狂躁妄言的为狂言,多见于痰火扰心的狂证。

5.语言謇涩

神志清楚,思维正常而吐字困难,或吐字不清,称语言謇涩,每与舌强并见者,多因风痰阻络所致,为中风之先兆或中风后遗症。

如《医宗金鉴·伤寒心法要诀》云:"言语心主之也,心气实热而神有余,则发为谵语,谵语为实,故声长而壮,乱言无次数更端也。心气虚热而神不足,则发为郑声,郑声为虚,故音短而细,只将一言重复呢喃也。盖神有余,则能机变而乱言,神不足,则无机变而只守一声也。"

(三)呼吸

正常人呼吸调匀,深浅适中。肺主呼吸,肾主纳气,呼吸异常,每责于肺肾。

1.气微与气粗

呼吸表浅,气息低微,少气不足以息,称气微,多见于肺肾之气不足,属于内伤虚损。

呼吸急促,气粗息短,称气粗,多是热邪犯肺,肺失清肃,属于实热证。

2.喘与哮

(1)喘

呼吸困难,短促急迫,甚则鼻翼扇动,张口抬肩,不能平卧者称为喘。喘有虚实之分,若喘息气粗,声高息涌,唯以呼出为快的,属实喘,多因有实邪,气机不利所致;若喘声低微息短,呼多吸少,气不得续的,属虚喘,乃肺肾气虚,出纳无力之故。

(2)哮

呼吸急促似喘,且喉中有哮鸣声(如笛音),称为哮,多因内有宿痰,复感外邪诱发。

哮必兼喘,而喘未必兼哮。

喉中哮鸣是指痰阻气道,肺气不利而呼吸鸣响有声,是痰涎壅盛的指征。因痰涎稀、稠、多、少及气机壅塞之状而鸣声不同,故有如"吹管声""鼾声""水鸡声""痰声辘辘""哮鸣"等不同名称。一般而言,痰多而稠黏,滞于气道,则音低如鼾声;痰多而稀薄,呼吸冲击,则多漉漉之声;气机壅塞,肺管不利,则哮鸣如哨笛。咳吐痰去,则鸣声稍息。喉中哮鸣不仅可见于哮病,亦可见于痰喘、中风、痫病以及其他疾病垂危之时,故必辨别清楚。

3.少气与短气

(1)少气

呼吸微弱,短而声低,少气不足以息的,称为少气,多因气虚体弱所致。

(2)短气

呼吸较常人急而短促，息快而不相接续，似喘而不抬肩，虽急并无痰鸣声者，称为短气，多由于痰、食等实邪内阻，影响气机升降，或因元气大虚，气不足以息之故。

(四)咳嗽

咳嗽是肺失肃降，肺气上逆的一种症状。可根据咳声强弱来判断疾病的虚实。咳声重浊有力，多属实证；咳声轻清低微，多属虚证。咳声短促，呈阵发性、痉挛性，连声不断，咳后有鸡鸣样回声，并反复发作者，称为顿咳(百日咳)，多因风邪与痰热搏结所致，常见于小儿。

(五)呕吐

呕吐是指饮食物、痰涎从胃上涌，由口中吐出的症状，是胃失和降，胃气上逆的表现。有声有物为呕吐；有物无声为吐；有声无物为干呕。但临证中三者很难截然划分，一般统称为呕吐。若吐势徐缓，声音微弱，吐物清稀者，属虚寒证；若吐势较猛，声音洪亮，吐出黏痰黄水或酸或苦者，属实热证；若朝食暮吐或暮食朝吐，为反胃，属脾胃虚寒。

(六)呃逆

呃逆，是胃气上逆，从咽而发的一种不由自主的冲击声，声短而频，呃呃作响。古称哕，俗称"打嗝"。呃声频作，高亢而短，声响有力，为实证、热证；呃声低沉而长，声弱无力，为虚证、寒证。新病呃逆，其声有力，为寒邪或热邪客于胃；久病呃逆不止，声低无力，为胃气衰败之危候。

(七)嗳气

嗳气是胃中气体上出咽喉所发出的声响，其声沉长而缓的症状。古称噫，俗称"打饱嗝"。若嗳气酸腐，为宿食，属实证；若嗳声频作，并与情志变化有关，属肝气犯胃；若嗳声低沉断续，属胃虚气逆；若嗳声频作，脘腹冷痛，属寒邪客胃。

(八)太息

太息是因情绪抑郁，胸胁胀闷不畅而发出的一种长吁短叹声。又称"叹息"。多因情志不遂，肝气郁结所致。

二、嗅气味

嗅气味，是指嗅辨与疾病有关的气味，包括病室、病体、排泄物的异常气味。

(一)口气

口气指从口中散发出的异常气味。口气酸馊，为胃有宿食；口气臭秽，多属胃热，或消化不良，亦见于龋齿，口腔不洁等。

(二)汗气

汗出腥臭，是风湿热邪久蕴皮肤，津液受到熏蒸所致。

腋下随汗散发阵阵臊臭气味者，是湿热内蕴所致，可见于狐臭病。

(三)病室之气

病室有腐臭气味，多见于疮疡溃腐；病室有尿臊气，多见于水肿病晚期；病室有烂苹果气味，多见于消渴病晚期。

第三节 问 诊

问诊,是医生通过对患者或陪诊者进行有目的地询问,了解疾病的起始、发展及治疗经过、现在症状和其他与疾病有关的情况,以诊察疾病的方法。

一、问诊的内容

1.问一般情况
包括姓名、性别、年龄、婚否、民族、职业、籍贯、工作单位、现住址等。

2.问主诉
即患者自觉最痛苦的症状或体征及持续时间。

 知识链接

主诉与主症的异同点鉴别

主诉与主症,二者既有相同点又有区别。主诉是患者就诊时陈述其感受最明显或最痛苦的主要症状及其持续时间。主症一般以全身症状,或特别严重的症状,或患者最感痛苦的症状为标准。显然主诉与主症有一定的联系,二者所反映的都是疾病的主要症状,主症往往被包含在主诉之中,但二者的不同点是:主症仅反映了症状表现,而主诉则不仅是症状表现,还包含持续的时间,甚至还包括了疾病的病势。因此,临床上不要把主诉和主症混为一谈。

3.问现病史
是指围绕主诉询问从起病到此次就诊时,疾病的发生、发展、变化,以及诊治经过。包括发病时间、原因或诱因、主要症状、伴随症状、诊治经过、好转情况及现在症等。问现在症是问诊的主要内容,将另列一节介绍。

4.问既往病史
主要包括患者平素健康状况和既往患病情况。

5.问个人生活史
主要包括生活经历、精神情志、生活起居、饮食嗜好、婚姻生育等。

6.问家族史
包括父母、兄弟姐妹、子女等直系亲属和配偶的健康和患病情况。

二、问诊的方法及注意事项

1.重点突出
围绕患者的主诉,有目的、有步骤地全面了解病情,不得遗漏。

2.语言通俗,尊重陈述
不用患者不懂的医学术语,不主观套问或暗示患者,必要时可提示和启发。

3.态度和善
对患者寄予同情,避免不良刺激,取得患者信任,帮助患者建立战胜疾病的信心。

另外,询问危重患者,要简明扼要,重点检查,及时抢救。

三、问现在症

现在症是当前疾病变化的反映,是辨证的主要依据。问现在症状,是问诊的主要内容,对疾病的诊断有着重要作用。

问现在症,主要是询问患者就诊时所感到的一切痛苦和不适,以及与其病情相关的全身情况。问现在症的内容十分丰富,张景岳在总结前人问诊经验的基础上提出了十问的内容,经后人略作修改,总结出了"十问歌",十问歌言简意赅,至今在临床上仍有着重要的指导意义。

(一)问寒热

寒热,即怕冷、发热。寒热是辨别病邪性质、机体阴阳盛衰的重要依据。问寒热,是问恶寒与发热是否同时出现、寒热的轻重、出现的时间、持续的长短、寒热的特点、伴随症状等。临床常见有恶寒发热,但寒不热,但热不寒,寒热往来四种类型。

1.恶寒发热

恶寒发热同时并见,多见于外感表证。恶寒重发热轻,多为风寒表证;发热重恶寒轻,多为风热表证。

2.但寒不热

是指患者只感怕冷而不觉发热的症状。主里寒证。新病恶寒脘腹冷痛,或咳喘痰鸣者,为里实寒证;久病畏寒肢冷,舌淡嫩,脉沉迟无力等,为里虚寒证。

3.但热不寒

是指患者发热不恶寒而恶热的症状。主里热证。临床常见有以下几种情况:

(1)壮热

指高热持续不退(体温39℃以上)。多因表邪入里,邪正相搏,阳热炽盛,充斥内外所致,属里实热证。

(2)潮热

指发热如潮有定时,按时而发或按时而热更甚。临床常见三种类型:

阳明潮热　热势较高,日晡热甚(申时,下午3~5时)。为胃肠燥热内结,多见于阳明腑实证。

湿温潮热　身热不扬(肌肤初扪之不觉很热,但扪之稍久即感灼手),午后为甚。为湿郁热蒸,常见于湿温病。

阴虚潮热　午后或夜间低热,骨蒸潮热。由阴虚阳亢,虚热内生所致,可见于温病后期。

(3)低热

亦称微热。指热势不高,一般不超过38℃,或仅自觉发热而体温并不高,如五心烦热、骨蒸潮热等。大多发病时间较长,常见于某些内伤病和温病的后期,如阴虚潮热、气虚发热、气郁发热、瘀血发热等。

(4)寒热往来

寒热往来是指恶寒与发热交替发作,是邪正相争,互为进退的病理表现,主半表半里证。若寒热往来,发无定时,多见于少阳病;寒热往来,发有定时,多见于疟疾。

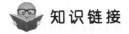 **知识链接**

"寒"与"热"

"寒",即怕冷,是患者自觉症状。有恶寒、畏寒、恶风、寒战之别。①恶寒:指患者自觉怕冷,加衣盖被或近火取暖不能缓解。②畏寒:指患者自觉怕冷,加衣盖被或近火取暖可以缓解。③恶风:指患者遇风觉冷,关窗闭户可以缓解。④寒战:指患者恶寒重,伴全身发抖。

"热",即发热,是指患者体温高于正常或体温正常,但自觉全身或某一局部发热。①五心烦热:指患者自觉胸中烦热,伴手足心发热而体温正常。②骨蒸潮热:指患者午后或夜间自觉有热自骨内向外透发之感而体温正常。

(二)问汗

问汗,是指询问患者汗出的异常情况,如汗之有无、色质、时间、多少、部位及其主要兼症等。问汗对判断病邪性质、机体阴阳盛衰有重要意义。

1. 表证辨汗

(1)有汗者

主风袭表虚证或风热表证。风袭表虚证表现为有汗兼发热恶风,脉浮缓等症;风热表证表现为有汗兼发热重,恶寒轻,咽痛,脉浮数等症。因风性开泄,热性升散,风热袭表,腠理疏松,玄府开张而汗出。

(2)无汗者

主风寒表实证。表现为无汗兼恶寒重,发热轻,头身痛,脉浮紧等症。因寒性收引,腠理致密,玄府闭塞而无汗。

2. 里证辨汗

(1)自汗

患者日间汗出不止,活动尤甚。主气虚证、阳虚证。

(2)盗汗

患者熟睡汗出,醒则汗止。主阴虚证。

(3)绝汗

病危之时,突见大汗不止,称"绝汗",又称"脱汗"。主亡阴证,亦主亡阳证。亡阴之汗,汗出如油,汗热而黏;亡阳之汗,汗出淋漓,汗凉而稀。

(4)战汗

患者先恶寒战栗,而后大汗出。战汗是邪正相争,病变发展的转折点。如汗出热退,脉静身凉,是邪去正复之佳象;若汗出而身热不减,仍烦躁不安,脉来疾急,为邪胜正衰之危候。

3. 局部汗出

(1)头汗

仅头部或头颈部汗出较多者,称"头汗"或"但头汗出"。多因上焦热盛,或中焦湿热熏蒸,迫津上泄所致。

(2)半身汗出

半侧身体汗出,或左侧或右侧,或上半身或下半身,称"半身汗出"。多见于中风、痿证、截瘫患者,多因风痰瘀阻滞经脉,营卫不得周流,半身气血失和所致。

（3）手足心汗

汗出局限于手足心，称"手足心汗"。手足心汗出过多，多因阳气内郁、阴虚阳亢、中焦湿热郁蒸所致。

（4）心胸汗

心胸部易汗出或汗出过多，称"心胸汗"。心胸汗多属虚证，常见于心脾两虚、心肾不交证。

（三）问疼痛

问疼痛，应注意询问疼痛的部位、性质、程度、时间、喜恶等。

1. 问疼痛的部位

问疼痛的部位，可了解病变所在的脏腑经络，对诊断有重要意义。

（1）头痛

辨外感、内伤　若发病急，病程短，痛无休止，恶寒发热，多为外感头痛；发病缓，病程长，头痛时止，每带眩晕，多为内伤头痛。

辨经络病位　头后疼痛连项，为太阳经头痛；头前疼痛连额，为阳明经头痛；头两侧疼痛，为少阳经头痛；巅顶头痛，为厥阴经头痛。

（2）胸痛

胸痛多责心肺。胸痛彻背，背痛彻胸，或胸痛憋闷，痛引肩臂者，为"胸痹"，多属心阳不振，痰瘀阻滞；胸闷痛而痞满者，多为痰饮；胸痛而伴发热、喘促、舌红者，多属肺热炽盛；胸痛而咳吐脓血腥臭痰者，多见于肺痈；胸痛而咳痰带血，伴潮热、盗汗者，多属肺阴虚。

（3）胁痛

胁，指胸的两侧，由腋下至第十二肋骨部分，统称胁肋。

胁痛多为肝胆病变。肝气不舒，则胁肋胀痛；肝胆火盛，则胁肋灼痛；肝胆湿热，则胁痛伴黄疸；肝脉瘀滞，则见胁部刺痛，固定不移；悬饮也可引起胸胁胀痛，咳唾时增剧。

（4）脘痛

脘，指上腹部，在剑突下，是胃所在部位，故又称胃脘。脘痛反映胃腑病变，与寒、热、食积、气滞等原因有关。若胃脘冷痛剧烈，得热痛减，属寒邪犯胃；若胃脘灼热疼痛，口臭便秘，属胃火炽盛；若胃脘胀痛，嗳气，郁怒则痛甚，属胃腑气滞；若胃脘隐痛，喜暖喜按，呕吐清水，属胃阳虚；若胃脘灼热嘈杂，饥不欲食，属胃阴虚。

（5）腹痛

腹部可分为大腹、小腹、少腹三部分。脐以上为大腹，属脾胃；脐以下至耻骨毛际以上为小腹，属膀胱、大小肠、胞宫；小腹两侧为少腹，是足厥阴肝经所过之处。腹痛可反映所在脏腑病证的寒、热、虚、实。凡大腹隐痛，喜暖喜按，便溏，为脾胃虚寒；凡绕脐痛，起包块，按之可移，为虫积；凡腹痛暴急剧烈，胀满，拒按，得食痛甚，多属实证；凡腹痛徐缓，隐痛，喜按，得食痛减，多属虚证；凡腹痛得热痛减，多属寒证；凡腹痛喜冷，多属热证；小腹胀痛，小便不利，为癃闭；小腹刺痛，小便自利，为蓄血证；少腹冷痛，牵引阴部，是寒凝肝脉。

（6）背痛

背脊痛多与督脉、足太阳经、手三阳经病证有关。背痛不可俯仰，多因督脉损伤所致；背痛连及项部，常因风寒之邪客于太阳经所致；肩背作痛，多因风湿阻滞、经气不利所致。

（7）腰痛

腰痛，是指腰脊正中，或腰部两侧疼痛。腰部两侧绵绵作痛，酸软无力，为肾虚腰痛；腰脊或腰骶部冷痛沉重，阴雨天加剧，为寒湿痹证；腰部刺痛难以转侧，为瘀血腰痛，因跌仆闪挫所致。

（8）四肢痛

四肢痛指四肢关节、肌肉、筋脉疼痛。多由风、寒、湿邪侵袭所致。四肢关节游走性疼痛，称"行痹"，由感受风邪所致；四肢关节疼痛剧烈，固定不移，称"痛痹"，由感受寒邪所致；四肢关节疼痛重着，称"着痹"，是湿邪引起；四肢关节红肿疼痛，或小腿部兼见结节红斑，称"热痹"，为寒湿郁滞化热所致。足跟或胫膝酸痛，多因肾虚所致，常见于年老体衰之人。

（9）周身疼痛

头身、腰背、四肢等部均觉疼痛者，称为周身疼痛。

新病周身疼痛，多属感受风寒湿邪；若久病卧床不起而周身作痛，乃气血亏虚、失其荣养所致。

2. 问疼痛的性质

（1）胀痛

指疼痛伴胀满的感觉。属气滞。但头目胀痛，多因肝阳上亢，或肝火上炎所致。

（2）刺痛

指疼痛如针刺的感觉，痛处固定，按之痛甚或拒按。属瘀血。

（3）走窜痛

指痛处游走不定，或走窜攻痛。胸胁脘腹疼痛且走窜不定，常称"窜痛"，多因气滞所致；肢体关节疼痛而游走不定，常称"游走痛"。多为风痹。

（4）绞痛

指疼痛剧烈如刀绞。多因有形实邪阻闭，或寒邪凝滞所致，常见于真心痛、结石、蛔厥等。

（5）掣痛

指痛处抽掣或牵引它处而痛，又称"彻痛"。如太阳头痛连项、心痹胸痛彻背等。多因经脉失养，或经脉阻滞所致。

（6）灼痛

指疼痛有灼热感而喜冷。属热证。

（7）冷痛

指疼痛有寒冷感而喜暖。属寒证。

（8）隐痛

指疼痛不甚剧烈，但绵绵不休。属虚证。

（9）重痛

指疼痛伴沉重感。属湿证。

（10）空痛

指疼痛伴空虚感。属虚证。多因气血精髓亏虚，组织器官失养所致。

总之，凡新病疼痛，痛势较剧，持续不解，痛而拒按，多属实证；久病疼痛，痛势较轻，时痛时止，痛而喜按，多属虚证。

知识链接

在身体器官没有任何器质性病变的情况下,疼痛可能是一种由生活或工作过度紧张,或精神创伤等心理社会因素所引起的躯体症状,它也是解决心理矛盾和缓解恐惧、焦虑的一种心理防御机制。这种情况常发生在患有癔病性神经症、抑郁症的患者身上。一个对病痛顾虑重重,精神高度紧张的患者,往往会加重疼痛;而一个面对疾病充满治愈信心的人,往往可减轻疼痛,使病情向好的方向转化。此外,亲人的安慰、鼓励、抚摸等行为,可使患者得到慰藉,降低对疼痛的感受,从而减轻疼痛。

(四)问头身胸腹不适

经络遍布头身,胸腹为脏腑所居之处,故脏腑的病变皆可反映于胸腹。应注意询问不适的特点、性质及程度,以了解病证的寒热虚实。

1. 头晕

头晕是自觉头脑有晕旋之感,闭目即止,重者视物旋转,站立不稳,如坐舟车。头晕而胀,烦躁易怒,舌红,脉弦数者,多为肝火上炎;头晕胀痛,耳鸣,腰膝酸软,舌红少苔,脉弦细,多为肝阳上亢;头晕面白,神疲体倦,舌淡脉细,每因劳累而加重者,多为气血亏虚;头晕且重或昏沉,如物裹缠,胸闷呕恶,舌苔白腻者,多为痰湿内阻,清阳不升。

2. 胸闷

胸闷胸部感觉痞塞满闷,称"胸闷",又称"胸痞"。胸闷多与心、肺、肝等脏病变有关。胸闷兼心悸气短,多因心气不足或心阳不振所致;胸闷兼心痛如刺,多因心血瘀阻所致;胸闷兼痰多,多因痰湿内阻,肺气壅滞所致;胸闷胁胀而善太息,多因肝气郁结所致。

3. 心悸

自觉心跳加快、心慌、悸动不安,甚至不能自主,称"心悸",多与心脏病变有关。因受惊而心悸,或心悸易惊,恐惧不安,称"惊悸",惊悸多时发时止,全身情况较好,病情较轻,常因目见异物,遇险临危而心神浮动、心气不定所致。心慌不已,心跳剧烈上至心胸,下至脐腹,称"怔忡",怔忡较心悸、惊悸严重,持续时间较长,全身情况较差,多因情志过激、劳累过度所致。

4. 胁胀

胁的一侧或两侧感觉胀满不舒,称"胁胀"。胁胀多与肝胆及其经脉病变有关。胁胀易怒,多因情志不舒、肝气郁结所致;胁胀灼痛、目黄口苦、舌苔黄腻,多因肝胆湿热所致。

5. 脘痞

自觉脘部胀满不舒,称"脘痞",又称"脘胀"。脘痞多与脾胃病变有关。脘痞而嗳腐吞酸,多因饮食伤胃所致;脘痞而食少便溏,多因脾胃虚弱所致。

6. 腹胀

腹胀是自觉腹部胀满痞塞不舒,如物支撑。腹胀喜按属虚,多因脾胃虚弱;腹胀拒按属实,多因食积胃肠,或实热内结。腹胀如鼓,皮色苍黄,腹壁青筋暴露者,称为臌胀,多因脾虚肝郁,血瘀水停。

7. 身重

身体感觉沉重,如负重物,转侧挪动困难,称"身重"。头身困重,兼见脘闷纳呆,便溏苔腻,为感受湿邪所致;身重嗜卧,少气懒言,倦怠乏力为脾气亏虚所致。

8. 麻木

肌肤感觉、知觉减退,甚至消失,称"麻木",又称"不仁"。多因气血亏虚,肝风内动,或湿痰瘀血痹阻经络,肌肤经络失养所致。

9. 疲乏

精神困倦,肢体懈怠无力,称"疲乏"。疲乏兼纳差、便溏,多因脾虚湿阻所致;疲乏兼少气懒言、头晕自汗、心悸,多因气血亏虚所致;疲乏兼少气懒言、口渴心烦、身热、汗出、尿赤,多因暑热伤气所致。

(五)问耳目

耳目是诸多脏腑的经络循行之处,故询问耳目的各种异常感觉,可以了解相应内脏的病变。

1. 问耳

(1)耳鸣

患者自觉耳内鸣响,如闻蝉鸣,或如潮声,妨碍听觉者,称为耳鸣。一般地说,凡突发耳鸣,声大,以手按之更甚者,多属实证,多因肝胆火盛所致;若渐觉耳鸣,声小,以手按之可减轻者,多属虚证,常因肝肾阴亏所致。

(2)耳聋

患者听力减退,甚至听觉丧失,不闻外声,谓之耳聋,亦称耳闭。一般耳暴聋者,常由肝胆火逆,上壅于耳,清窍失灵而成,多属实证。久病耳渐聋者,多因精气虚衰,不能上充清窍所致,多属虚证。此外,年老耳渐聋者,一般是生理现象,多是精衰气虚之故。

(3)重听

听力减退,听音不清,声音重复,称为重听。日久渐发重听,以虚证居多,常因肾精虚衰、耳窍失荣所致,多见于年老体衰的患者。若骤发重听,以实证居多,常见原因是痰浊上蒙,或风邪上袭耳窍。

2. 问目

(1)目痛

单眼或双眼发痛,称"目痛"。目赤胀痛,急躁易怒,多因肝火上炎所致;目涩微痛,多因阴虚火旺所引起;目赤肿痛多眵,为风火外袭所致。

(2)目眩

两眼发黑,眼冒金花,或眼前感觉有蚊蝇飞动,称"目眩"。目眩常兼头晕,合称"眩晕"。目眩实证多因风火上扰清窍,或痰湿上蒙清窍所致;虚证多因中气下陷,清阳不升,或肝肾不足,精血亏虚,目窍失养所致。

(3)目昏、雀盲、歧视

视物昏暗,模糊不清,称"目昏"。白昼视力正常,而黄昏视物不清,如雀之盲,称"雀盲",即"夜盲证"。视一物成二物而不清,称"歧视",又称"视歧"。目昏、雀盲、歧视皆因肝肾亏虚,精血不足,目失充养所致,常见于久病或年老、体弱之人。

(六)问睡眠

《灵枢·口问》言:"阳气尽,阴气盛,则目瞑;阴气尽而阳气盛,则寤矣。"故询问睡眠可了解机体阴阳之盛衰。睡眠异常有失眠、嗜睡、昏睡。

1. 失眠

经常不易入睡,或睡而易醒,醒后不能复睡,或睡眠不深,时常惊醒,或彻夜不眠,称"失眠",又称"不寐""不得眠"。失眠是阳盛阴虚,阳不入阴,神不守舍,心神不安所致。若不易入睡,兼心烦,潮热,腰膝酸软,属心肾不交;若睡后易醒,兼心悸,纳少乏力,属心脾两虚;若失眠而时时惊醒,兼眩晕胸闷,胆怯,心烦,口苦恶心,属胆郁痰扰;若失眠而夜卧不安,兼脘闷嗳气,腹胀不舒,为食停胃脘。

2. 嗜睡

嗜睡,是指不论昼夜,睡意很浓,经常不自主地入睡,但呼之即醒,神志清楚,醒后复睡。多由阳虚阴盛或湿困脾阳所致。若困倦易睡,兼见头目昏沉,属痰湿困脾;若饭后神疲困倦易睡,兼见形体衰弱,属中气不足;大病之后,精神疲乏而嗜睡,多为正气未复。

3. 昏睡

昏睡,是指日夜沉睡,神志模糊,甚至神志昏迷。多为病危之候。若患者极度衰惫,神识朦胧,困倦易睡,肢冷脉微,属心肾阳衰;若患者昏睡谵语,身热夜甚,或见斑疹,舌绛脉数,属温病邪陷心包;若患者昏睡而伴鼾声、痰鸣,属中风之危象。

(七)问饮食口味

注意询问口渴与否,饮水多少,食欲食量,喜进冷热及口中的异常味觉和气味等。

1. 口渴与饮水

问口渴与饮水可以了解患者津液的盛衰和输布障碍,以及分辨疾病性质。口大渴喜冷饮,为热盛伤津;大渴引饮,尿亦多,属消渴病。口渴而不多饮,多属湿热内蕴,或热入营血;口渴喜热饮,饮量不多,为痰饮内停;口渴欲饮,饮后即吐,为水饮内停的"水逆证"。口干,但不欲饮,属阴虚;口干,但欲漱水不欲咽,属内有瘀血。

2. 食欲与食量

问食欲与食量了解患者食欲状况及进食多少,对判断脾胃功能以及疾病的预后转归,有较重要的临床意义。

(1)食欲减退

食欲减退有不欲食、纳少、纳呆三种情况。不想进食,或食之无味,食量减少,称"不欲食",又称"食欲不振";进食量减少,称"纳少";无饥饿感和进食要求,即无食欲,称"纳呆"。新病食欲减退,多属脾胃初伤,胃气尚旺;久病食欲减退,兼神疲倦怠,面色萎黄,舌淡脉虚,多属脾胃虚弱,胃气大伤;食少纳呆,兼头身困重,脘闷腹胀,舌苔厚腻,多因湿盛困脾,或饮食停滞所致。

(2)厌食

厌恶饮食,或恶闻食气,称"厌食",又称"恶食"。厌食兼嗳气酸腐,脘腹胀满,常见于食积;厌食油腻,兼胁肋胀满,黄疸,属肝胆湿热。孕妇厌食,呕吐,称"妊娠恶阻",多因妊娠冲脉之气上逆,胃失和降所致,一般多属生理现象。

(3)多食易饥

食欲过于旺盛,进食量多,食后不久即感饥饿,称"多食易饥",又称"消谷善饥"。多食易饥,多因胃火炽盛,腐熟太过所致。消谷善饥,而形体反见消瘦,兼口渴多饮,小便多,多见于消渴病;兼颈前肿块,心悸多汗,多见于瘿病;兼大便溏泄,属胃强脾弱。

（4）饥不欲食

有饥饿感，但不想进食，或进食不多，称"饥不欲食"。多因胃阴不足，虚火内扰所致。亦可见于蛔虫内扰。

（5）饮食偏嗜

偏嗜肥甘，易生痰湿；偏食生冷，易伤脾胃；过食辛辣，易病燥热。嗜食生米、泥土等，称"嗜食异物"，常见于小儿，多属虫病。

此外，询问患者在疾病过程中食欲和食量的变化，亦可以了解疾病的转归。一般而言，患者食欲好转，食量渐增者，表示胃气渐复，预后较好。患者食欲减退，食量渐减者，表示胃气衰退，预后较差。若久病重病，本不能食，而突然暴食，是脾胃之气将绝之象，称为"除中"，也是"回光返照"的一种表现。

3. 问口味

口味，指口中有无异常的味觉、气味。口味异常，可反映脾胃及其他脏腑病变。口淡乏味，属脾胃气虚。口甜或黏腻，属脾虚或湿热。口甜而涎稀为脾虚；口甜而黏腻，为脾胃湿热；口苦而黏腻，为肝胆湿热。口中泛酸，属肝胆蕴热。口中酸馊，属伤食。口苦，属热证，见于火邪为病和胆热之证。口咸，多属肾病及寒水上泛。口涩，口中自觉涩味，如食生柿。多因燥热伤津，或脏腑阳热偏盛，气火上逆所致。

（八）问二便

二便的状况，不仅可直接了解消化功能、水液代谢的情况，而且亦是判断疾病寒热虚实的重要依据。询问二便，应注意询问二便的形态、气味、颜色、量的多少、排便的次数、排便时的感觉以及伴随的症状等。

1. 问大便

每日排便 1～2 次，也可隔日 1 次，成形而不燥，无脓血、黏液及未消化的食物，排便通畅，皆属生理状态。

（1）便次异常

便秘　大便燥结，排出困难，便次减少，甚则多日不便，称为"便秘"，多由大肠传导失常所致。若高热便秘，腹满胀痛，拒按，属热秘，多见于阳明脏腑实证；若大便秘结，喜热饮，脉沉迟，属寒秘，因阴寒凝滞所致；若便干，舌红少苔，脉细数，属阴虚便秘；若便秘，少气懒言，脉弱，属气虚便秘；若久病，老年或产后便秘，多属气阴两亏。

泄泻　大便稀软不成形，甚则水样，便次增多，称为溏泄或泄泻，多因脾失健运，小肠不能分清别浊，水湿下趋大肠所致。若纳少腹胀，大便溏泄，属脾虚；若黎明前腹痛作泻，泻后则安，腰膝酸冷，属脾肾阳虚；若脘闷嗳腐，腹痛泄泻，泻后痛减，属伤食；若情志抑郁，腹痛作泻，泻后腹痛减，属肝郁脾虚。

（2）便质异常

完谷不化　大便清稀，含有未消化的食物残渣，多见于脾虚或肾虚泄泻。

溏结不调　大便时干时稀，多见于肝郁乘脾；若大便先干后溏，多属脾虚。

脓血便　大便中夹有脓血黏液，常见于痢疾。

（3）排便感异常

肛门灼热　排便时肛门有灼热感，属大肠湿热。

排便不爽 腹痛而排便不畅,多属肝郁乘脾;便溏如黄糜泻下不爽,是湿热蕴结大肠所致。

里急后重 腹痛窘迫,时时欲泻,肛门重坠,便出不爽或欲便又无。可见于痢疾,为湿热内阻,肠道气滞所致。

滑泻失禁 久泻不愈,大便不能控制,滑出不禁,为脾肾阳虚。

肛门气坠 肛门有下坠感,甚则脱肛,属中气下陷。

2. 问小便

了解小便的情况,可察知体内津液的盈亏和有关内脏的功能是否正常。

(1)尿量异常

尿量增多,多属虚寒;夜尿增多,小便澄清,多见于老人或肾亏;多尿而口渴多饮、消瘦,为消渴病;小便短赤量少,属热证或津液损伤;尿少浮肿,为水肿病,因气化不利、水湿内停、泛滥肌肤所致。

(2)尿次异常

小便频数、短赤、急迫涩痛者,为淋证,因膀胱湿热、气化不利所致;小便频数、澄清、失禁,是肾气不固;小便不畅,点滴而出为"癃",小便不通,点滴不出为"闭",一般统称为"癃闭",多由湿热蕴结、瘀血阻络、结石阻塞等所致,常为实证;如因老年气虚、肾阳不足、膀胱气化不利者多属虚证。

(3)尿感异常

小便涩痛 排尿不畅,且伴有急迫、疼痛、灼热感,见于淋证,因湿热蕴结、膀胱气化不利所致。

余沥不尽 排尿后小便点滴不禁,见于年老肾虚。

小便失禁 清醒时小便不能随意控制而自遗,属肾气不固。

遗尿 睡眠时不自主排尿,属肾气不足。

(九)问经带胎产

妇女有月经、带下、妊娠、产育等生理特点,不仅是妇产科疾病,就是一般疾病也可引起这些方面的异常。因此,问诊时应详细询问妇女的经带胎产等情况,作为诊断妇科或其他疾病的依据。

1. 问月经

月经是发育成熟女性的生理现象。正常月经为:初潮年龄13~15岁,周期为28天左右,持续时间为3~5天,经色正红,经质不稀不稠,绝经期年龄约在49岁左右。

根据月经的周期及色、量、质的异常改变,可判断疾病的寒、热、虚、实。

(1)经期异常

月经先期 月经连续2个周期出现提前8~9天以上,称"月经先期",又称"月经超前"。多因血热或气虚所致。

月经后期 月经连续2个周期出现错后8~9天以上,称"月经后期",又称"经迟"。属血虚,属寒凝。经期错乱:月经连续2个周期出现或前或后,差错在8天~9天以上,称"经期错乱",又称"月经先后不定期"。属气郁,属脾肾虚损。

(2)经量异常

月经过多 月经周期基本正常,经量较常量明显增多,称"月经过多"。多因血热或气虚,或瘀血所致。

崩漏 不在行经期间,阴道内大量出血,或持续下血,淋漓不止,称"崩漏"。来势急,出血量多,称"崩",又称"崩中";来势缓,出血量少,称"漏",又称"漏下"。"漏者崩之渐,崩者漏之甚",故统称"崩漏"。其成因与"月经过多"基本相同。

月经量少 月经周期基本正常,经量较常量明显减少,甚或点滴即净,称"月经过少"。多因血虚或寒凝、血瘀、痰湿阻滞所致。

闭经 女子发育成熟后,月经应来不来,或曾来而中断,闭止3个月以上而未受孕,称"闭经"。多因气虚血亏,或气滞血瘀或寒凝痰阻所致。问诊时注意与妊娠期、哺乳期、绝经期相鉴别。

(3)经色、经质异常

色淡红质稀,属血虚;色深红质稠,属血热;经色紫暗,夹有血块,兼小腹冷痛,属寒凝血瘀。

(4)行经腹痛

经期或行经前后,小腹周期性疼痛,或痛引腰骶,甚至剧痛不能忍受,称"痛经",又称"经行腹痛"。经前或经期小腹胀痛或刺痛,多因气滞或血瘀所致;小腹冷痛,遇温则减轻,多因寒凝或阳虚所致;经期或经后小腹隐痛,多因气血两虚所致。

2. 问带下

在正常情况下,妇女阴道内有少量乳白色、无臭的分泌物,有濡润阴道的作用。若带下过多、淋漓不断,或色质改变,或有臭味,即为带下病。问诊时应注意了解带下的量、色、质和气味等。

(1)白带

带下色白量多,质稀如涕,淋漓不绝,多因脾虚寒湿下注所致。

(2)黄带

带下色黄,质黏臭秽,多因湿热下注所致。

(3)赤白带

白带中混有血液,赤白杂见,多因肝经郁热所致。

一般而言,带下色白清稀、无臭,多属虚证、寒证;带下色黄或赤、黏稠臭秽,多属实证、热证。

3. 问胎产

已婚妇女平素月经正常,突然停经而无病理表现,脉象滑数冲和者,应考虑妊娠。妊娠妇女出现厌食、恶心、呕吐,甚则反复呕吐不能进食者,称为妊娠恶阻。妇女妊娠腰酸见红者,称为胎动不安,多为堕胎先兆,多因肾虚或为气血亏虚,亦可因外伤所致;产后恶露不净,多因气虚、血热、血瘀等原因引起;产后腹痛拒按,多为瘀血未净;产后潮热自汗,多为气阴两虚。

4. 问小儿

问小儿,是指小儿患者除一般问诊内容外,还应结合小儿的生长发育等生理特点,着重询问小儿出生前后及喂养、预防接种、传染病史、传染病接触史及易使小儿致病的原因等情况。

第四节 切 脉

切诊,包括脉诊和按诊两部分,是医生运用双手在病者体表部位进行触、摸、按、压,以了解病情的方法。

一、脉诊

(一)脉诊的概述

脉诊是医生运用手指端的触觉,切按病人动脉搏动以探测脉象,以了解病情的诊察方法。

1.脉诊的意义

脉,指脉道,是气血运行的道路。脉象是脉动应指的形象。血液流通于脉道中,在心气的推动下,环流周身,内至脏腑经络,外达四肢百骸,无所不到,运行不息。如内脏有病,会引起气血运行发生变化,就必然促成脉的改变,所以凡脏腑经络病变及气血盛衰,皆可影响心、血、脉,使它发生变化而从脉象上反映出来。因此,通过切脉,对于诊察脏腑气血的盛衰,判断疾病的病位、性质,推断疾病的进退预后,均有重要意义。

2.脉诊的原理

心主血脉,心脏搏动把血液输入血管而形成脉搏,心脏的搏动又赖于宗气的推动。血液循行脉管之中,环周不休,运行不息,除心脏的主导作用外,还必须有各脏器的协调配合。肺朝百脉,循行于全身的血液,均汇聚于肺,通过肺的宣发作用,使血液布散于全身;脾胃为气血生化之源,脾主统血,血液的循行,有赖脾气的统摄;肝藏血,主疏泄以调节循环血量;肾藏精,精化气,是人体阳气的根本,是各脏腑组织功能活动的原动力,肾精又可化血,是生成血液的物质基础之一。故脉象的形成不仅与心、脉、气、血有关,且与整体脏腑功能活动的关系亦很密切。

3.脉诊的部位

关于脉诊的部位,《素问·三部九候论》记载有三部九候诊法(即包括头、手、足的遍诊法),《伤寒论》有三部诊法(即人迎、寸口、趺阳脉诊法),《脉经》有"独取寸口"法。其中"独取寸口"法运用至今。

"寸口",又称"气口"或"脉口",即桡动脉腕后表浅部位,分寸、关、尺三部,掌后高骨(桡骨茎突)的部位为"关",关前为"寸",关后为"尺"。两手各有寸、关、尺三部,共六部脉,以分候各脏腑,大多数学者的观点是:右寸候肺,右关候脾胃,右尺候肾(命门);左寸候心,左关候肝胆,左尺候肾(图8-2)。

诊脉独取寸口的理论依据是:一是肺朝百脉,即五脏六腑、十二经脉气血的运行皆起于肺而止于肺,"寸口"是手太阴肺经的动脉,为气血会聚之处。二是手太阴肺经起于中焦,与足太阴脾经相通,脾胃为脏腑气血之源,因此,脏腑气血的盛衰情况,皆可反映于寸口。故切寸口脉可以诊察全身的病变。

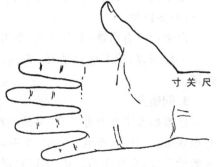

图8-2 诊脉寸关尺部位示意图

知识链接

寸口脉分候脏腑的原理,可以用乐器加以比拟说明。吹笛子时,笛管长度的不同,启闭不同的笛孔,使吹入的气流在管中产生不同类型的驻波,从而发出不同的声调,这与切寸口脉的原理是颇类似的。人的左右手寸口脉,也好像二胡的两根琴弦,而寸关尺则好比是不同的音阶,弹按不同的琴弦与音阶,会发出不同的声响。气血流过寸口这一特定部位时,在流体动力学上必然发生复杂的变化,受到内在各个脏器不同功能状态的影响。因此,寸口局部的脉象变化,是完全有可能反映出整个身体的生理病理信息的。

4.诊脉的方法与注意事项

(1)时间

诊脉的时间,最好是在清晨,但也不必拘泥。总之,要求一个安静的内外环境,避免运动、情绪的影响。每次诊脉的时间,不应少于五十动,即最好是3～4分钟。

(2)体位

患者取坐位或仰卧位,手臂放平和心脏近于同一水平,直腕,手心向上,并在腕关节下垫上脉枕。

(3)指法

医生以左手诊右脉,右手诊左脉。

定位 先将中指在掌后高骨(桡骨茎突)处以定关位,再以示指按在关前以定寸位,以无名指按在关后以定尺位。

布指 三指应呈弓形,指头齐平,以指腹接触脉体。布指的疏密与患者身长相适应,臂长则略疏,臂短则略密,以适中为度。三指平布同时切脉,称为"总按",为了有重点地了解某一部脉象,也可用一个手指候脉,这叫"单按"。

举按寻 这是诊脉运用指力的轻重和挪移,以探求脉象的一种手法。诊脉时,轻用力按在皮肤上为浮取,名曰"举";重用力按至筋骨为沉取,名曰"按";不轻不重,中等度用力按至肌肉为中取,名曰"寻"。寸、关、尺三部,每部有浮、中、沉三候,合称"三部九候"。诊脉必须仔细体会举、按、寻之间的变化。

调息 一呼一吸叫做一息,诊脉时,医生的呼吸要自然均匀,用一呼一吸的时间去计算患者脉搏的至数。

(二)正常脉象

1.正常脉象

正常脉象称为"常脉",又称"平脉"。表现为:一息脉来四到五至(每分钟70～80次),不浮不沉,不大不小,三部有脉,柔和有力,从容和缓,节律均匀。

2.正常脉象的特点

(1)有胃气

胃为水谷之海,是人体营卫气血之源,人之死生,决定于胃气的有无,脉亦以胃气为本。有胃的脉象特征是和缓、从容、流利。提示脾胃健旺。

(2)有神

心主血脉而藏神,脉之有神,是心气和血脉充盈的反映。有神的脉象特征是柔和有力、节律整齐。提示血气充盈,心神健旺。

(3)有根

元气是人体脏腑组织功能活动的原动力,是人体生命之根本,元气根于肾,脉之根亦在肾,肾气足,反映于脉象必有根。有根的脉象特征是尺脉有力、沉取不绝。提示肾气充足。

3.正常脉象的生理变异

由于内外因素的影响,平脉有时会出现生理变异,不作病脉论。

年龄:年龄越小,脉跳越快。婴儿脉急数,5～6岁的小儿脉常一息五到六至;青壮年体强,脉多有力;老年体弱,脉来亦弱。

性别:成年女性较成年男性脉象濡弱而略快,妊娠脉象多滑数。

体格:身高之人,脉位较长,矮小之人,脉位较短。瘦小之人,脉浮多见;肥盛之人,脉稍沉。

劳逸、饮食、情志:重体力劳动、剧烈运动、喝酒、饮食或情绪激动时,脉多快而有力;饥饿时,脉多较弱。

四季气候:平脉随四季气候的变化而有春弦、夏洪、秋毛(浮)、冬石(沉)的变化。

地理环境:北方之人脉多强实,南方之人脉多软弱。

此外,尚有个别人的脉象不见于寸口部位,而见于关后的,叫"反关脉";脉从尺部斜向虎口的,叫"斜飞脉",这是桡动脉位置生理性变异所致。

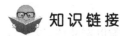 **知识链接**

构成脉象的要素

脉位:指脉动显现部位的浅深。

脉率:指脉搏的频率。

脉力:指脉搏的强弱。脉搏应指有力为实脉,应指无力为虚脉。

脉形:指脉的搏动形态,包括脉长、脉宽。脉长,指脉动应指的轴向范围长短,脉动范围超越寸、关、尺三部称为长脉,应指不及三部,称为短脉。脉宽,指脉动应指的径向范围大小,即手指感觉到脉道的粗细,脉道宽大的为大脉,狭小的为细脉。

脉势:指脉搏的趋势状态,包括脉流利度和脉紧张度。脉流利度,指脉搏来势的流利通畅程度。

脉律:指脉动的节律。

(三)常见病脉

反映疾病变化的脉象,即为病脉。一般来说,除了正常生理变化范围以及个体生理特异之外的脉象,均属病脉。近代认为常见病脉有二十八脉,现介绍最主要的十七种病脉,其他11种病脉在二十八种病脉分类比较(表)中简要述及,供学习参考。

1.浮脉

【脉象】轻取即得,重按稍减而不空,如水上漂木。

【主病】表证。亦主虚证。

【脉理】外邪袭表,卫气抗邪,则脉气鼓动于外,故脉应指而浮。但久病体虚,也见浮脉,多浮大而无力,为虚阳外越之重症,不可误作外感论治。

2.沉脉

【脉象】轻取不应,重按始得,如石沉水底。

【主病】里证。有力为里实,无力为里虚。

【脉理】病邪在里,气血内困,则脉象沉而有力;若阳气虚陷,不能升举,则脉沉而无力。

3.迟脉

【脉象】脉来迟慢,一息不足四至(相当于每分钟脉搏60次以下)。

【主病】寒证。有力为寒实,无力为虚寒。

【脉理】寒邪凝滞,或阳失温运,气血运行缓慢,故脉见迟缓。迟而有力,多为冷积实证;迟而无力,多属虚寒。但邪热结聚,阻滞血脉流行,也可见迟脉,但迟而有力,按之必实。

4. 数脉

【脉象】一息脉来五至以上(相当于每分钟脉搏在 90 次以上)。

【主病】热证。有力为实热,无力为虚热。

【脉理】邪热亢盛,气血运行加速,故见数象。实热内盛,正气不衰,邪正相争,则数而有力。久病阴虚,虚热内生,则数而无力。若虚阳外越而见数脉,必数大无力,按之豁然而空。

5. 虚脉

【脉象】三部脉举之无力,按之空虚。

【主病】虚证。

【脉理】气不足以运其血,故脉来无力,血不足以充于脉,则按之空虚,故虚脉包括气血两虚及脏腑诸虚。

6. 实脉

【脉象】三部脉举按皆有力。

【主病】实证。

【脉理】邪气亢盛而正气不虚,正邪相搏,气血壅盛,脉道坚满,故三部脉举按皆有力。

7. 洪脉

【脉象】脉来极大,状若波涛汹涌,来盛去衰。

【主病】气分热盛。

【脉理】内热充斥,脉道扩张,气盛血涌,故脉见洪象。若久病气虚、或虚劳、失血,久泻病症见洪脉,则多属邪盛正衰的危候。

8. 微脉

【脉象】极细极软,按之欲绝,若有若无。

【主病】阳衰少气,阴阳气血诸虚。

【脉理】阳衰气微,无力鼓动,血亏阴竭,脉失充盈,故见脉微。轻取之似无是阳气衰;重按之似无是阴气竭。久病脉微,是正气将绝;新病脉微主阳气暴脱。但邪不太深重者,或尚可救。

9. 细脉

【脉象】脉细如线,但应指明显。

【主病】气血两虚,诸虚劳损,又主湿病。

【脉理】脉细软无力,是气血虚衰所致,营血虚而不足以充脉故细,气不足而无以鼓动血脉故软弱无力。又湿邪阻遏脉道,亦出现细脉。

10. 濡脉

【脉象】浮而细软。

【主病】诸虚,又主湿。

【脉理】气血精伤,脉道不充,脉气失敛,故脉浮而细软。但湿邪侵袭,如夏日伤于暑湿,亦见濡脉。

11. 滑脉

【脉象】往来流利,如盘走珠,应指圆滑。

【主病】痰饮,食滞,实热。

【脉理】实邪壅盛于内,气实血涌,故脉来往流利,应指圆滑。平人脉滑而冲和,是营卫充实之象,故亦为平脉。妇女妊娠亦常见滑数,是气血充盛而调和的表现。

12. 涩脉

【脉象】往来艰涩不畅,如轻刀刮竹。

【主病】伤精,血少,气滞血瘀。

【脉理】精亏血少,不能濡养经脉,血行不畅,脉气往来艰涩,故脉涩无力。气滞血瘀,气机不畅,血行受阻,则脉涩而有力。

13. 弦脉

【脉象】端直而长,如按琴弦。

【主病】肝胆病,诸痛,痰饮,疟疾。

【脉理】弦是脉气紧张的表现。肝主疏泄,以柔和为贵。邪气滞肝,疏泄失常,气机不利,肝气不柔,而致脉来强劲挺直有力,故成弦脉。

14. 紧脉

【脉象】脉来绷急,状如牵绳转索。

【主病】寒,痛。

【脉理】寒主收引,受寒则脉道收缩而拘急,故见紧脉。剧痛时脉道多拘急不利,故亦常见紧脉。

15. 促脉

【脉象】脉来急数而时一止,止无定数。

【主病】阳盛实热,气血痰饮宿食停滞;亦主肿痛;亦主脏气虚弱,阴血衰少。

【脉理】阳邪亢盛,热迫血行或气血痰饮宿食肿痛停滞,邪正剧争,血行加速,故脉急数;阳盛热结,阴不和阳或气血痰饮宿食阻滞,脉气不续,故脉有歇止。凡气血、痰食、肿痛等实热证,均可见脉促有力。若真元耗竭,脏气虚弱,阴血衰少,脉气不相接续,则脉促而细小无力,多是虚脱之象。

16. 结脉

【脉象】脉来缓而时一止,止无定数。

【主病】阴盛气结,寒痰血瘀,癥瘕积聚。

【脉理】气、血、痰、食停滞及寒邪阻遏经络,致心阳被抑,脉气阻滞,故脉来迟滞中止。

17. 代脉

【脉象】脉来一止,止有定数,良久方来。

【主病】脏气衰微。亦主风证、痛证、惊恐。

【脉理】脏气亏损,元气不足,故脉不能接续,歇止时间较长且有定数而无力。代脉是脏气衰微,脾气将绝的征象。有时风证、痛证也见代脉,多属因病而致脉气不能衔接,其脉歇止而有力。

二十八种病脉分类比较见表 8-1。

表 8-1　二十八种病脉分类比较表

类别	脉名	脉象	主病
浮脉类	浮洪濡散芤革	轻取即得,重按稍减而不空	表证,亦主虚证
		指下极大如波涛汹涌,来盛去衰	热邪亢盛
		浮而细软	主虚,又主湿
		浮散无根,至数不齐	元气离散,脏腑之气将绝
		浮大中空,如按葱管	失血,伤阴
		浮而搏指,中空外坚,如按鼓皮	亡血,失精,半产,漏下
沉脉类	沉伏牢弱	轻取不应,重按始得	里证
		重按推筋著骨始得	邪闭,厥证,痛极
		沉按实大弦长	阴寒内实,疝气,癥瘕
		沉细极软	气血不足
迟脉类	迟缓涩结	脉来迟慢,一息不足四至	寒证
		一息四至,脉来怠缓	湿证,脾胃虚弱
		往来艰涩,如轻刀刮竹	气滞血瘀,精伤血少
		脉来缓慢,时见一止,止无定数	阴盛气结,寒痰血瘀,癥瘕积聚
数脉类	数促疾动	一息五至以上	热证
		脉来急数,时见一止,止无定数	阳盛实热,气血痰饮宿食停滞
		一息七至以上,脉来急疾	主阳极阴竭、元气将脱
		脉形如豆,厥厥动摇,滑数有力	疼痛,惊恐
虚脉类	虚微细代短	三部脉举之无力,按之空虚	虚证
		极细极软,似有似无,至数不明	阳衰少气,阴阳气血诸虚
		脉细如线,但应指明显	气血两虚,诸虚劳损,主湿
		脉来一止,止有定数,良久方来	脏气衰微,风痛证,惊恐
		首尾俱短,不及本位	气郁,气虚
实脉类	实紧滑长弦	三部脉举按均有力	实证
		往来流利,如盘走珠,应指圆滑	痰饮,食滞,实热
		脉来绷急,如转绳索	寒,痛,宿食
		首尾端直,超过本位	阳气有余,热证
		端直以长,如按琴弦	肝胆病,诸痛,痰饮,疟疾

(四)相兼脉

由于疾病的复杂性,脉象往往不是一脉独见,而是两种或两种以上的脉同时出现。这种由两种或两种以上单一或复合脉象相兼出现的脉,称为"相兼脉",又称"复合脉"。

此外,二十八脉中有些单一脉的本身即为复合脉,如濡脉就是由浮细脉组成;又如牢脉,是由沉大弦长脉组成。

临床常见的相兼脉与主病:

浮紧脉:主外感寒邪之表寒证,或风寒痹证疼痛。

浮缓脉:主风邪伤卫,营卫不和的太阳中风证。

浮数脉:主风热袭表的表热证。

浮滑脉:主表证挟痰,见于素体多痰湿而感外邪。

沉迟脉：主里寒证。

沉弦脉：主肝郁气滞，或水饮内停。

沉涩脉：主血瘀，尤常见于阳虚而寒凝血瘀者。

沉缓脉：主脾肾阳虚，水湿停留诸证。

沉细数脉：主阴虚内热证。

弦紧脉：主寒主痛，常见于寒滞肝脉，或肝郁胁痛。

弦数脉：主肝郁化火或肝胆湿热、肝阳上亢。

弦滑数脉：多见于肝火挟痰，肝胆湿热或肝阳上扰，痰火内蕴等证。

弦细脉：主肝肾阴虚或血虚肝郁，或肝郁脾虚等证。

滑数脉：主痰热、湿热或食积化热。

洪数脉：主气分热盛，多见于外感热病。

二、按诊

按诊就是医生用手直接触摸或按压或叩听患者的某些部位，以了解局部异常变化的一种诊病方法。按诊的内容包括按肌肤、按手足、按胸腹、按腧穴等。按诊对于进一步探明病变的部位及性质，尤其是胸腹部的疼痛、肿胀、痞块等，有着重要的意义。

按诊可见的异常情况有：

1.肌肤甲错

皮肤粗糙如鱼鳞，触之涩手，为瘀血内阻，血虚失荣所致。

2.水肿

按之凹陷，不能即起，为水湿内停，泛滥肌肤所致。

3.瘿瘤

颈前结喉处有肿物如瘤，或大或小，或单侧或双侧，可随吞咽上下移动，触摸可及。因肝郁气滞痰凝所致，或与地方水土有关。

4.瘰疬

颈侧颌下耳后，有肿块如豆，推之可移，累累如串珠，多由肺肾阴虚，虚火灼津，结成痰核或外感风火时毒，挟痰结于颈部所致。

5.臌胀

腹胀大如鼓状。若按之如囊裹水，有凹痕，侧叩声浊，为水臌；叩之声脆，无波动感，按之无凹痕，为气臌。

6.癥瘕或积聚

腹内肿块，按之有形而不移，痛处固定，为癥，为积，病在血分；腹内肿块，按之无形，聚散不定，痛无定处，为瘕，为聚，并在气分。

 学习小结

望、闻、问、切是中医诊断疾病的方法。望诊是对病体的全身或局部的神色形态、舌象、排出物等进行观察，以了解疾病的变化；闻诊是听患者声音及嗅病体气味，以了解病情；问诊是询问患者的自觉症状、病因、病情变化、诊治经过及既往史等情况，以了解病情；切诊是通过切脉、按胸腹等，以了解疾病的变化。运用四诊时，要把四诊有机地结合起来，切不可偏废。脉诊、舌诊虽是中医诊断的特殊方法,但不应把它神秘化,必须四诊合参,才能较全面掌握疾病的变化情况,从而为正确的诊治提出必要的依据。

 目标检测

一、单项选择题

1.患者瞳神呆滞,表情淡漠,反应迟钝,面色晦暗,应属于(　　)

A.少神　　　　　　　B.假神　　　　　　　C.神乱　　　　　　　D.失神

2.五色主病中,主虚证、湿证的是(　　)

A.白色　　　　　　　B.黄色　　　　　　　C.黑色　　　　　　　D.青色

3.下列既可见于热证,又可见于寒证的舌象是(　　)

A.红舌　　　　　　　B.绛舌　　　　　　　C.淡白舌　　　　　　D.紫舌

4.舌体软弱,无力屈伸者,称为(　　)

A.短缩舌　　　　　　B.痿软舌　　　　　　C.吐弄舌　　　　　　D.强硬舌

5.两颧潮红,见于(　　)

A.虚阳上越　　　　　B.阳虚发热　　　　　C.阴虚内热　　　　　D.阳明实热

6.以下哪一项病证不是"青色"的主病(　　)

A.瘀血证　　　　　　B.脾虚证　　　　　　C.寒证　　　　　　　D.惊风证

7.患者寒热往来、发无定时,见于(　　)

A.表证　　　　　　　B.半表半里证　　　　C.疟疾病　　　　　　D.厥阴病

8.身热不扬,午后热甚者,属于(　　)

A.湿温潮热　　　　　B.阴虚潮热　　　　　C.阳明潮热　　　　　D.骨蒸潮热

9.外感寒邪的患者常常出现(　　)

A.发热重,恶寒轻　　B.恶寒重,发热轻　　C.发热恶风俱轻　　　D.恶寒发热俱重

10.战汗产生的机制是(　　)

A.邪胜正衰　　　　　B.邪正剧争　　　　　C.正胜邪退　　　　　D.正邪俱衰

11.肾虚泄泻的患者,其便质异常多呈(　　)

A.大便稀溏　　　　　B.溏结不调　　　　　C.完谷不化　　　　　D.便黑如油

12.大便时干时稀,多见于(　　)

A.胃气亏虚　　　　　B.脾气亏虚　　　　　C.中气下陷　　　　　D.肝脾不调

13.根据经络的分布,分辨头痛的经络病位,头项痛者多属(　　)

A.阳明经　　　　　　B.太阳经　　　　　　C.少阳经　　　　　　D.厥阴经

14.消渴患者口渴饮水的特点是(　　)

A.口不渴饮　　　　　B.渴不多饮　　　　　C.口渴多饮　　　　　D.饮不欲咽

15.气血本虚,又为湿邪所困的患者,多见(　　)

A.濡脉　　　　　　　B.弱脉　　　　　　　C.迟脉　　　　　　　D.微脉

16.满面通红多见于下列何证(　　)

A.实热证　　　　　　B.阴虚证　　　　　　C.阳虚证　　　　　　D.戴阳证

17.痰少而黏、难于咯出者,多属(　　)

A.寒痰　　　　　　　B.湿痰　　　　　　　C.热痰　　　　　　　D.燥痰

18. 下列哪项常提示热极（　　）

A. 淡黄苔　　　　　B. 深黄苔　　　　　C. 焦黄苔　　　　　D. 黄腻苔

19. 神识不清、语无伦次、声高有力，多为（　　）

A. 郑声　　　　　　B. 谵语　　　　　　C. 独语　　　　　　D. 狂言

20. 惊风证的面色为（　　）

A. 黑色　　　　　　B. 黄色　　　　　　C. 白色　　　　　　D. 青色

二、多项选择题

1. 患者面现黄色，多由于（　　）

A. 脾虚　　　　B. 气血不足　　　C. 阳虚水寒　　　D. 湿邪内蕴　　　E. 气滞血瘀

2. 腻苔主病是（　　）

A. 湿浊　　　　B. 痰饮　　　　　C. 食积　　　　　D. 湿热　　　　　E. 顽痰

3. 囟陷多因（　　）

A. 气血虚衰　　B. 外感湿热　　　C. 吐泻伤津　　　D. 外感风热　　　E. 温病火邪

4. 既主寒证又主热证的舌苔是（　　）

A. 白苔　　　　B. 黄苔　　　　　C. 灰苔　　　　　D. 黑苔　　　　　E. 滑苔

5. 面色青主（　　）

A. 寒证　　　　B. 痛证　　　　　C. 瘀证　　　　　D. 惊风　　　　　E. 肾虚

6. 面色变白可见哪些病证（　　）

A. 虚证　　　　B. 寒证　　　　　C. 血脱　　　　　D. 夺气　　　　　E. 惊风

7. 芒刺舌常见于那些病证（　　）

A. 心火亢盛　　B. 胃肠热盛　　　C. 肾阴亏虚　　　D. 肝胆火旺　　　E. 肺阴亏虚

8. 黄腻苔的主病有（　　）

A. 食积热壅　　B. 痰湿胶结　　　C. 湿热内蕴　　　D. 热盛津伤　　　E. 痰饮化热

9. 精血亏虚所致疼痛的特点是（　　）

A. 空痛　　　　B. 灼痛　　　　　C. 隐痛　　　　　D. 冷痛　　　　　E. 胀痛

10. 下列那些多属肾气不固所致（　　）

A. 遗尿　　　　B. 癃闭　　　　　C. 小便涩痛　　　D. 余沥不尽　　　E. 小便失禁

三、简答题

1. 简述五色主病的内容。

2. 简述斑与疹的区别。

3. 比较哮与喘的异同。

4. 简述腐腻苔的特征及临床意义。

5. 根据头痛部位不同，如何辨别病在何经？

6. 寒热分为几种类型？各有何临床意义？

7. 简述尿量异常及其临床意义。

8. 简述口味异常的临床意义。

9. 简述正常脉象的特点。

10. 简述滑脉的脉象及主病。

第九章 辨 证

学习目标

【学习目的】 通过学习辨证有关知识,为后续各科的学习奠定基础。

【知识要求】 掌握八纲的概念,表里、寒热、虚实的辨证要点以及鉴别诊断;脏腑辨证的临床表现、辨证要点。熟悉气血津液辨证的临床表现。了解六经辨证、卫气营血辨证、三焦辨证的临床表现。

【能力要求】 具有初步辨证的能力,能为典型病例进行辨证分析。

辨证就是以脏腑、经络、病因、病机等基本理论为依据,分析、辨识疾病的证候。其方法有八纲辨证、脏腑辨证、气血津液辨证、经络辨证、六经辨证、卫气营血辨证与三焦辨证等。

第一节 八纲辨证

表、里、寒、热、虚、实、阴、阳八个辨证的纲领,称为"八纲"。通过对四诊所取得的材料进行综合分析,运用表、里、寒、热、虚、实、阴、阳进行辨证,以探求病位深浅、疾病性质、邪正盛衰、证候类别,归纳为八类证候,即"八纲辨证"。

八纲辨证把千变万化的病证,归纳为表或里、寒或热、虚或实、阴或阳四对纲领性证候,是中医各种辨证的总纲,适用于各科辨证,在诊断疾病过程中能起到执简驭繁、提纲挈领的作用。

一、八纲基本证候

(一)表里辨证

表里是辨别病变部位内外、病势深浅、病情轻重的一对纲领。表里是相对而言,一般地说,皮毛、肌腠、经络属表,脏腑、血脉、骨髓属里,经络中,三阳经属表,三阴经属里。外有病属表证,病位浅而病情轻;内有病属里证,病位深而病情重。从病势论,病邪由表入里,提示病邪由浅入深,病情加重;病邪由里出表,病情减轻。表里辨证适用于外感病。

1.表证

表证,是指六淫邪气侵犯人体皮毛、肌肤等浅表部位产生的证候。有起病急、病程短、病位浅的特点,常见于外感病的初期阶段。

【临床表现】发热恶寒(或恶风),舌苔薄,脉浮,可兼见头痛、四肢关节酸痛、鼻塞流涕、咳嗽等。

【证候分析】发热恶寒(或恶风),舌苔薄,脉浮为辨证要点。风、寒、暑、湿、燥、火等外邪侵袭体表,人体卫气抗邪,卫气被遏,温煦功能减弱则恶寒或恶风,卫气抗邪,邪正相争则发热。肺主皮毛,鼻为肺之窍,邪气从皮毛、口鼻而入肺,肺气失宣,故鼻塞、流涕、咳嗽。喷嚏、咽喉痒痛诸症常并见。邪气郁滞经络,则气血流行不畅,致头身疼痛。邪气在表,未伤及里,故舌苔可无变化,仍以薄白为主。正气奋起抗邪,脉气鼓动于外,故脉浮。"有一分恶寒便有一分表证"是表证辨证的关键。由于病邪及体质强弱的不同,表证又可分为表寒证、表热证、表虚证和表实证。

2. 里证

里证,与表证相对而言,指病变部位深,累及脏腑、气血、骨髓的一类证候,多见于外感病的中、后期或内伤病。其范围较广,一般来讲,里证的形成有三种情况:一是表证不解,病邪内传入里,侵及脏腑;二是外邪直接伤及脏腑;三是因情志内伤、劳逸过度、饮食不当等,引起脏腑、气血的功能失调所致。里证临床表现因病因病机的不同而有差异,以脏腑的证候为主。一般可分为里寒证、里热证、里虚证、里实证。

【临床表现】里证具有病因复杂、病位广泛、症状繁多的特点,各类里证的临床表现见寒热虚实辨证及脏腑辨证等章节。

3. 表证和里证的鉴别

辨别表证和里证,主要是审察寒热、舌象、脉象等证候的变化(表 9 - 1)。

表 9 - 1　表里证鉴别要点

鉴别点	表证	里证
寒热	发热恶寒并见	发热不恶寒或但寒不热
伴随症状	肌表症状明显:如头身疼痛、鼻塞、喷嚏等	内脏症状明显:如咳喘心悸、腹痛、泄泻等
舌象	变化不明显	多有变化
脉象	浮脉	沉脉或其他
病变特点	起病急,病程短,病位浅	起病缓,病程长,病位深

(二)寒热辨证

寒热是辨别疾病性质的纲领。寒热反映了疾病中机体阴阳的偏盛偏衰,正如《素问·阴阳应象大论》中"阳盛则热,阴盛则寒"及《素问·调经论》中"阳虚则外寒,阴虚则内热"。

1. 寒证

寒证,是指感受寒邪或阴盛阳虚,机体功能活动低下所表现的证候。多因感受寒邪;或内伤久病,耗伤阳气;或过服生冷,阴寒内盛而引起。

【临床表现】身寒肢冷,喜暖,口淡不渴,痰、涎、涕清稀,小便清长,大便溏薄,舌淡苔白润,脉紧或迟等。

【证候分析】阳气不足或外邪所伤,不能温煦形体,故见形寒肢冷、蜷卧、面色白;阴寒内盛,津液不伤,故口淡不渴;阳虚不能温化水液,则痰、涎、涕、尿等澄澈清冷;寒邪伤脾,或脾阳久虚,运化失司而见大便稀溏;阳虚不化,寒湿内生,则舌淡苔白而润滑;阳气虚弱,鼓动血脉运行之力虚弱,故脉迟;寒主收引,受寒则脉道收缩而拘急,故脉紧。

2. 热证

热证,是指感受热邪或阳盛阴虚,机体功能活动亢进所表现的证候。多因外感火热之邪、寒邪入里化热、七情过激郁而化热、饮食不节积蓄化热,或房室劳伤、阴虚阳亢所致。

【临床表现】发热,恶热喜冷,口渴喜冷饮,面赤,烦躁不宁,痰、涕黄稠,小便短赤,大便秘结,舌红苔黄、干燥少津,脉数等。包括表热、里热、虚热、实热等类型。

【证候分析】阳热偏盛,则恶热喜冷;热伤津,故小便短赤;津伤则需引水自救,所以口渴冷饮;火性上炎,则见面红目赤;热扰心神,则烦躁不宁;津液被阳热煎熬,则痰、涕等黄稠;火热灼伤血络,迫血妄行,则吐血衄血;肠热津亏,传导失司,则大便燥结。舌红苔黄为热象,舌干少津为伤阴;脉数为阳热亢盛之征。

3. 寒证和热证的鉴别

辨别寒证和热证,主要是审察寒热的喜恶,口渴与否,四肢的温凉,以及面色、二便、舌脉象等(表9-2)。

表9-2　寒证和热证的鉴别要点

证型	寒热	口渴	四肢	面色	二便	舌象	脉象
寒证	恶寒喜热	不渴	冷	白	小便清长 大便溏薄	舌淡苔白	紧或迟
热证	恶热喜冷	渴喜冷饮	热	红赤	小便短赤 大便干结	舌红苔黄	数

(三)虚实辨证

虚实是辨别邪正盛衰的一对纲领。实主要指邪气盛实,虚主要指正气不足。虚与实主要是反映病变过程中人体正气的强弱和致病邪气的盛衰。

1. 虚证

虚证,是指因人体正气不足而产生的各种虚弱证候。包括阴、阳、气、血、精、津以及脏腑虚损。

虚证的形成,有先天不足、后天失调两个方面,但主要是由后天失调和疾病耗损所致。平素体质虚弱(先天、后天不足),或因久病伤正,或因出血、大吐、大泻、大汗,或房劳过度伤精等原因,均可损伤正气,形成虚证。

虚证临床表现广泛,现仅以阳虚证、阴虚证、亡阳证、亡阴证为例说明。

(1)阳虚证

是指体内阳气虚弱所表现的证候。多因先天禀赋不足或年高或过劳气衰或久病、重病,或过食生冷,耗伤阳气所致。

【临床表现】神疲乏力,少气懒言,形寒肢冷,口淡不渴,小便清长,大便溏薄,面白无华,舌淡胖嫩,脉虚或沉迟。

【证候分析】本证多为气虚及阳,以气虚与寒象共见为辨证要点。气虚形神失养,则神疲乏力、少气懒言;气虚血不上荣,则面白无华、舌色淡白。阳虚不能温煦形体,则形寒肢冷;不能温化水湿,则口淡不渴、小便清长、大便溏薄、舌质胖嫩;不能推动血脉,则脉虚或沉迟。

(2)阴虚证

是指体内阴液不足所表现的证候。多因温病,或久病,或七情过极化火伤阴或汗、吐、下太过,或房劳过度耗伤阴液所致。

【临床表现】形体消瘦，口燥咽干，潮热盗汗，两颧潮红，五心烦热，大便秘结，小便短少，舌红少苔，脉细数。

【证候分析】本证以阴虚失润及虚火内扰为辨证要点。阴虚不能濡养形体，则形体消瘦；不能滋润官窍，则口燥咽干、大便秘结、小便短少；阴虚不能制阳，虚火内扰，则心烦、手足心热、潮热盗汗；虚火上炎，则两颧潮红、舌红少苔。阴血不足则脉细；内有虚热，则脉细兼数。

（3）亡阴证

是指体内阴液迅速大量消耗或丢失，而出现的阴液衰竭的危重证候。多因高热或吐泻过度，阴液大伤；或久病耗阴所致。

【临床表现】神情烦躁，面色潮红，呼吸短促，身热，手足温，汗出而黏，口渴喜冷饮，舌红而干，脉细数无力。

【证候分析】本证以神情烦躁，身热肢温，汗出如油，脉细数无力为辨证要点。阴主滋润，制约并涵纳阳气，其性静而宜内守。阴液亡失之后，宁静、滋润、内守和制约阳气的功能衰竭最为突出。故亡阴患者出现烦躁不安，口渴欲饮，气喘，汗出如油；阴液亡失，阳气偏亢，则四肢温和、舌红而干、脉细数无力。

（4）亡阳证

是指体内阳气暴脱，而出现阳气衰竭的危重证候。多因高热大汗或汗、吐、下太过气随津脱；或大量失血，气随血脱；或素体虚弱之人，过度劳累，消耗正气，复因情志剧烈波动，惊恐使阳气消亡；或久病，阳气逐渐消耗，终至亡阳。

【临床表现】精神淡漠，面色苍白，大汗淋漓，四肢厥逆，气息微弱，口不渴或渴喜热饮，舌淡，脉微欲绝。

【证候分析】本证以精神淡漠，大汗淋漓，四肢厥冷，脉微欲绝为辨证要点。亡阳，是机体阳气散失殆尽，表现为阳的功能骤然而极度衰竭。阳虚则温煦、推动、固摄卫外、兴奋等功能低下，阳亡则温煦、推动、固摄卫外、兴奋等功能衰竭。故见面色苍白，四肢逆冷，精神萎靡，畏寒蜷卧，脉微欲绝，大汗淋漓等垂危证候。

由于阴阳的互根关系，亡阴后阳无所附，可迅速导致亡阳；亡阳后阴无所固，亦可迅速出现亡阴。亡阴亡阳虽然最终相继出现，但由于其出现先后不同，因而主次有别，治法有异；同时亡阴亡阳转机亦在顷刻，因而需及时明辨。若辨证一差或救治稍迟，立见死亡。见表9-3。

表9-3 亡阴与亡阳的鉴别要点

证型	汗	神志	呼吸	面色	四肢	口渴	舌象	脉象
亡阴	大汗汗热而黏	神情烦躁	气粗短促	红赤	温	不渴	舌红干少苔	脉细数疾无力
亡阳	大汗汗冷而稀	神志淡漠或不清	气弱息微	苍白	冷	渴喜冷饮	舌淡苔白	脉微欲绝

2. 实证

实证，是指感受外邪，或痰饮、水湿、瘀血、食积、虫积等病邪结聚体内，所形成的各种临床证候的概括。

实证乃邪气盛，正气足，邪正剧争所致，故临床表现以有余、强烈、停聚为其特征。

【临床表现】由于病因和所及脏腑的不同,实证的临床表现多种多样。常见的有恶寒、吐泻、腹冷痛拒按或哮喘痰鸣或身热面赤、烦躁不安,甚至神昏谵语或腹痛拒按、大便干结,或下痢、里急后重,或小便不利,淋沥涩痛,舌质苍老,舌苔厚腻,脉沉实有力等。

【证候分析】外感寒邪,直中脾胃,损伤中阳,故恶寒、吐泻、腹冷痛拒按;寒邪直客肺脏,则哮喘痰鸣。阳热亢盛而见身热面赤,热入心包,故烦躁,甚至神昏谵语。实邪积于肠胃,腑气不通,则脘腹疼痛拒按、大便秘结。湿热阻滞肠胃,故见下痢、里急后重。水湿内停,气化不行而小便不利。湿热下注膀胱,则小便淋沥涩痛。实邪内积多见舌质苍老,舌苔厚腻。邪正相争,鼓动于血脉,故脉实有力。

3. 虚证和实证的鉴别

辨别虚证和实证,主要是审察病程及形体、气息、寒热、疼痛、面色、二便、舌脉象等证候的变化(表9－4)。

表9－4 虚证和实证的鉴别要点

证型	病程	面色	形体	声息	寒热	疼痛	大便	小便	舌象	脉象
虚证	长	淡白或颧红	消瘦	声低息微	形寒肢冷五心烦热	隐痛喜按	大便清稀或滑脱	小便清长	舌淡嫩少苔	无力
实证	短	满面通红	壮实	声高气粗	寒战壮热	剧痛拒按	便秘或下痢	小便不利、涩痛	舌老苔厚腻	有力

(四)阴阳辨证

阴阳是概括病证类别的两个纲领。

根据阴阳学说中阴与阳的基本属性,八纲辨证中,阴阳两纲又可以概括其他六纲。即表、热、实证属阳证;里、寒、虚证属阴证。所以,阴阳又是八纲中的总纲。

1. 阴证

阴证,是体内阳气虚衰、阴偏盛的证候,凡以抑制、沉静、衰退、晦暗等符合"阴"的一般属性的证候,称为阴证。里证、寒证、虚证等,归属为阴证。

【临床表现】不同的疾病,所表现的阴性证候不尽相同,各有侧重。一般常见为:面色暗淡,身重蜷卧,形寒肢冷,精神萎靡,倦怠无力,语声低怯,纳差,口淡不渴,或渴喜热饮,大便稀溏,小便清长。舌淡胖嫩,脉沉迟或弱或细涩。

【证候分析】精神萎靡,倦怠无力,声低是虚证的表现。形寒肢冷,口淡不渴,大便溏,小便清长是里寒的表现。舌淡胖嫩,脉沉迟、弱细均为虚寒舌脉。

2. 阳证

阳证是体内阳气亢盛、正气未衰的证候,凡以兴奋、躁动、亢进、明亮、病势急迫、善变等符合"阳"的一般属性的证候,称为阳证。表证、热证、实证等,一般归属为阳证。

【临床表现】不同的疾病表现的阳性证候也不尽相同。一般常见的有:面色红赤,发热,肌肤灼热,烦躁不安,语声粗浊或骂詈无常,喘促痰鸣,呼吸气粗,口干渴饮,大便秘结、奇臭,小便涩痛、短赤。舌质红绛,苔黄黑生芒刺,脉象浮数、洪大、滑实。

【证候分析】阳证是表证、热证、实证的归纳。恶寒发热并见为表证的特征。面色红赤,神烦躁动,肌肤灼热,口干渴饮为热证的表现。呼吸气粗,喘促痰鸣,语声粗浊,大便秘结等又是实证的表现。舌质红绛,苔黄黑起刺,脉洪大数滑实均为实热之征。

3.阴证与阳证的鉴别

阴证和阳证的概念极广,凡病在里、在血、属寒,正气不足,机体反应多呈衰退表现的为阴证。凡病在表、在气、属实、属热,邪气盛,正气未伤,机体反应多呈亢盛表现的为阳证。其鉴别可按望、闻、闻、切四诊对照区别(表9-5)。

表9-5 阴证与阳证的鉴别要点

证型	望诊	闻诊	问诊	切诊
阴证	萎靡不振,面色苍白或暗淡,身重蜷卧,倦怠无力,舌质淡而胖嫩,舌苔白润滑	声低少言,息弱,气短	畏寒喜暖,口不渴,或渴喜热饮,大便清稀,小便清长	腹痛喜按,身寒足冷,脉沉微细涩弱迟而无力
阳证	狂躁不安,面色潮红或满面通红,舌红绛,苔黄焦黑,甚生芒刺	声高多言,息粗喘促,狂言谵语	发热喜凉,口渴引饮,便秘,或下痢臭秽,小便短赤涩痛	腹痛拒按,身热足暖,脉浮洪数大滑实而有力

二、八纲证候间的关系

表里寒热虚实阴阳八纲证候,虽然各自概括着疾病某个方面的本质,然而疾病本质的各个方面之间是互相联系的。八纲证候间的相互关系,可归纳为证候相兼、证候错杂、证候转化及证候真假四个方面。

(一)证候相兼

证候相兼,是指八纲中,除对立两纲外的其他纲领的证候相兼并存。相兼证候的临床表现一般多是相关纲领证候的相加。

1.表证与寒热虚实相兼

(1)表寒证

是寒邪侵袭肌表所产生的证候。

【临床表现】恶寒重,发热轻,头身疼痛,无汗,流清涕,口不渴。舌质淡红,苔薄白而润,脉浮紧。

【证候分析】寒邪袭表,卫阳被遏,不能温煦肌表而恶寒;卫阳不宣,郁而发热;寒为阴邪,故恶寒重而发热轻。寒邪凝滞经脉,经气不利故头身疼痛。寒性收敛,腠理闭塞故无汗,脉浮紧是寒邪束表之象。

(2)表热证

多为风热病邪侵犯肌表而出现的证候。

【临床表现】发热,微恶风寒,头痛,咽喉疼痛,或有汗,流浊涕,口干微渴,舌边尖红,苔薄黄,脉浮数。

【证候分析】热邪犯表,卫气被郁,故发热恶寒。热为阳邪,故发热重而恶寒轻;热伤津则口干微渴。热性升散,腠理疏松则汗出,热邪上扰则头痛。舌边尖红赤,脉浮数均为温热在表之征。

（3）表虚证

是指风邪侵袭肌表或肺脾气虚，卫气不固，肌表疏松，经常自汗，易被外邪侵袭所出现的证候。

【临床表现】外感表虚：除有表证症状外，以恶风、有汗、脉浮、舌苔薄白为特征。内伤表虚：平时常自汗出，容易感冒，伴少气懒言，动则气喘，怠倦乏力，纳少便溏，舌淡苔白，脉细弱等。

【证候分析】外感风邪，正气卫外，阳气浮盛而发热；风为阳邪，其性开泄，故肌腠疏，玄府不固，而汗出恶风；风邪在表，故脉浮缓。内伤肺脾气虚，气虚则肌表疏松，卫气不固，而自汗；卫外力差，故常常感冒。肺脾气虚，则少气懒言，动则气喘，怠倦乏力，纳少便溏，舌淡白，脉细弱等。

（4）表实证

表实证，是指外邪侵入机体，阳气集于肌表，邪正相争，腠理密闭而出现的证候。多见于表寒证，但以头身疼痛、无汗、脉浮紧为特征。

2. 里证与寒热虚实相兼

（1）里虚证

是指由阴、阳、气、血、精、津液以及脏腑虚损所引起的证候。多见于气虚证、阳虚证、血虚证、阴虚证等。

（2）里实证

是指由外邪入里，结于胃肠，或体内气血郁结，痰饮内阻，食滞，虫积等引起的证候。症见腹痛拒按，便秘，溲赤涩痛，壮热，谵狂，声高气粗，舌老苔厚，脉沉实等。

（3）虚热证

是指体内阴液亏虚，虚热内生所表现的证候。多见于阴虚证。

（4）实热证

是指体内火热炽盛或表邪入里化热所表现的证候。

【临床表现】壮热喜凉，口渴喜冷饮，面红目赤，烦躁或神昏谵语，腹胀满痛拒按，大便秘结，小便短赤，舌红苔黄而干，脉洪滑数实。

【证候分析】热邪内盛，则见壮热喜凉；火热上炎，则面红目赤；热扰心神，轻者烦躁，重者神昏谵语；热结胃肠，则腹胀满痛拒按，大便秘结；热灼津液，则口渴喜冷饮、小便短赤；舌红苔黄而干为热邪之征；热为阳邪，鼓动血脉，所以脉象洪滑数实。

（5）虚寒证

是指体内阳气虚弱，推动无力，温化不足所表现的证候。多见于阳虚证。

（6）实寒证

是指寒邪直中脏腑，阻遏阳气所表现的证候。

【临床表现】畏寒喜暖，面色苍白，四肢欠温，腹痛拒按，肠鸣腹泻，或痰鸣喘嗽，口淡多涎，小便清长，舌苔白润，脉迟或紧。

【证候分析】寒邪直中脏腑，阻遏阳气，则畏寒喜暖，四肢不温；阴寒凝滞，经脉不通，不通则痛，故见腹痛拒按，阳气不能上荣于面，则见面色苍白；寒邪损伤中阳，脾失运化水湿，故肠鸣腹泻、口淡多涎。若为寒邪客肺，则痰鸣喘嗽。小便清长，舌苔白润，皆为阴寒之征。脉迟或紧，是寒凝血行迟滞的现象。

(二)证候错杂

证候错杂,是指八纲中相互对立的两纲证候同时并见。常见的有:

1. 表里同病

在同一患者身上,既有表证,又有里证,称为表里同病。包括表里俱寒、表里俱热、表里俱虚、表里俱实、表热里寒、表寒里热、表虚里实与表实里虚等。其因有三:一是初病即同时出现表证与里证的表现;二是表证未罢,又及于里;三是内伤病未愈而又感外邪。

2. 寒热错杂

在同一患者身上,既有寒证的表现,又有热证的症状,称为寒热错杂。包括表寒里热、表热里寒、上热下寒、上寒下热。究其因:一是先有内热,复感风寒之邪或先有里寒,复感风热之邪;二是外感寒邪入里化热而表寒未解或表热未解,误治伤阳;三是机体阴阳失调,出现寒热错杂。

3. 虚实夹杂

同一患者,同时存在虚证与实证的表现,即为虚实夹杂。包括虚证夹实,实证夹虚,虚实并重。其因有二:一是因实证邪气太盛,损伤正气,而致正气虚损;二是先有正气不足,无力祛除病邪,以致病邪积聚,或复感外邪。

(三)证候转化

证候转化,指八纲中相互对立的证候之间在一定条件下转化成对立的另一纲证候。常见的有:

1. 表里出入

(1)表邪入里

是指先出现表证,因表邪不解,内传入里,致使表证消失而出现里证。多因机体抵抗力下降,或邪气过盛,或护理不当,或失治误治所致。

(2)里邪出表

是指某些里证,病邪从里向外透达。多为治疗及时、护理得当,机体抵抗力增强,驱邪外出的结果。表明邪有出路,病情有向愈的趋势。

2. 寒热转化

(1)寒证转化热证

是指本为寒证,后出现热证,而寒证随之消失。多因机体的阳气偏盛,寒邪未能及时温散,或过服温燥药物,寒邪从阳化热所致。

(2)热证转化寒证

是指本为热证,后出现寒证,而热证随之消失。多因失治、误治,损伤阳气;或因邪气过盛,耗伤正气,正不胜邪,阳气衰弱所致。

寒热转化,反映邪正盛衰情况,由寒证转化为热证,提示人体正气尚盛,寒邪郁而化热;热证转化为寒证,多属邪盛正虚,正不胜邪。

3. 虚实转化

(1)实证转化虚证

是指本为实证,后为虚证,而实证随之消失。多因久病或失治、误治,正气大伤所致。

(2)虚证转化实证

是指正虚,脏腑功能失常,导致痰、食、血、水等凝结阻滞而为实证。本证因虚致实,亦属实证夹虚证。

(四)证候真假

证候真假,是指当疾病发展到严重阶段时,有时会出现与疾病本质相反的一些假象,掩盖疾病本质的真实性。"真"是指与疾病本质相符的证候;"假"是指与疾病本质不相符的某些表面现象。常见的有:

1. 寒热真假

(1)真热假寒

是指体内热极而体表反见某些"寒象"的证候。因阳热内盛、格阴于外所致,又称"阳盛格阴"。临床表现为四肢厥冷、脉沉等疑似寒象。但虽肢冷却不欲盖衣被,手足冷却胸腹灼热,不恶寒,反恶热,脉虽沉但数而有力,更见烦渴喜冷饮,口臭、咽干、谵语,小便短赤、大便干结或热痢下重,舌质红,苔黄而干等。

(2)真寒假热

是指体内寒极而体表反见某些"热象"的证候。因阴寒内盛、格阳于外所致,又称"阴盛格阳"。临床表现为身热、面红、口渴、脉大等疑似热象。但身热却欲盖衣被,口渴却喜热饮,而饮不多,脉大无力,更见四肢厥冷、小便清长、下利清谷、舌淡苔白等。

辨别寒热真假,必须透过现象看本质,在综合分析过程中,要抓住以下几点:①"假象"多出现在疾病的严重阶段。②"假象"多出现在四肢、皮肤及面色等方面;"真象"则以身体内部的症状及舌象、脉象等作为判断的主要依据。③"假象"和"真象"存在不同。如"假热"之面赤,是面色苍白中见两颧泛红如妆、游移不定;而"真热"之面赤却是满面通红。"假寒"之四肢厥冷,却胸腹部灼热、揭衣蹬被;而"真寒"之四肢不温,则往往身寒蜷卧、欲近衣被、近火取暖。

2. 虚实真假

(1)真实假虚证

是指病本属实证,却出现某些"虚赢"的症状,亦称"大实有赢状"。如热结肠胃、痰食壅滞、大积大聚之实证,却见神情沉静、身寒肢冷、脉沉伏或迟涩等症脉。然而,神情虽沉静,但语出则声高气粗;脉虽沉伏或迟涩,但按之有力;虽然形寒肢冷,但胸腹久按灼手。此证并非病体虚弱,而是实邪阻滞经络、气血不能外达之故。

(2)真虚假实证

是指病本属虚证,却出现某些"充实"的症状,亦称"至虚有盛候"。如素体脾虚、运化无力,却见腹部胀满而痛、脉弦等症脉。然而,腹部胀满,却有时减轻,不似实证的常满不减;虽有腹痛,但喜按;脉虽弦,但重按则无力。此证并非实邪阻滞,而是脾气虚弱所致。

 知识链接

虚实真假鉴别,古人多以舌、脉为依据。如《古今医案按·伤寒》言:"证有真假凭诸脉,脉有真假凭诸舌。果系实证,则脉必洪大躁疾,而重按愈有力者也。果系实火,则舌必干燥焦黄而敛束且坚牢者也。岂有重按全无脉者,而尚得谓之实证;满舌俱胖嫩者,而尚得谓之实火哉?"

第二节　气血津液辨证

气血津液辨证,是运用脏腑学说中气血津液的理论,分析气、血、津液所反映的各种证候的一种辨证方法。

气血津液辨证可分为气病辨证、血病辨证和津液病辨证。

一、气病辨证

气病常见气虚、气陷、气滞、气逆等证候。

(一)气虚证

气虚证,是指脏腑组织机能减退所表现的证候。常由久病体虚,劳累过度,年老体弱,营养不足等因素引起。

【临床表现】少气懒言,神疲乏力,头晕目眩,自汗,活动时诸证加剧。舌淡苔白,脉虚无力。

【证候分析】本证以全身机能活动低下的表现为辨证要点。元气亏虚,神失所养,则神疲乏力;气虚呼吸与发音无力,则气少懒言;气虚清阳不升,不能温养头目,则头晕目眩;气虚毛窍疏松,外卫不固则自汗;劳则耗气,故活动时诸症加剧;气虚无力鼓动血脉,血不上营于舌,而见舌淡苔白;运血无力,故脉象按之无力。

(二)气陷证

气陷证,是指气虚无力升举而反下陷的证候。常由气虚证进一步发展而来,或者劳动用力过猛、过久损伤某一脏气所致。

【临床表现】气虚证加上下陷证。即头晕眼花,少气倦怠,久泄久痢,腹部有坠胀感,脱肛或子宫脱垂等。舌淡苔白,脉弱。

【病机分析】本证以内脏下垂为主要诊断依据。气虚机能衰退,故少气倦怠。清阳之气不能升举,所以头晕目花。脾气不健,清阳不升,则久痢久泄。气陷于下,以致诸脏器失其升举之力,故见腹部坠胀、脱肛、子宫或胃等内脏下垂等证候。气血不足,则舌淡苔白、脉弱。

(三)气滞证

气滞证,是指人体某一脏腑,某一部位气机阻滞、运行不畅所表现的证候。多由情志不舒,或邪气内阻,或阳气虚弱、温运无力等因素导致气机阻滞所致。

【临床表现】胸胁脘腹等部位闷胀、胀痛、窜痛、攻痛、时轻时重,或部位移动,常随嗳气、矢气而减轻、多因情志变化而加重或减轻。脉弦,舌象正常。

【证候分析】本证以胀闷,疼痛为辨证要点。气主动,不宜静,气机以畅顺为贵,如有郁滞,轻则胀闷,重则疼痛,常攻窜发作。同时由于引起气滞的原因不同,因而胀、痛出现的部位也各有不同。如食积阻滞则脘腹胀闷疼痛;若肝气郁滞则胁肋窜痛。

(四)气逆证

气逆证,是指气机升降失常,逆而向上所引起的证候。临床以肺胃之气上逆和肝气升发太过的病变为多见。

【临床表现】肺气上逆,则见咳嗽喘息;胃气上逆,则见呃逆、嗳气、恶心、呕吐;肝气上逆,则见头痛、眩晕、昏厥、呕血等。

【证候分析】本证以气机逆而向上为辨证要点。肺气上逆,多因感受外邪或痰浊壅滞,使肺气不得宣发肃降,上逆而发喘咳。胃气上逆,可由寒饮、痰浊、食积等停留于胃,阻滞气机,或外邪犯胃,使胃失和降,上逆而为呃逆。嗳气、恶心、呕吐。肝气上逆,多因郁怒伤肝,肝气升发太过,气火上逆而见头痛、眩晕、昏厥;血随气逆而上涌,可致呕血。

二、血病辨证

血病常见血虚、血瘀、血热、血寒四种证候。

(一)血虚证

血虚证,是指血液亏虚,脏腑百脉失养,表现全身虚弱的证候。多因禀赋不足,或脾胃虚弱,生化乏源,或各种急慢性出血,或思虑过度,暗耗阴血,或瘀血阻络新血不生等所致。

【临床表现】面白无华或萎黄,唇色淡白,爪甲苍白,心悸失眠,头晕眼花,手足发麻,妇女经血量少色淡,经期错后或闭经。舌淡苔白,脉细无力。

【证候分析】本证以面色、口唇、爪甲失其血色及全身虚弱为辨证要点。人体脏腑组织,赖血液濡养,血盛则肌肤红润、体壮身强,血虚则肌肤失养,面唇爪甲舌体皆呈淡白色。血虚脑髓失养,则头晕眼花。心主血脉而藏神,血虚心失所养则心悸、失眠。经络失养致手足发麻,脉道失充则脉细无力。女子以血为用,血液充盈,月经按期而至,血液不足,经血乏源,故经量减少,经色变淡,经期迁延,甚则闭经。

(二)血瘀证

血瘀证,是指因瘀血内阻所引起的证候。多由寒邪凝滞血脉;或气滞血行不畅;或气虚推动无力,血液瘀滞;或外伤、跌仆,造成血溢脉外,不能及时排出和消散;或血热血结成瘀所致。

【临床表现】刺痛,痛有定处,拒按,常在夜间加剧。肿块在体表者,色呈青紫;在腹内者,紧硬按之不移,出血反复不止,色泽紫暗,中夹血块,或大便色黑如柏油。面色黧黑,肌肤甲错,口唇爪甲紫暗,或皮下紫斑。妇女常见经闭。舌质紫暗,或见瘀斑瘀点,脉象细涩。

【证候分析】本证以痛如针刺,痛有定处,拒按,肿块,唇舌爪甲紫暗,脉涩等为辨证要点。由于瘀血阻络,不通则痛,故疼痛是瘀血证候中最突出的一个症状。瘀血为有形之邪,阻碍气机运行,故疼痛剧烈如针刺,部位固定不移。由于夜间血行较缓,瘀阻加重,故夜间痛甚。积瘀不散而凝结,则可形成肿块,故外见肿块色青紫,内部肿块触之坚硬不消。瘀血阻络,血不循经,故出血反复不止,色泽紫暗,中夹血块,或大便色黑如柏油。瘀血阻滞皮下,则皮下紫斑。瘀血内阻,气血运行不利,肌肤失养,则见面色黧黑,肌肤甲错,口唇、爪甲紫暗等。瘀血内阻,冲任不通,则为经闭。舌体紫暗,脉象细涩,则为瘀血之象。

(三)血热证

血热证,是脏腑火热炽盛,热迫血分所表现的证候。多因烦劳、嗜酒、恼怒伤肝、房室过度等引起。

【临床表现】吐、衄、便、尿血及斑疹,妇女月经先期、量多、色深红,心烦,躁扰发狂,口干喜饮,身热以夜间为甚。舌红绛,脉细数。

【证候分析】本证以出血和全身热象为辨证要点。脏腑火热,内迫血分,血热沸腾,迫血妄行,血络受损,必见出血,由于所伤脏腑不同,故出血部位有异,肺络伤则咳血,胃络伤则吐血,膀胱络伤则尿血;血热妄行,则妇人月经量多而提前等;血分热盛,心神受扰,故烦躁,甚则发狂;血属阴,热入于内,入夜交争甚,所以身热以夜间为甚;阴血受灼,则口干喜饮;热盛耗津伤阴,不能充盈于脉,故脉细数。

血热证有内伤外感之别。此处所指血热证主要为内伤杂病。外感热病之血热证,详见"卫气营血辨证"。

(四)血寒证

血寒证,是指寒邪客于血脉,凝滞气机,血行不畅所表现的证候。常由外感寒邪而凝滞血脉,或阳虚生寒,不能温运血脉引起。

【临床表现】手足或少腹冷痛,肤色紫暗发凉,喜暖恶寒,得温痛减,妇女月经衍期,痛经,经色紫暗,夹有血块。舌紫暗,苔白,脉沉迟涩。

【证候分析】本证以手足局部冷痛,肤色紫暗为辨证要点。寒为阴邪,其性凝滞,寒邪客于血脉,则使气机凝滞。血行不畅,故见手足或少腹冷痛。血得温则行,得寒则凝,所以喜暖怕冷,得温痛减。寒凝胞宫,经血受阻,故妇女经期推迟,色暗有块。舌紫暗,脉沉迟涩,皆为寒邪阻滞血脉,气血运行不畅之象。

三、气血同病辨证

气血同病辨证,是用于既有气的病证,同时又兼见血的病证的一种辨证方法。

气为血之帅,血为气之母,气和血在生理上相互依存、相互资生、相互为用,在病理上相互影响,既见气病,又见血病,称为气血同病。气血同病常见的证候,有气滞血瘀、气虚血瘀、气血两虚、气不摄血、气随血脱等。

(一)气滞血瘀证

气滞血瘀证,是指气机郁滞而致血行不畅所出现的证候。多由情志不遂,或外邪侵袭,导致肝气久郁不解所引起。本证以情志不舒,同时伴有胸胁胀闷、刺痛为辨证要点。

(二)气虚血瘀证

气虚血瘀证,是指气虚运血无力,血行瘀滞所出现的证候。多由久病气虚或年高气衰所致。本证虚中夹实,以气虚证和血瘀证并见为辨证要点。

(三)气血两虚证

气血两虚证,是指气虚、血虚所引起的证候。多由久病不愈,气虚不能生血,或血虚无以化气所致。本证以气虚证与血虚证并见为辨证要点。

(四)气不摄血证

气不摄血证,是指因气虚而不能统血而失血的证候。多因久病气虚,失其摄血之功所致。本证以出血和气虚证共见为辨证要点。

(五)气随血脱证

气随血脱证,是指大出血时所引起阳气虚脱的证候。多由肝、胃、肺等脏器本有宿疾而脉道突然破裂,或外伤,或妇女崩中,分娩等引起。本证以大量出血时,随即出现气脱阳亡之症为辨证要点。

四、津液病辨证

津液病证,一般可概括为津液不足和水液停聚两个方面。

(一)津液不足证

津液不足证,是指由于津液亏少,失去其濡润滋养作用所出现的证候。多由燥热灼伤津液,或因汗、吐、下及失血等所致。

【临床表现】口渴咽干,唇燥而裂,皮肤干枯无泽,小便短少,大便干结,舌红少津,脉细数。

【证候分析】本证以皮肤、口、唇、舌、咽干燥及尿少、便干为辨证要点。由于津亏则使皮肤、口、唇、舌、咽失去濡润滋养,故呈干燥不荣之象。津伤则尿液化源不足,故小便短少;大肠失其濡润,故见大便秘结。舌红少津,脉细数皆为津亏内热之象。

(二)水液停聚证

水液停聚证,是指水液输布及排泄失常所引起的痰饮、水肿等病证。凡外感六淫,内伤脏腑皆可导致本证发生。

1.水肿证

水肿证,是指体内水液停聚,泛滥肌肤所引起的面目、四肢、胸腹甚至全身浮肿的病证。多由风邪外袭,或湿邪内阻,或脾虚不运或脾肾阳虚所致。

【临床表现】水肿尿少,或腹满如鼓,侧叩声浊,或心悸气喘。舌淡胖,苔白滑,脉沉弦。

【证候分析】肺主通调水道,脾主运化水湿,肾主水,若肺、脾、肾的功能失常,则水液停聚,泛溢于肌肤,可见水肿;停聚于腹腔,可见腹满如鼓,侧叩声浊;上凌心肺,可见心悸气喘。水液内停,气化失司,则尿少。舌淡胖,苔滑,脉沉弦为水湿内停之象。

 知识链接

阳水与阴水

临床水肿分为阳水、阴水两大类。

阳水　眼睑先肿,继而头面,甚至遍及全身,小便短少,皮肤薄而光亮。并兼有恶寒发热,身体疼痛,舌苔薄白,脉象浮紧。或兼见咽喉肿痛,舌红,脉象浮数。或全身水肿,按之没指,肢体沉重而困倦,小便短少,脘闷纳呆,呕恶欲吐,舌苔白腻,脉沉。发病较急,来势迅速,多为外感风邪,或水湿浸淫等因素引起。

阴水　身肿,腰以下为甚,按之凹陷不易恢复,脘闷腹胀,纳呆食少,大便溏稀,面白,神疲肢倦,小便短少,舌淡,苔白滑,脉沉缓无力。或水肿日益加剧,小便不利,腰膝冷痛,四肢不温,畏寒神疲,面色白,舌淡胖,苔白滑,脉沉迟无力。发病较缓,多脾虚或脾肾阳虚引起。

2.痰饮证

痰证和饮证是由于脏腑功能失调以致水液停滞所产生的病证。

(1)痰证

痰证,是指水液凝结,质地稠厚,停聚于脏腑、经络、组织之间而引起的病证。常由外感六淫,内伤七情,导致脏腑功能失调而产生。

【临床表现】咳嗽咯痰,痰质黏稠,胸脘满闷,纳呆呕恶,头晕目眩,或神昏癫狂,喉中痰鸣,或肢体麻木,或见瘰疬、瘿瘤、乳癖、痰核等。舌苔白腻,脉滑。

【证候分析】本证临床表现多端,所以古人有"诸般怪证皆属于痰"之说。痰阻于肺,宣降失常,肺气上逆,则咳嗽咯痰。痰湿中阻,气机不畅,则脘闷、纳呆呕恶等。痰浊蒙蔽清窍,清阳不升,则头晕目眩。痰迷心神,则见神昏,甚或发为癫狂。痰停经络,气血运行不利,可见肢体麻木。痰结皮下、肌肉,则可见瘰疬、瘿瘤、乳癖、痰核等。苔白腻,脉滑皆为痰湿之征。

(2)饮证

饮证,是指水饮质地清稀,停滞于脏腑组织之间所表现的病证。多由脏腑阳气虚衰等因素引起。

【临床表现】咳嗽气喘,痰多而稀,胸闷心悸,甚或倚息不能平卧,或脘腹痞胀,水声漉漉,泛吐清水,或胸胁胀闷作痛,咳喘、转侧引痛或小便不利,肢体浮肿,沉重酸困,或头晕目眩。苔白滑,脉弦。

【证候分析】本证主要以饮停心肺、胃肠、胸胁、四肢的病变为主。饮停心肺,称为"支饮";饮停胃肠,称为"痰饮";饮停胸胁,称为"悬饮";饮停四肢,称为"溢饮"。饮停心肺,肺气上逆则见咳嗽气喘,胸闷或倚息,不能平卧;水饮凌心,心阳受阻则见心悸。饮停胃肠,气机不畅,则脘腹痞胀,水声漉漉;胃气上逆,则泛吐清水。饮停胸胁,气机不利,肺气上逆,故胸胁胀闷作痛,咳喘、转侧引痛。水饮留滞于四肢肌肤,则肢体浮肿、沉重酸困、小便不利。饮阻清阳,则头晕目眩,饮为阴邪,故苔见白滑,饮阻气机,则脉弦。

第三节 脏腑辨证

脏腑辨证,是根据脏腑生理功能、病理表现,将四诊所收集的症状、体征等,进行综合分析,判断疾病所在的脏腑部位及其病性的一种辨证方法。

脏腑辨证,是中医辨证体系中的重要内容,是临床辨证的基本方法,是各科辨证的基础,具有广泛的适用性,尤其适用于内、妇、儿等科疾病的辨证。脏腑辨证的主要内容包括脏病辨证、腑病辨证及脏腑兼病辨证等。

一、心与小肠病辨证

心病辨证有虚实之分。虚证多由先天不足,或久病伤心,导致气、血、阴、阳不足;实证多由痰、火、寒、瘀、气郁等引起。

心病的常见症状:心悸、怔忡、心痛、心烦、失眠、多梦、健忘、神昏、谵语等。

小肠病辨证有小肠实热、小肠虚寒、小肠气痛等。小肠虚寒和小肠气痛,分别概括在"脾阳虚"和"寒滞肝脉",故本节只讨论小肠实热。

小肠病的常见症状:二便异常。

(一)心气虚证、心阳虚证、心阳暴脱证

心气虚、心阳虚与心阳暴脱证是心气不足、阳气虚衰以及阳气暴脱所表现的证候。因素体虚弱,或久病伤正,或因年高脏气衰弱,或暴病伤阳所致。

【临床表现】心悸怔忡,胸闷气短,动则加剧;神疲乏力,自汗,面色淡白,舌淡苔白,脉弱无力,或结、代,为心气虚。若兼见畏寒肢冷,心痛,舌淡胖,苔白滑,脉微细,为心阳虚。突然冷汗淋漓,四肢厥冷,呼吸微弱,面色苍白,口唇青紫,神志模糊,昏迷不醒,脉微欲绝,为心阳暴脱。

【证候分析】心气虚则心中空虚,故见心悸,甚则怔忡。宗气不足,胸闷气短,动则加剧。神疲乏力、自汗、面色淡白、舌淡苔白、脉弱无力为气虚之候。气虚及阳而致心阳虚衰,阳虚寒凝,心脉痹阻不通,故见心痛。畏寒肢冷,舌淡胖,苔白滑,脉微细,为心阳虚之征。心阳衰极,阳气暴脱而见亡阳证候。

总之,心气虚证以心悸、胸闷兼气虚症状为辨证要点。心阳虚证常由心气虚进一步发展而来,以心悸、胸闷或痛及阳虚证为辨证要点。心阳暴脱证以心阳虚和亡阳的临床表现为诊断依据,是心阳虚证进一步发展的结果,亦有因寒邪暴伤心阳或痰瘀阻塞心窍所致者。

(二)心血虚证与心阴虚证

心血虚与心阴虚证,是指由于心血不足,心阴亏虚,心失濡养所出现的证候。常由于先天禀赋不足,或失血过多,或久病或劳心太过,暗耗阴血等引起。

【临床表现】心悸怔忡、失眠、多梦,为共有症状。若兼见面色淡白无华,眩晕,健忘,口唇色淡,脉细弱,此为心血虚证;若兼见潮热,盗汗,五心烦热,颧红,舌红少苔,脉细数,此为心阴虚证。

【证候分析】心阴、心血不足,心失所养,则心神不宁而见心悸怔忡、失眠多梦。血虚失养,可见眩晕、健忘、面白无华、唇舌色淡、脉细弱等血虚证候。阴虚阳亢,可见五心烦热、盗汗、舌红、脉细数等阴虚证候。

(三)心火亢盛证

心火亢盛证,是指火热内炽,扰乱心神所表现的证候。多因情志抑郁化火;或火热之邪内侵;或过食辛辣刺激之品,久蕴化火所致。

【临床表现】心烦,失眠,口渴,便秘,尿黄,面红,舌尖红绛,苔黄,脉数有力。或口舌生疮、舌尖赤痛;或见小便短赤、灼热涩痛;或见吐血、衄血;或见狂躁谵语、神识不清。

【证候分析】心烦、吐衄、舌赤生疮、尿赤涩灼痛等症为辨证要点。心火炽盛,内扰心神,则心烦、失眠,或见狂躁谵语、神识不清。火热上炎,则面赤口渴,舌尖红绛,口舌生疮,赤烂疼痛。心火下移小肠,则小便赤涩灼痛。心火迫血妄行,可见吐血、衄血。火邪为病,故舌红、苔黄、脉数有力。

(四)心脉痹阻证

心脉痹阻证,是指心脏脉络在某些致病因素作用下痹阻不通所表现的证候。由年高体弱或久病正虚所致瘀阻、寒滞、痰凝、气郁而发病。

【临床表现】心悸怔忡,胸部憋闷疼痛,痛引肩背或内臂,时发时止。若痛如针刺,并见舌紫暗,或有瘀斑、紫点,脉细涩或结、代,为瘀阻心脉证。若闷痛甚,痰多,身重困倦,苔白腻,脉沉滑,为痰阻心脉证;若疼痛剧烈,突然发作,畏寒肢冷,得温痛减,舌淡苔白,脉沉迟或沉紧,为寒凝心脉证;若疼痛且胀,发作多与情绪变化有关,舌淡红或黯红,脉弦,为气滞心脉证。

【证候分析】本证以"悸""痛"为辨证要点。属本虚标实的虚实夹杂证。多因正虚阳气不足,心失所养而见心悸怔忡。继而因虚致实,导致瘀阻、痰聚、寒凝、气郁,使心脉痹阻,不通则痛,其疼痛常出现在心经循行部位。

(五)痰迷心窍证

痰迷心窍证,是指痰浊蒙闭心窍,神志异常所表现的证候。多由湿浊内留,久而化痰,或情志不畅,郁而生痰引起。

【临床表现】脘闷作恶,喉间痰鸣,语言不清,意识模糊,甚至不省人事,舌苔白腻,脉滑,为痰厥证。或癫证。或痫证。

【证候分析】本证为阴证,以痰多、神志不清或神乱为辨证要点。外感湿浊之邪,阻遏中焦,酝酿成痰,上蒙心窍而致痰厥证。情志不畅,气郁生痰,痰蒙心窍而致癫证。先天不足或脾胃亏虚,痰涎内伏,适逢肝风内动,痰随风升,上迷心窍,而致痫证。

(六)痰火扰心证

痰火扰心证,是指痰火扰乱心神所出现的证候。多因五志化火,灼液成痰,痰火内盛或外感邪热,热灼液熬为痰,热痰内扰所致。

【临床表现】发热气粗,面红目赤,痰黄稠,喉间痰鸣,狂躁谵语,舌红苔黄腻,脉滑数,或见失眠心烦,胸闷,痰多,头晕目眩,或见狂证。

【证候分析】本证属阳证,外感内伤皆可见到,外感热病以高热、痰盛、昏谵为辨证要点;内伤杂病,轻者以失眠心烦,重者以神志狂乱成为辨证要点。外感热病中,热邪亢盛,燔灼于里,炼液为痰,上扰心窍,而见发热气粗、面红目赤、痰黄稠、喉间痰鸣、狂躁谵语、舌红苔黄腻、脉滑数。内伤病中,因痰火扰心,而见失眠心烦、胸闷痰多、头晕目眩。若情志不遂,气郁化火,痰火互结,气机逆乱,心神失常,则发狂证。

(七)小肠实热证

小肠实热证,是指小肠里热炽盛、泌别清浊失职所表现的证候。多由于心热下移小肠所致。

【临床表现】心烦,口渴,口舌生疮,小便赤涩,尿道灼痛或尿血。舌红苔黄,脉数。

【证候分析】本证以心烦口舌生疮及小便赤涩灼痛为辨证要点。心火炽盛上炎,可见心烦失眠,面赤口渴,口舌生疮。心与小肠相表里,心热下移小肠,泌别清浊失职,故小便赤涩、尿道灼痛或尿血。舌红苔黄,脉数,为里热之象。

二、肺与大肠病辨证

肺病辨证有虚实之分,虚证多见气、阴不足,实证多由风寒燥热等邪气侵袭或痰湿阻肺所致。

肺病的常见症状:咳嗽、气喘、胸痛、咯痰、咯血等。

大肠病辨证有大肠湿热、大肠津亏以及大肠虚寒等。其中大肠湿热较为常见,故本节只讨论大肠湿热。

大肠病的常见症状:便秘或泄泻。

(一)肺气虚证

肺气虚证,是指肺气不足和卫表不固所表现的证候。多由久病咳喘,或气的生化不足所致。

【临床表现】咳喘无力,气少不足以息,动则益甚,神疲体倦,少气懒言,声音低怯,痰清稀,面色白;或自汗畏风,易于感冒。舌淡苔白,脉虚弱。

【证候分析】本证以咳喘无力,气少不足以息和全身机能活动减弱为辨证要点。肺主气,司呼吸,肺气虚,宗气不足,则咳喘气短,气少不足以息,动则耗气,所以喘息益甚。肺气虚不能输布津液,聚而成痰,随肺气上逆,故咳痰清稀。肺气虚,不能宣发卫气于肌表,腠理不固,故自汗、畏风,易于感冒。气虚失养,故神疲体倦,声音低怯,少气懒言,面色白,舌淡苔白,脉虚弱。

(二)肺阴虚证

肺阴虚证,是指肺阴不足,虚热内生所表现的证候。多由久咳伤阴,痨虫袭肺,或热病后期阴津损伤所致。

【临床表现】干咳无痰,或痰少而黏,甚则痰中带血,口燥咽干,形体消瘦,午后潮热,五心烦热,盗汗,颧红,声音嘶哑。舌红少津,脉细数。

【证候分析】本证以干咳无痰,或痰少而黏,甚则痰中带血和阴虚证共见为辨证要点。肺阴不足,肺失清肃,肺气上逆则干咳无痰,或痰少而黏;肺络受灼,络伤血溢则痰中带血。阴虚失润,则口燥咽干,声音嘶哑。阴虚火旺,则见形体消瘦,午后潮热,五心烦热,盗汗,颧红,舌红少津,脉细数等阴虚证候。

(三)外邪犯肺证

外邪犯肺证,是指外感六淫邪气,肺卫受病所表现的证候。临床以咳嗽,咯痰,兼表证为特征。常见的有:风寒束肺证、风热犯肺证、燥邪犯肺证,其鉴别见表9-6。

表9-6　外邪犯肺各证鉴别

证型	病因病机	主证	兼证
风寒束肺证	外感风寒,肺气被束	咳嗽,痰稀色白	兼风寒表证
风热犯肺证	外感风热,肺失清肃	咳嗽,痰稠色黄	兼风热表证
燥邪犯肺证	外感燥邪,肺失滋润	干咳无痰,或痰少而黏,不易咳出,甚或胸痛咯血	兼表证

(四)寒邪客肺证

寒邪客肺证,是指寒邪内客于肺所表现的证候。

【临床表现】咳嗽,气喘,痰稀色白,形寒肢冷。舌淡苔白,脉迟缓。

【证候分析】本证以咳嗽气喘突然发作,并见寒象,如形寒肢冷、舌淡苔白、脉迟、痰稀色白等为辨证要点。寒邪客于肺,阳气被郁,肺气上逆,则为咳喘;寒属阴,故痰稀色白;阴寒阻滞,则见形寒肢冷、舌淡苔白、脉迟等寒象。

(五)热邪壅肺证

热邪壅肺证,是指热邪内壅于肺所表现的证候。多因温热之邪由口鼻而入,或风寒、风热之邪入里化热,内壅于肺所致。

【临床表现】咳嗽,痰稠色黄,气喘息粗,壮热,口渴,心烦,甚则鼻翼扇动,或咳血、衄血;或胸痛,咳吐脓血腥臭痰。大便秘结,小便短赤,舌红苔黄,脉数。

【证候分析】本证以咳嗽气喘,痰稠色黄与里实热证共见为辨证要点。热邪壅肺,炼液为痰,肺失清肃而上逆则为咳嗽,气喘息粗,痰稠色黄。痰热交阻,气道不利,肺气郁闭,则鼻翼扇动。如热伤肺络,则咳血、衄血;痰热阻滞,则出现胸痛;热壅血腐化脓,则咳吐脓血腥臭痰。里热炽盛,则见壮热、口渴、心烦、大便秘结、小便短赤、舌红苔黄、脉数等里实热证候。

(六)痰湿阻肺证

痰湿阻肺证,是指痰湿阻滞肺系所表现的证候。多由脾气亏虚,或久咳伤肺,或感受寒湿等引起。

【临床表现】咳嗽痰多,质黏色白易咯,胸闷,甚则气喘痰鸣。舌淡苔白腻,脉滑。

【证候分析】痰湿阻肺证以咳嗽,痰多,质黏,色白,易咯为辨证要点。有慢性、急性之分。慢性者为脾气亏虚,湿聚为痰,上渍于肺;急性者为寒湿袭肺,肺不布津,积而为痰;痰湿阻肺,肺失宣降,肺气上逆,故咳嗽多痰,痰液黏腻色白易于咯出。痰湿阻滞,肺气不利,则为胸痛,甚则气喘痰鸣。舌淡苔白腻、脉滑,是痰湿内阻之征。

(七)大肠湿热证

大肠湿热证,是指湿热内侵大肠所表现的证候。多由感受湿热或饮食不慎所致。

【临床表现】腹痛,下痢脓血,里急后重,或暴注下泻,色黄而臭,肛门灼热,小便短赤,或恶寒发热或但热不寒,舌红苔黄腻,脉濡数或滑数。

【证候分析】湿热内阻,不通则痛,故腹痛;湿热交蒸,热伤血络,肉腐成脓,故下痢脓血,里急后重;湿热下注,大肠传导失司,清浊不分,故暴注下泄,色黄而臭;湿热郁蒸,故小便短赤,舌红苔黄腻。若外感湿热,表证未解,则恶寒发热;饮食不慎,则仅有里热,故但热不寒;湿重于热,脉濡数,热重于湿,则脉滑数。

三、脾与胃病辨证

脾病辨证,有虚实之分,但以虚证居多,以脾气不足,阳气虚衰,中气下陷,统血无权为常见。

脾病常见的症状:食少,腹胀,便溏,浮肿,出血等。

胃病辨证,亦有寒热虚实之不同,但以实证多见,以受纳腐熟功能障碍,胃气上逆为主要病变。

胃病常见的症状:胃脘痛,呕吐,嗳气,呃逆等。

(一)脾气虚证

脾气虚证,是指脾气不足,运化功能减弱所表现的证候。多因饮食失调,劳累过度,以及其他急慢性疾患耗伤脾气所致。

【临床表现】纳少,腹胀,饭后尤甚,大便溏薄,肢体倦怠,少气懒言,面色萎黄或白,形体消瘦或浮肿,舌淡苔白,脉缓弱。

【证候分析】本证以纳少、腹胀、便溏与气虚证共见为辨证要点。脾气不足,运化失健,故纳少、腹胀、便溏;食后脾气亦困,腹胀愈甚。气虚失养,则见肢体倦怠,少气懒言,面色萎黄或白,形体消瘦或浮肿,舌淡苔白,脉缓弱等气虚证候。

(二)脾阳虚证

脾阳虚证,是指脾阳虚衰,阴寒内盛所表现的证候。多由脾气虚发展而来,而过食生冷,或肾阳虚,火不生土亦可导致脾阳虚证。

【临床表现】腹胀纳少,腹痛喜温喜按,畏寒肢冷,大便溏薄清稀,或肢体困重,或周身浮肿,小便不利,或白带量多质稀,舌淡胖,苔白滑,脉沉迟无力。

【证候分析】本证以脾气虚证和寒象表现为辨证要点。脾气虚,运化失健,则腹胀、纳少、便溏。气虚及阳,脾阳虚衰,寒凝气滞,故腹痛喜温喜热,畏寒肢冷。脾阳虚衰,寒湿内生,外溢则肢体困重,周身浮肿,小便不利;下注则大便溏薄清稀,甚则完谷不化或白带量多质稀。舌淡胖苔白滑,脉沉迟无力,皆为阳虚湿盛之征。

(三)中气下陷证

中气下陷证,是指脾气亏虚,升举无力反下陷所表现的证候。由脾气虚进一步发展,或劳累过度,或久泄久痢所致。

【临床表现】脘腹重坠作胀,食后尤甚,或便意频数,肛门坠重;或久痢不止,甚或脱肛;或子宫下垂;或小便浑浊如米泔。伴见气少乏力,声低懒言,肢体倦怠,头晕目眩。舌淡苔白,脉弱。

【证候分析】本证以脾气虚证和内脏下垂为辨证要点。脾气上升,能升发清阳和升举内脏,气虚升举无力,内脏无托,故脘腹重坠作胀,便意频数,肛门坠重,或下利不止而脱肛或子宫下垂。脾主散精,脾虚水谷精微不能正常输布而反下流膀胱,故小便浑浊如米泔。气虚失养,则见少气乏力,肢体倦怠,声低懒言,头晕目眩,舌淡苔白,脉弱等气虚证候。

(四)脾不统血证

脾不统血证,是指脾气亏虚不能统摄血液所表现的证候。多由久病脾虚,或劳倦伤脾等引起。

【临床表现】便血,尿血,肌衄,齿衄,或妇女月经过多,崩漏等。常伴见食少便溏,神疲乏力,少气懒言,面色无华,舌淡苔白,脉细弱等症。

【证候分析】本证以脾气虚证和出血共见为辨证要点。脾气亏虚,统血无权,则血溢脉外。溢于肠胃,则为便血;渗于膀胱,则见尿血;溢于肌肤,则为肌衄;由齿龈而出,则为齿衄。脾虚统血无权,冲任不固,则妇女月经过多,甚或崩漏。食少便溏,神疲乏力,少气懒言,面色无华,舌淡苔白,脉细弱等症,皆为脾气虚弱之证候。

 知识链接

　　脾病虽以虚证居多,但临床亦有实证,常因湿邪困脾所致。若湿从寒化,则形成寒湿困脾证。临床表现为脘腹痞闷胀痛,食少便溏,泛恶欲吐,口淡不渴,头身困重,面色晦黄,或肌肤面目发黄,黄色晦暗如烟熏,或肢体浮肿,小便短少。舌淡胖苔白腻,脉濡缓。若湿从热化,则形成湿热蕴脾证。临床表现为脘腹痞闷,纳呆呕恶,肢体困重,便溏尿黄,或面目肌肤发黄,色泽鲜明如橘子,皮肤发痒,或身热起伏,汗出热不解。舌红苔黄腻,脉濡数。

(五)胃阴虚证

胃阴虚证,是指胃阴不足,胃失濡养所表现的证候。多由胃病久延不愈,或热病后期阴液未复,或平素嗜食辛辣,或情志不遂,气郁化火使胃阴耗伤而致。

【临床表现】胃脘隐痛,饥不欲食,口燥咽干,大便干结,或脘痞不舒,或干呕呃逆。舌红少津,脉细数。

【证候分析】本证以胃脘隐痛,饥不欲食,脘痞,或干呕和阴虚证共见为辨证要点。胃阴不足,胃阳偏亢,虚火内扰,故脘部隐痛,饥不欲食;胃失滋润,胃失和降,可见脘痞不舒或干呕呃逆。口燥咽干,大便干结,舌红少津,脉象细数,是阴虚之象。

(六)食滞胃脘证

食滞胃脘证,是指食物停滞胃脘所表现的证候。多由饮食不节,暴饮暴食,或脾胃素弱,运化失健等因素引起。

【临床表现】胃脘胀闷疼痛,嗳气吞酸或呕吐酸腐食物,吐后胀痛得减,或矢气便溏,泻下物酸腐臭秽。舌苔厚腻,脉滑。

【证候分析】本证以胃脘胀闷疼痛,嗳腐吞酸或呕吐为辨证要点。胃气以降为顺,食停胃脘,胃气郁滞,则脘部胀闷疼痛。胃失和降而上逆,故见嗳气吞酸或呕吐酸腐食物。吐后实邪得消,胃气通畅,故胀痛得减。食浊下移,积于肠道,可致矢气频频,臭如败卵,泻下物酸腐臭秽。舌苔厚腻,脉滑为食浊内积之征。

(七)胃寒证

胃寒证,是指阴寒凝滞胃腑所表现的证候。多由过食生冷,腹部受凉,或劳倦伤中,复感寒邪所致。

【临床表现】胃脘冷痛,轻则绵绵不已,重则拘急剧痛,遇寒加剧,得温则减,口淡不渴,口泛清水,或呕吐,或伴见胃脘水声漉漉,舌苔白滑,脉弦或迟。

【证候分析】本证以胃脘冷痛,或呕吐和寒象共见为辨证要点。寒邪在胃,胃阳被困,故胃脘冷痛。寒则邪更盛,温则寒气散,故遇寒痛增而得温痛减。胃气虚寒,水饮不化,饮停于胃,可闻胃部漉漉水声;寒为阴邪,阴不耗液,故口淡不渴;水饮不化随胃气上逆,可见口泛清水;舌苔白滑,脉弦或迟是内有寒饮的表现。

(八)胃热证

胃热证,是指胃中火热炽盛所表现的证候。多因平素嗜食辛辣,化热生火,或热邪内犯,或情志不遂,气郁化火等所致。

【临床表现】胃脘灼痛,或吞酸嘈杂,食入即吐,或渴喜冷饮,消谷善饥,或牙龈肿痛溃烂,齿衄,口臭,大便秘结,小便短赤,舌红苔黄,脉滑数。

【证候分析】本证以胃脘灼痛,或吞酸嘈杂,或消谷善饥,或牙龈肿痛或口臭和热象共见为辨证要点。热炽胃中,故胃脘灼痛。肝经郁火横逆犯胃,则吞酸嘈杂,呕吐,或食入即吐。实火消谷,则消谷善饥;胃经络于龈,胃火循经上炎,故见牙龈肿痛,口臭;热邪灼伤血络,可见齿衄。渴喜冷饮,大便秘结,小便短赤,舌红苔黄,脉滑数,为实热之征。

四、肝与胆病辨证

肝病辨证有虚实之分,虚证多见肝血虚、肝阴不足。实证多见于气郁火盛以及湿热、寒邪侵犯等。

肝病的常见症状:胸胁、乳房、少腹胀痛窜痛,情志抑郁易怒,头晕胀痛,肢体麻木,手足抽搐或震颤,目疾,月经不调,睾丸胀痛等。

胆病辨证,常见胆郁痰扰、肝胆湿热。

胆病的常见症状:口苦,黄疸,失眠和胆怯易惊等。

(一)肝气郁结证

肝气郁结证,是指肝失疏泄,气机郁滞而表现的证候。多因情志抑郁,或突然的精神刺激等引起。

【临床表现】胸胁或少腹胀闷窜痛,胸闷喜太息,情志抑郁易怒,或梅核气,或瘿瘤,或癥瘕。妇女可见乳房作胀疼痛,痛经,月经不调,甚则闭经。

【证候分析】本证以情志抑郁,肝经所过部位胀闷疼痛等及气滞证共见作为辨证要点。肝气郁结,经气不畅,故胸胁、乳房、少腹胀闷疼痛或窜痛。肝主疏泄,调节情志,若气机郁结,不得疏泄条达,则情志抑郁;久郁不解,失其柔顺舒畅之性,故情绪急躁易怒。气郁生痰,痰随气逆,循经上行,若搏结于咽,咽之不下,吐之不出,则见梅核气,若积聚于颈项则为瘿瘤。气病及血,气滞血瘀,冲任不调,故月经不调或经行腹痛,甚则闭经;气聚血结,可酿成癥瘕。

(二)肝火上炎证

肝火上炎证,是指肝经火盛炎上所表现的证候。多因情志不遂,肝郁化火,亦或热邪内犯等引起。

【临床表现】头晕胀痛,面红目赤,口干口苦,急躁易怒,不眠或恶梦,胁肋灼痛,便秘尿黄,耳鸣如潮,耳内肿痛、流脓,或吐血衄血,舌红苔黄,脉弦数。

【证候分析】本证以胁痛、头痛、目赤、耳鸣等及实热证共见为辨证要点。肝火循经上攻头目,故头晕胀痛、面红目赤;肝胆互为表里,肝热传胆,胆气循经上溢,则口苦;津为热灼,则口干;肝失条达柔顺,所以急躁易怒;火热内扰,神魂不安,以致失眠、恶梦;肝火内炽,致胁肋部灼热疼痛;热盛耗津,故便秘尿黄;足少阳胆经入耳中,肝热移胆,循经上冲,则耳鸣如潮;热蒸耳道,可致耳内红肿热痛,甚则化脓。火伤络脉,血热妄行,可见吐血衄血。舌红苔黄,脉弦数,为肝经实火炽盛。

(三)肝血虚证

肝血虚证,是指肝血不足,失于濡养所表现的证候。多因脾肾亏虚,生化不足,久病耗伤肝血,或失血过多所致。

【临床表现】眩晕耳鸣,面白无华,爪甲不荣,夜寐多梦,目昏或雀目;肢体麻木,关节拘急不利,肌肉跳动,手足震颤,妇女常见月经量少、色淡,甚则经闭。舌淡,苔白,脉弦细。

【证候分析】本证以眩晕、目昏、肢麻震颤、经少色淡及血虚证共见为辨证要点。肝血不足,不能上荣于头面,故眩晕耳鸣、面白无华;爪甲失养,则见干枯不荣;血不足以安魂定志,故夜寐多梦;肝开窍于目,目失所养,故目昏,或雀盲。肝主筋,血虚筋脉失养,则见肢体麻木、关节拘急不利、手足震颤、肌肉跳动等虚风内动之象。妇女肝血不足,不能充盈冲任之脉,故月经色淡、量少,甚至闭经。舌淡舌白,脉弦细,为肝血虚之象。

(四)肝阴虚证

肝阴虚证,是指肝阴不足,虚热内扰所表现的证候。多由情志不遂,气郁化火,或久病、温热病后期等耗伤肝阴引起。

【临床表现】头晕耳鸣,两目干涩,面部烘热,胁肋灼痛,五心烦热,潮热盗汗,口咽干燥,或见手足蠕动。舌红少津,脉弦细数。

【证候分析】本证以头晕、目涩、胁痛、手足蠕动及阴虚证共见为辨证要点。肝阴虚,头目失养,则头晕耳鸣、两目干涩;筋脉失养,则手足蠕动。阴虚阳亢,虚火上炎,则见面部烘热;虚火内灼,则见胁肋灼痛。五心烦热,潮热,盗汗,口咽干燥,舌红少津,脉细数均为阴虚内热之象。弦脉主肝病。

(五)肝阳上亢证

肝阳上亢证,是指肝肾阴虚,不能制阳,致使肝阳偏亢所表现的证候。多因情志过极或肝肾阴虚,致使阴不制阳,水不涵木引起。

【临床表现】眩晕耳鸣,头目胀痛,面红目赤,急躁易怒,心悸健忘,失眠多梦,腰膝酸软,头重脚轻。舌红少苔,脉弦有力或弦细数。

【证候分析】本证以肝阳亢于上,肾阴亏于下为辨证要点。肝肾之阴不足,则肝阳亢逆无制,气血上冲,故眩晕耳鸣、头目胀痛、面红目赤;肝失柔顺,故急躁易怒;阴虚心失所养,神不得安,则见心悸健忘、失眠多梦;腰为肾之府,肝肾阴虚,筋脉失养,故腰膝酸软;阳亢于上,阴亏于下,上盛下虚,故头重脚轻,飘浮不稳;舌红少苔、脉弦有力或弦细数,为肝肾阴虚、肝阳亢盛之征。

(六)肝风内动证

肝风内动证,是指眩晕欲仆、震颤、抽搐等"动摇"症状为主要表现的证候。临床上常见肝阳化风、热极生风、阴虚动风、血虚生风。

1.肝阳化风证

肝阳化风证,是指肝阳亢逆无制而表现动风的证候。多因肝肾之阴久亏,肝阳失潜而暴发。

【临床表现】眩晕欲仆,头摇而痛,项强肢颤,语言謇涩,手足麻木,步履不正,或猝然昏倒,不省人事,口眼㖞斜,喉中痰鸣,半身不遂,舌强不语,舌红苔白或腻,脉弦有力。

【证候分析】本证以素有肝阳上亢证而突然出现风动的症状为辨证要点。肝肾之阴素亏,不能潜藏肝阳,肝阳化风,肝风内旋,上扰头目,则眩晕欲仆,或头摇不能自制;气血随风阳上逆,壅滞络脉,故头痛;风动筋挛,则项强肢颤;肝脉络舌本,风阳扰络,则语言謇涩;肝肾阴虚,筋脉失养,故手足麻木;风动于上,阴亏于下,上盛下虚,故步履不正;风阳暴升,挟痰上扰,清窍被蒙,则见突然昏倒、不省人事;风痰流窜脉络,经气不利,可见口眼㖞斜、半身不遂;痰阻舌根,则舌体僵硬,不能言语;痰随风升,则喉中痰鸣。舌红为阴虚之象,白苔表示邪尚未化火,腻苔为挟痰之征,脉弦有力是风阳扰动之征。

2.热极生风证

热极生风证,是指热邪亢盛引动肝风所表现的证候。多由邪热亢盛,燔灼肝经,热闭心神而发病。

【临床表现】高热,按之灼手,神昏,躁扰如狂,手足抽搐,颈项强直,甚则角弓反张,两目上视,牙关紧闭。舌红或绛,脉弦数。

【证候分析】本证以高热、手足抽搐、颈项强直为辨证要点。热邪蒸腾,充斥肌肤,故高热,按之灼手如焚。热入心包,心神昏愦,则神昏、躁扰如狂;热灼肝经,津液受烁,引动肝风,而见手足抽搐、颈项强直、角弓反张、牙关紧闭、两目上视等筋脉挛急的表现。热邪内犯营血,则舌色红绛、脉象弦数,为肝经火热之征。

3.阴虚动风证

阴虚动风证,是指阴液亏虚,筋脉失养,引动肝风所表现的证候。多由外感热病后期阴液耗损,或内伤久病、阴液亏虚引起。以手足蠕动及阴虚证共见为辨证要点。详见"肝阴虚证"。

4.血虚生风证

血虚生风证,是指血虚筋脉失养所表现的动风证候。多由急慢性出血过多,或久病血虚所引起。以肢体麻木,关节拘急不利,肌肉跳动,手足震颤及血虚证共见为辨证要点。详见"肝血虚证"。

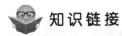 **知识链接**

凡肝病出现动风的征象,多为急病、重病。肝阳化风临床最为常见,系由肝肾阴虚、肝阳亢逆失制而成,以眩晕欲仆、项强肢颤、手足麻木或猝然昏倒,口眼歪斜,半身不遂,舌强不语为特征,属阴虚阳亢(或上实下虚)之重证;热极生风因热邪伤津耗液,筋脉挛急所致,以高热伴见手足抽搐有力、颈项强直为诊断要点,属实热证;血虚生风与阴虚动风均由阴血亏虚,筋脉失养而成,以手足麻木、震颤或蠕动为其风动的特点,均属虚证。

(七)寒凝肝脉证

寒凝肝脉证,是指寒邪凝滞肝脉所表现的证候。多因感受寒邪而发病。

【临床表现】少腹牵引睾丸坠胀,冷痛,或阴囊收缩引痛,受寒则甚,得热则缓。舌苔白滑,脉沉弦或迟。

【证候分析】本证以少腹牵引阴部坠胀冷痛为辨证要点。肝脉绕阴器,抵少腹,寒凝经脉,气血凝滞,故见少腹牵引睾丸冷痛。寒为阴邪,性主收引,筋脉拘急,可致阴囊收缩引痛。寒则气血凝滞,热则气血通利,故疼痛遇寒加重,得热则减。阴寒内盛,则苔见白滑,弦主肝病,迟为阴寒,是寒滞肝脉之征。

(八)肝胆湿热证

肝胆湿热证,是指湿热蕴结肝胆所表现的证候。一般由感受湿热之邪,或偏嗜肥甘厚腻,酿湿生热,或脾胃失健,湿邪内生,郁而化热引起。

【临床表现】胁肋胀痛灼热,或有痞块,口苦,腹胀,纳呆呕恶,大便不调,小便短赤,舌红苔黄腻,脉弦数。或寒热往来,或身目发黄鲜明,或阴囊湿疹、瘙痒,或睾丸肿胀热痛,或带下黄臭,外阴瘙痒等。

【证候分析】本证以胁肋胀痛,纳呆,或黄疸,舌红苔黄腻,脉弦数为辨证要点。湿热蕴结肝胆,肝失疏泄,气滞血瘀,故胁肋胀痛,或见痞块;胆气上溢,可见口苦;胆汁外溢,则身目发黄鲜明。肝木侮土,脾胃升降失调,故纳少、腹胀、呕恶、大便不调、小便短赤。肝脉绕阴器,湿热随经下注,则见阴部湿疹、瘙痒或睾丸肿胀热痛,妇女则见带下黄臭、外阴瘙痒等。舌红苔黄腻,脉弦数,是湿热内蕴肝胆之征。

 知识链接

肝胆湿热证与湿热蕴脾证鉴别要点

肝胆湿热证与湿热蕴脾证均可以出现面目一身俱黄,鲜如橘色的黄疸,其区别在于,湿热蕴脾证病变部位在中焦,以脘腹痞胀、呕恶厌食、便溏不爽等运化功能障碍为主症;肝胆湿热证以肝胆疏泄障碍,胆汁外溢的胁肋胀痛灼热、口苦泛恶,或寒热往来等症状为特征。在临床常见湿热蕴脾,郁蒸肝胆而转化为肝胆湿热证。

(九)胆郁痰扰证

胆郁痰扰证,是指胆失疏泄,痰热内扰所表现的证候。一般由情志不遂,气郁生痰化火而引起。

【临床表现】胆怯易惊,惊悸失眠,烦躁不安,头晕目眩,耳鸣,口苦呕恶,胸闷,善太息。舌红苔黄腻,脉弦滑数。

【证候分析】本证以胆怯易惊,烦躁不安,惊悸失眠为辨证要点。气机郁滞,生痰化火,痰热上扰故头晕目眩、耳鸣。胆为清静之腑,痰热内扰,则胆气不宁,心神失守,故见胆怯易惊、惊悸失眠、烦躁不安。胆气郁滞,则见胸闷善太息。热蒸胆气上溢则口苦;胆热犯胃,胃失和降,则泛恶呕吐。舌苔黄腻,脉象弦滑数,为痰热内蕴之象。

五、肾与膀胱病辨证

肾病辨证,以虚证居多,常见肾阳虚、肾阴虚、肾精不足、肾气不固、肾不纳气等证。

肾病的常见症状:腰膝酸软而痛、耳鸣耳聋、发白早脱、齿牙动摇、阳痿遗精、精少不育、经少经闭,以及水肿、二便异常等。

膀胱病辨证,多见湿热证。

膀胱病常见症状:尿频、尿急、尿痛,或尿闭或遗尿,或小便失禁等。

(一)肾阳虚证

肾阳虚证,是肾中阳气不足,命门火衰,温化失职所表现的证候,多由素体阳虚,或年老肾亏,或久病伤肾,以及房劳过度等因素引起。

【临床表现】腰膝酸软而痛,畏寒肢冷,尤以下肢为甚。精神萎靡,头目眩晕,面色白或黧黑,舌淡胖苔白,脉沉弱。或性欲减退,男子阳痿不举,女子宫寒不孕,或大便久泄不止,甚则完谷不化,五更泄泻;或小便频数清长,夜尿多或浮肿,腰以下为甚,按之凹陷不起,甚则腹部胀满、全身肿胀、心悸咳喘。

【证候分析】本证以腰膝酸软而痛,性欲减退,男子阳痿不举,女子宫寒不孕,久泄不止,小便频数清长,夜尿多,浮肿及阳虚症状为辨证要点。腰为肾之府,肾主骨,肾阳衰,不能温养腰府及骨骼,则腰膝痠软疼痛;肾处下焦,阳气不足,阴寒盛于下,则两足发冷明显。肾主生殖,肾阳不足,命门火衰,则生殖机能减退,男子则阳痿不举,女子则宫寒不孕。命门火衰,火不生土,则脾失健运,故久泄不止,完谷不化或五更泄泻。肾阳不足,则肾的蒸腾气化作用减弱,水液内停,溢于肌肤而为水肿;水湿趋下,肾处下焦,故腰以下肿甚,按之凹陷不起;水湿内停,阻滞气机,则腹部胀满;水气凌心,心阳受损,则心中悸动不安;上逆犯肺,宣降失常,则咳嗽气喘。畏寒肢冷,精神萎靡,头目眩晕,面色白或黧黑,舌淡胖苔白,脉沉弱为阳虚温化失职所致。

(二)肾阴虚证

肾阴虚证,是肾阴亏虚,虚热内扰所表现的证候,多由久病伤肾或禀赋不足,房事过度或过服温燥劫阴之品所致。

【临床表现】腰膝酸痛,眩晕,耳鸣,失眠多梦,男子阳强易举、遗精,妇女经少经闭,或见崩漏,形体消瘦,潮热盗汗,五心烦热,咽干颧红,小便黄,大便干。舌红少苔,脉细数。

【证候分析】本证以腰膝酸痛,眩晕耳鸣,男子阳强易举、遗精,妇女经少经闭,或见崩漏和阴虚症状共见为辨证要点。肾主骨生髓,肾阴不足,骨骼失养,故腰膝酸痛;髓海亏虚,则眩晕、耳鸣。肾水亏虚,水火失济则心火偏亢,致心神不宁,而见失眠多梦。阴虚则相火妄动,而阳强易举;君火不宁,扰动精室,故遗精。阴亏则经血来源不足,所以经量减少,甚至闭经。阴虚内热,迫血妄行,可致崩漏。形体消瘦,潮热盗汗,五心烦热,咽干颧红,小便黄,大便干,舌红少苔,脉细数等症为阴虚内热之征。

(三)肾精不足证

肾精不足证,是指肾精亏损,生长发育及生殖功能减退所表现的证候。多因禀赋不足,先天发育不良,或后天调养失宜,或房劳过度,或久病伤肾所致。

【临床表现】小儿发育迟缓,身材矮小,智力和动作迟钝,囟门迟闭,骨骼痿软。男子精少不育,女子经闭不孕,性功能减退。成人早衰,发白齿摇,耳鸣,耳聋,健忘恍惚,动作迟缓,足痿无力,精神呆钝等。

【证候分析】本证以小儿发育迟缓,成人早衰,生殖功能减退,以及精亏症状共见为辨证要点。肾藏精,主骨生髓,为生长发育之本。肾为先天之本,精不足则无以化气生血,充肌长骨,故小儿发育迟缓,身材矮小;无以充髓实脑,致智力迟钝;精亏髓少,骨骼失养,则囟门迟闭,骨骼疲软,成人早衰。肾主生殖,肾精亏,则性功能低下,男子见精少不育,女子见经闭不孕。肾之华在发,肾精不足,发失所养,故头发早白;齿为骨之余,失精气之充养,故齿摇;耳为肾窍,脑为髓海,肾精不足则髓海空虚,故见耳鸣耳聋,健忘恍惚,精神呆钝。"肾生骨髓,髓生肝"(《素问·阴阳应象大论》),又因肝肾同源,肝藏血,肾藏精,精血同源,相互滋生和转化,所以,肾精不足,会影响到肝,而肝主筋,则筋骨疲惫,动作迟缓,足痿无力。

(四)肾气不固证

肾气不固证,是指肾气亏虚,固摄无权所表现的证候。多因年高肾气亏虚,或年幼肾气未充,或房劳过度,或久病伤肾所致。

【临床表现】腰膝酸软,小便频数而清,或尿后余沥不尽,或遗尿、小便失禁,或夜尿频多,神疲,听力减退。男子滑精早泄,女子月经淋漓不尽,白带量多清稀,胎动易滑。舌淡苔白,脉沉弱。

【证候分析】本证以腰膝酸软,小便频数而清,小便失禁,滑精早泄,女子经带量多,胎动易滑及气虚的症状为辨证要点。腰为肾之府,肾主骨,肾气亏虚,不能濡养腰府及骨骼,故腰膝酸软。肾气亏虚,膀胱失约,故小便频数而清长,小便失禁,遗尿,夜尿频多,尿后余沥不尽。肾气不足,则固摄无权,精关不固,精易外泄,出现滑精早泄。肾气亏虚,冲任不固,则见带下清稀量多,月经淋漓不尽;任脉失养,胎元不固,易造成滑胎。肾气亏虚,脑髓不充,耳窍失养,故神疲,听力减退。舌淡苔白,脉沉弱,为肾气虚衰之象。

(五)肾不纳气证

肾不纳气证,是指肾气虚衰,气不归元所表现的证候。多由久病咳喘,肺虚及肾,或劳伤肾气所致。

【临床表现】久病咳喘,呼多吸少,气不得续,动则喘息益甚,神疲。腰膝酸软,声音低怯,舌淡苔白,脉沉弱。或喘息加剧,冷汗淋漓,肢冷,面青,脉浮大无根;或气短息促,面赤,心烦,咽干口燥,舌红,脉细数。

【证候分析】本证以久病咳喘,呼多吸少,气不得续,动则益甚和肺肾气虚表现为辨证要点。肾主纳气,为气之根,肾气亏虚,摄纳无权,呼多吸少,气不得续,动则益甚。神疲,舌淡苔白,脉沉弱,为气虚之征。若阳气虚衰欲脱,则喘息加剧,冷汗淋漓,肢冷面青,脉见浮大无根。肾虚不能纳气,则气短息促。肾气不足,久延伤阴,阴虚生内热,则见面赤心烦,咽干口燥,舌红,脉细数。

(六)膀胱湿热证

膀胱湿热证,是湿热蕴结膀胱,气化不利所表现的证候。多由感受湿热,或饮食不节,湿热内生,下注膀胱所致。

【临床表现】尿频尿急,排尿艰涩,尿道灼痛,尿黄赤,短少,或尿血,或有砂石,小腹痛胀迫急,或伴见发热,腰酸胀痛,舌红苔黄腻,脉滑数。

【证候分析】本证以尿频,尿急,尿痛为辨证要点。湿热蕴结膀胱,热迫尿道,故尿频尿急,排尿艰涩,尿道灼痛。湿热内蕴,膀胱气化失司,故尿液黄赤。湿热伤及血络则尿血。湿热久郁不解,煎熬尿中杂质而成砂石。湿蕴郁蒸,热淫肌表,可见发热。舌红苔黄腻,脉滑数为湿热内蕴之象。

六、脏腑兼病辨证

凡两个或两个以上脏器同时发病者,即为脏腑兼病。

一般来说,脏腑兼病,在病理上有着一定的内在规律,只要具有表里、生克、乘侮关系的脏器,兼病较常见。脏腑兼证,证候极为复杂,但一般以脏与脏、脏与腑的兼证常见。具有表里关系的病变,已在五脏辨证中论述,以下就其他脏与脏、脏与腑的常见兼证进行论述。

(一)心肾不交证

心肾不交证,是指心肾水火既济失调所表现的证候。多由久病伤阴,房事不节,思虑过度,情志久郁化火,或外感热病心火独亢等引起。

本证以心烦不寐,腰酸梦遗及阴虚证共见为辨证要点。

(二)心肾阳虚证

心肾阳虚证,是指心肾两脏阳气虚衰,阴寒内盛所表现的证候。多由劳倦内伤,或久病不愈所致。

本证以心悸,浮肿及虚寒证共见为辨证要点。

(三)心肺气虚证

心肺气虚证,是指心肺两脏气虚所表现的证候。多由久病咳喘,耗伤心肺之气,或禀赋不足,年高体弱等因素引起。

本证以咳喘无力,心悸胸闷与气虚证共见为辨证要点。

(四)心脾两虚证

心脾两虚证,是指心血不足,脾气虚弱所表现的证候。多由病久失调,或劳倦思虑,或慢性出血而致。

本证以心悸失眠,面色萎黄,神疲食少,腹胀便溏,月经不调为辨证要点。

(五)心肝血虚证

心肝血虚证,是指心肝两脏血液亏虚所表现的证候。多由久病体虚,或思虑过度暗耗阴血所致。

本证以心悸,失眠,目涩,目昏,肢麻和血虚证共见为辨证要点。

(六)肝火犯肺证

肝火犯肺证,是指肝经气火上逆犯肺所致的证候。一般由郁怒伤肝,或肝经热邪上逆犯肺所致。

本证以胸胁部灼痛,急躁易怒,目赤,口苦,咳嗽为辨证要点。

(七)肝脾不调证

肝脾不调证,是指肝失疏泄,脾失健运所致的证候。多由情志不遂,郁怒伤肝,或饮食不节,劳倦伤脾而引起。

本证以胸胁胀满窜痛,急躁易怒,腹胀,纳呆,便溏为辨证要点。

(八)肝胃不和证

肝胃不和证,是指肝失疏泄,胃失和降而致的证候。多由情志不遂,气郁化火,或寒邪内犯肝胃而发病。

本证临床常见有两种表现,一是肝火犯胃,以脘胁胀痛、吞酸嘈杂、舌红苔黄为辨证要点;一是寒邪内犯肝胃,以巅顶痛、吐涎沫、舌淡苔白滑为辨证要点。

(九)肝肾阴虚证

肝肾阴虚证,是指肝肾两脏阴液亏虚所致的证候。多由久病失调,房事不节,或情志内伤等引起。

本证以腰膝酸软,胁痛,耳鸣,遗精与阴虚证共见为辨证要点。

(十)脾肾阳虚证

脾肾阳虚证,是指脾肾两脏阳气亏虚所致的证候。多由久病、久泻或水邪久停,或脾肾久病耗气伤阳,导致肾阳虚衰不能温养脾阳,或脾阳久虚不能充养肾阳,而致脾肾两脏阳虚而成。

本证以腰膝、下腹冷痛,久泻不止,浮肿等与虚寒证并见为辨证要点。

(十一)脾肺气虚证

脾肺气虚证,是指脾肺两脏气虚所致的证候。多由久病咳喘,肺虚及脾;或饮食劳倦伤脾,脾虚及肺所致。

本证主要以咳喘,纳少、腹胀便溏与气虚证共见为辨证要点。

(十二)肺肾阴虚证

肺肾阴虚证,是指肺、肾两脏阴液不足所致的证候。多由久咳肺阴受损,肺虚及肾或肾阴亏虚,肾虚及肺所致。

本证以久咳痰少,腰膝酸软,遗精等症与阴虚证共见为辨证要点。

第四节　六经辨证

六经辨证,是《伤寒论》辨证论治的纲领,它将外感病演变过程中所表现的各种证候,以阴阳分纲,分成三阴三阳两大类,作为论治的基础。根据疾病发展过程中不同阶段的病变特点和不同性质分三阳为太阳病证、阳明病证和少阳病证;分三阴为太阴病证、少阴病证和厥阴病证。

六经辨证与经络、脏腑关系密切。三阳病证以阳经和六腑病变为基础,三阴病证以阴经和五脏病变为基础。所以六经病证基本概括了脏腑和十二经的病变。由于脏腑经络是不可分割的整体,故六经病证又常常会出现合病、并病、相互传变的证候。见表 9-7。

表9-7 六经辨证简表

类别	证型		主要症状	舌象	脉象
太阳病	经证	表虚证	发热、恶风、汗出、头项强痛	苔薄白	浮缓
		表实证	恶寒发热、无汗、头项强痛、身痛腰痛、喘息	苔薄白	浮紧
	腑证	蓄水证	发热恶风、汗出、小便不利、口渴	苔薄白	浮
		蓄血证	少腹急结或硬满、小便自利、其人如狂	舌质紫	沉涩
阳明病	经证	热炽阳明	大热、大汗、大渴	苔黄燥	洪大
	腑证	热结肠道	腹满硬痛、拒按、大便秘结	苔黄燥或焦黄起刺	沉实
少阳病	半表半里证		往来寒热,胸胁苦满,默默不欲饮食,喜呕口苦,咽干目眩	苔薄白	弦
太阴病	脾阳虚衰		腹满而痛、喜按、食欲不振、吐泻	舌淡苔白	缓弱
少阴病	寒化证		恶寒蜷卧,四胺厥冷,下利清谷	舌淡苔白	沉微
	热化证		心烦不眠、口燥咽干	舌尖红	沉细数
厥阴病	蛔厥证		腹痛绕脐或右上腹痛,时作时止,呕吐或吐蛔,痛剧时四肢厥冷	舌面红点	微或伏
	寒逆干呕头痛证		干呕或吐涎沫,头痛以颠顶为甚,四肢不温	苔白滑	沉弦

第五节 卫气营血辨证

卫气营血辨证,是将温热病病变过程中所表现的证候,分为卫分、气分、营分、血分四类不同证候,借以判断温病发展过程中病位的深浅,病情的轻重的一种辨证方法。主要用于外感温热病的辨证。

卫气营血与脏腑关系密切。卫分证主表,病在肺与皮毛,气分证主里,病在胸膈、肺、胃、肠、胆等脏腑;营分证是邪入心营,病在心与包络,血分证则热已深入肝肾,重在动血耗血。

卫气营血证候在一定条件下可传变,其传变的一般规律是卫—气—营—血分。见表9-8。

表9-8 卫气营血辨证简表

证型	病理	临床表现	辨证要点
卫分证	温邪客表肺卫失宣	发热微恶风寒、头痛、无汗或少汗、咳嗽口渴、苔薄白、舌边尖红、脉浮数	发热恶寒、口微渴、脉浮数
气分证	邪入气分热壅于肺	身热烦渴、汗出、咳喘咳吐黄稠痰、舌红苔黄、脉数	壮热、不恶寒、口渴、苔黄
	热郁胸膈	身热,心烦懊憹,坐卧不安或壮热,胸膈灼热如焚,唇焦咽燥,口渴便秘,舌红苔黄,脉滑而数	
	热炽阳明	大热、大渴、大汗、苔黄燥、脉洪大	
	热结肠道	腹满硬痛、拒按、时有谵语、大便秘结,苔黄燥或焦黄起刺,脉沉实	

证型	病理	临床表现	辨证要点
营分证	热伤营阴	身热夜甚,心烦不寐,甚则神昏谵语,斑疹隐隐,舌绛脉细数	身热夜甚,心烦,舌红绛
	热扰心神	灼热,神昏谵语,舌謇肢厥,舌绛,脉数	
血分证	血热妄行	灼热躁扰,甚则神昏谵语,发斑及各种出血,舌深绛或紫,脉数	身热躁扰,斑疹,或出血或手足蠕动,舌绛
	伤阴动风	五心烦热,口干咽燥,耳鸣失聪,手足蠕动,舌绛少苔,脉虚数	

第六节　三焦辨证

三焦辨证,是清代吴鞠通依据《内经》关于三焦所属部位的概念,在《伤寒论》六经辨证和卫气营血辨证的基础上,结合温病传变规律而总结出来的一种辨证方法。

三焦证候与脏腑有着密切的关系。上焦包括手太阴肺经和手厥阴心包经络的证候;中焦包括足阳明胃经和足太阴脾经的证候;下焦包括足少阴肾经和足厥阴肝经的证候。由此而将温病分为初、中、末三个阶段。

三焦证候在一定条件下可传变,其传变的一般规律是上焦—中焦—下焦。见表9-9。

表 9 - 9　三焦辨证简表

证型	病理		临床表现	辨证要点
上焦	手太阴肺经	邪袭肺卫,肺气失宣,热邪壅肺,肺气闭郁	发热微恶风寒、口渴、咳嗽,苔薄白、脉浮或身热、汗出、口渴、咳嗽、气喘、苔黄、脉数	发热恶寒咳嗽脉浮或身热咳喘口渴苔黄
	手厥阴心包经	邪陷心包,心窍阻闭	神昏谵语或昏聩不语,舌謇肢厥,舌质红绛	昏谵肢厥
中焦	足阳明胃经	胃经热盛熏蒸于外	发热不恶寒、反恶热、面目红赤、汗出、口渴、气粗、苔黄燥、脉洪	壮热、汗多、渴饮、苔黄燥、脉洪
	手阳明大肠经	肠道热结,腑气不通	日晡热甚、便秘、溺涩、语声重浊、苔黄黑焦燥、脉沉有力	潮热便秘,苔黄黑而燥,脉沉有力
	足太阴脾经	湿热困脾,气机郁阻	身热不扬,有汗不解,胸脘痞闷,泛恶欲呕,身重肢倦,苔腻,脉濡	身热不扬,脘痞,苔腻,脉濡
下焦	足少阴肾经	热邪久留肾阴耗伤	身热颧红,手足心热甚于手足背,口燥咽干,脉虚,神倦	手足心热,潮热,口干咽燥,神疲,脉虚
	足厥阴肝经	水不涵木虚风内动	手足蠕动,甚则瘛疭,神倦肢厥,心中澹澹大动,舌绛苔少,脉虚弱	手足蠕动或瘛疭,舌绛,脉虚弱

学习小结

类别	证型			特点	适应范围
辨证	八纲辨证	表里辨证		辨证的基本纲领	
		寒热辨证			
		虚实辨证			
		阴阳辨证			
	气血津液辨证	气病辨证		脏腑辨证的补充	内伤杂病
		血病辨证			
		气血同病辨证			
	脏腑辨证	心与小肠病辨证		辨证的核心	内伤杂病
		肺与大肠病辨证			
		脾与胃病辨证			
		肝与胆病辨证			
		肾与膀胱病辨证			
		脏腑兼病辨证			
	六经辨证	太阳病证		六经辨伤寒	外感病
		阳明病证			
		少阳病证			
		太阴病证			
		少阴病证			
		厥阴病证			
	卫气营血辨证	卫分证		卫气营血(横向)辨温病	外感温热病
		气分证			
		营分证			
		血分证			
	三焦辨证	上焦辨证		三焦(纵向)辨温病	外感温热病
		中焦辨证			
		下焦辨证			

复习前面所学的中医学基础理论,用中医学基础理论指导辨证。归纳、比较、总结证候间的异同点,熟记各病证的辨证要点。积极参加临床实践活动,多参与病例分析讨论,提高辨证辨识能力。

目标检测

一、单项选择题

1. 表证是指（　　）

A. 体表皮毛的病变　　　B. 六淫邪气侵袭肌表　　　C. 肺卫的病变　　　D. 外邪直中人体

2. 八纲中的虚实是辨别疾病的（　　）

A. 病位　　　　　　B. 病因　　　　　　C. 病性　　　　　　D. 邪正盛衰

3. 下列除哪项外，都为气虚的表现（　　）

A. 短气自汗　　　B. 神疲困乏　　　C. 头晕目眩　　　D. 畏寒肢冷

4. 以下哪项不属于血虚证的主要表现（　　）

A. 两颧潮红　　　B. 头晕眼花　　　C. 心悸失眠　　　D. 手足发麻

5. 临床上常见的气逆证，多与下列何项关系密切（　　）

A. 脾肺肾　　　　B. 肺胃肾　　　　C. 肝肺胃　　　　D. 肝心肺

6. 以下哪一项是杂病的重点辨证方法（　　）

A. 八纲辨证　　　B. 经络辨证　　　C. 气血津液辨证　　　D. 脏腑辨证

7. 患者心悸怔忡，胸闷气短，面色淡白，自汗，舌淡苔白，脉虚，证属（　　）

A. 心血虚证　　　B. 心气虚证　　　C. 肾气虚证　　　D. 肺气虚证

8. 心悸失眠、多梦、健忘、五心烦热、盗汗、舌红少津、脉细数，证属（　　）

A. 肝阴虚　　　　B. 心阴虚　　　　C. 心血虚　　　　D. 肺阴虚

9. 肺病各证型均有的症状是（　　）

A. 气短　　　　　B. 自汗　　　　　C. 咳嗽　　　　　D. 胸痛

10. 心悸失眠，口舌生疮，尿频急灼痛，舌尖红，苔薄黄，脉细数，证属（　　）

A. 心火亢盛　　　B. 痰火扰心　　　C. 小肠实热　　　D. 心阴虚

11. 以下哪一症状不是胃寒证所见（　　）

A. 胃脘冷痛　　　B. 遇寒加剧　　　C. 食后作吐　　　D 大便溏泄

12. 胃热证的主要临床特征是（　　）

A. 消谷善饥　　　B. 胃脘隐痛　　　C. 口燥咽干　　　D. 舌红少津

13. 大肠湿热的主症是（　　）

A. 发热　　　　　B. 腹痛　　　　　C. 泄痢　　　　　D. 尿赤

14. 脾病最基本的病理是（　　）

A. 脾气下陷　　　B. 寒湿困脾　　　C. 脾阳亏虚　　　D. 以上均不是

15. 以下哪一项是肝血虚的主要判断依据（　　）

A. 舌淡脉细　　　B. 面色淡白　　　C. 目涩肢麻　　　D. 头晕目眩

16. 下列症状中哪一项与肝阳化风最无关（　　）

A. 角弓反张　　　B. 手足麻木　　　C. 猝然昏倒　　　D. 半身不遂

17. 头晕目眩，急躁易怒，腰膝酸软，头重足飘，舌红，脉弦细数，证属（　　）

A. 肝火上炎　　　B. 肝阳上亢　　　C. 肝阴不足　　　D. 肝阳化风

18. 肝胆湿热证患者，其脉多见（　　）

A. 滑数　　　　　B. 濡数　　　　　C. 弦数　　　　　D. 弦滑

19.胆郁痰扰的审证要点是(　　)

A.胁肋胀痛　　　B.寒热往来　　　C.惊悸失眠　　　D.呕恶腹胀

20.以下哪项不属于肾阳亏虚患者小便改变的情况(　　)

A.小便短少　　　B.小便清长　　　C.小便短赤　　　D.小便频数

21.以下哪项不属于膀胱湿热的特征(　　)

A.尿频　　　B.尿急　　　C.遗尿　　　D.尿痛

22.女子带下清稀,腰膝酸软,胎动易滑,证属(　　)

A.中气下陷　　　B.肾阳虚　　　C.肾气不固　　　D.肾精不足

23.症见午后潮热,颧红盗汗,五心烦热,口咽干燥,头晕,舌绛少苔,脉细数,证属(　　)

A.肺阴虚　　　B.心阴虚　　　C.肾阴虚　　　D.以上都不是

24.以下哪项不属于肾阳虚证的表现(　　)

A.全身肿胀,心悸咳喘　　　　　B.大便溏泄,完谷不化

C.畏寒肢冷,下肢尤甚　　　　　D.发脱齿摇,健忘恍惚

25.咳喘气短,痰多稀白,纳少腹胀,便溏肢肿,声低懒言,舌淡脉弱,证属(　　)

A.心肺气虚　　　B.肺脾气虚　　　C.肺肾气虚　　　D.肺气不足

26.以下哪项不能引起肝脾不调(　　)

A.情志不遂　　　B.房事过度　　　C.饮食不节　　　D.劳倦伤脾

27.气陷证的临床表现是(　　)

A.少气懒言,疲倦无力,头目眩晕　　　B.胀闷,疼痛　　　C.头痛,眩晕,晕厥,呕血

D.少气懒言,大便溏泄,腹部坠胀感,肛脱或子宫脱垂

28.肝气上逆的临床表现有(　　)

A.少气懒言,疲倦无力,头目眩晕　　　B.胀闷,疼痛　　　C.头痛,眩晕,晕厥,呕血

D.少气懒言,大便溏泄,腹部坠胀感,肛脱或子宫脱垂

29.咳嗽气喘牵引疼痛是由于(　　)

A.水饮停于肠胃　　　B.水饮停聚于肺　　　C.水饮停于胸肋　　　D.以上都不是

二、多项选择题

1.血热证可见(　　)

A.咳血吐血　　　B.尿血便血　　　C.脉弦数　　　D.舌质红绛　　　E.气短

2.气不摄血可见(　　)

A.出血　　　B.乏力　　　C.气短　　　D.舌淡　　　E.脉弦数

3.水饮内停可表现为(　　)

A.脘腹痞胀,水声漉漉　　　　B.咳嗽气喘,痰多清稀

C.喉中痰鸣,倚息不得平卧　　　D.泛吐清水,食欲减退　　　E.出血

4.大出血的同时面色苍白、冷汗淋漓、四肢厥冷、晕厥、脉微欲绝,可称为(　　)

A.气虚失血　　　B.气随血脱　　　C.气血两虚　　　D.阳气外越　　　E.气逆

5.头晕目眩可在以下何证中见到(　　)

A.气虚　　　B.气陷　　　C.血虚　　　D.气逆　　　E.气滞

6.心病的常见症状有(　　)

A.心悸怔忡　　　B.心烦心痛　　　C.失眠多梦　　　D.健忘谵语　　　E.咳嗽气喘

7.肺病的常见症状有（　　）

A.乏力、气短　　　B.口干、咽燥　　　C.咳嗽、气喘　　　D.胸痛、咯血　　　E.失眠多梦

8.胃寒证的常见病因有（　　）

A.腹部受凉　　　B.过食生冷　　　C.劳倦伤中,复感寒邪　　　D.暴饮暴食

E.情志不遂

9.肝病的常见症状有（　　）

A.惊悸失眠　　　B.急躁易怒　　　C.脘腹胀满　　　D.手足震颤抽搐　　　E.小便频数

10.肾阳虚与肾气不固的共有症为（　　）

A.小便频数　　　B.腰膝酸软　　　C.舌淡苔白　　　D.脉弱沉　　　E.脘腹胀满

三、简答题

1.何谓八纲辨证,为什么说八纲辨证是各种辨证的总纲?

2.简述虚、实证的鉴别要点。

3.何谓气虚证? 其临床表现和辨证要点是什么?

4.何谓血瘀证? 其临床表现有何特点?

5.为什么说心脉痹阻证是"本虚标实"?

6.比较肺阴虚证与燥邪犯肺证的异同。

7.脾阳虚与寒湿困脾有何不同?

8.肝阳上亢和肝火上炎有何不同?

9.肾阴虚和肾阳虚有何不同?

10.膀胱湿热与小肠实热有何不同?

11.什么是六经辨证? 在临床上有何意义?

12.什么是卫气营血辨证? 其适用范围是什么? 在临床上有何意义

13.什么是三焦辨证? 其适用范围是什么?

第十章　养生、防治与康复原则

学习目标

【学习目的】　通过学习中医养生、防治与康复的基本原则,树立正确的"治未病"学术思想,同时坚定中医整体观及辨证论治的思维方式,为临床指导患者养生保健、防病治病、体能康复奠定理论基础。

【知识要求】　掌握中医养生、预防、治疗、康复的基本原则。熟悉中医养生、预防、治疗、康复的基本概念。了解中医常见养生、预防、治疗、康复方法。

【能力要求】　初步具有指导他人养生保健的能力。逐步学会运用中医治则诊断、治疗疾病的能力。

第一节　养生的基本原则

中医养生学是中华民族文化宝库中重要的组成部分,是以中医理论为指导,研究人体生命活动规律,探索衰老机制,强身健体,防病抗衰,延年益寿的调养理论和方法的一门实用性科学。在漫长的历史过程中,中国人民非常重视养生益寿,并在生活实践中积累了丰富的经验,创立了既有系统理论、多种流派、多种方法,又有民族特色的中医养生学,为中国人民的保健事业和中华民族的繁衍昌盛作出了杰出的贡献。

养生(又称摄生、道生)一词最早见于《庄子》内篇。所谓生,就是生命、生存、生长之意;所谓养,即保养、调养、培养、补养、护养之意。养生就是根据生命发展的规律,采取能够保养身体、减少疾病、增进健康、延年益寿的手段,所进行的保健活动。人的一生都应重视养精神、调饮食、练形体、慎房事、适寒温,只有这样才能延缓衰老、颐享天年。

一、适应自然

"人以天地之气生,四时之法成"(《素问·宝命全形论》)。天人相应的整体观念,是中医养生学的指导思想。大自然是万物赖以生存的基础,是人类生命的源泉。人的生命活动是遵循自然界的客观规律而进行的,人体自身具有与自然变化规律基本上相适应的能力,同时必须受自然规律的支配和制约,自然界的各种变化,不论是四时气候,昼夜晨昏,还是日月运行,地理环境,会直接或间接地影响人体,使人体相应地出现各种不同的生理或病理反映。人必须掌握自然界的变化规律,并且生活起居,要顺应四时昼夜的变化,动静和宜,衣着适当,饮食调配合理,顺乎自然界的运动变化来进行护养调摄,这样才能有益于身心健康。《素问·四气调神大论》中有春夏养阳,秋冬养阴,以从其根之说,主张在万物蓬勃生长的春夏季节,人们要顺应阳气发泄的趋势,早些起床到室外活动,漫步于空气清新之处,舒展形体,使阳气更加充盛。秋冬气候转凉，风气劲疾，阴气收敛，人们又必须注意防寒保暖，适当调整作息时间，以避肃杀之气，使潜藏于内，阳气不致妄泄。这种根据四时气候而养阴养阳的道理，就是天人相应、顺乎自然的养生原则的具体体现。

人与外界环境是一个统一整体。外界环境包括自然环境和社会环境，因此人不仅有自然属性，更重要的还有社会属性。人不能脱离社会而生存。中医学认为"上知天文，下知地理，中知人事，可以长久"。社会环境一方面供给人类所需要的物质生活资料，满足人们的生理需要，另一方面又形成和制约着人的心理活动。随着医学模式的变化，社会医学、心身医学均取得了长足的进步，日益显示出重视社会因素与心理保健对人类健康长寿的重要性，即社会因素可以通过对人的精神状态和身体素质的影响而影响人的健康。故《灵枢·本神》曰："智者之养生也，必顺四时而适寒暑，和喜怒而安居处，节阴阳而调刚柔，如是则僻邪不至，长生久视。"所以人必须适应四时昼夜和社会因素的变化而采取相应的摄生措施，才能健康长寿。

二、调摄精神

精神活动是人体生命活动的主宰。在正常情况下，人的精神情志变化是机体对外界各种刺激所产生的应答，它不仅体现了生命过程中正常的心理活动，而且良好的精神状态，还可以增强机体适应环境和抵抗疾病的能力，起到强体防病、益寿延年的作用。但如果精神情志活动过于剧烈或持续日久，超过了人体正常生理功能的调节范围，就会使脏腑气机紊乱，阴阳气血失调，导致多种疾病的发生。现代医学研究也证明，一切对人体不利的因素中，最能使人短命夭亡的就是不良的情绪。由于社会的变化，人际关系日趋复杂，生活节奏日益加快，人在社会环境中的地位升降变化也愈加频繁，导致心理因素起主导作用的躯体疾患即身心疾病不断增多。长期处于忧郁恼怒、恐惧悲伤、嫉妒贪求、紧张惊慌境地的人，比精神状态稳定的人容易患病。因此，调摄精神是中医养生学的又一重要原则。

调摄精神可从多方面入手。因为心为五脏六腑之大主，精神之所舍，心神能统领人的精神情志活动，故调神必须要以养心为首任。即《灵枢·口问》中"悲哀愁忧则心动，心动则五脏六腑皆摇"，《保生要录·养神气门》中"心不扰者神不疲，神不疲则气不乱，气不乱则神泰延寿矣"。这就要求人们思想上保持安定清静的状态，心境坦然，淡泊名利，不贪欲妄想，即《孟子·尽心下》中"养心莫善于寡欲"。同时做到精神愉快，心情舒畅，喜怒不妄发，尽量减少不良的精神刺激和过度的情绪波动。另外，也可通过练气功而意守入静，以神御气；或通过绘画、书法、音乐、下棋、旅游等有意义的活动，来陶冶情感，修性怡神。总之经常保持思想清静，调神养生，性格温和，乐观开朗，对人诚恳，乐于助人，心胸开阔大度，不斤斤计较和患得患失，才能有效地增强体质，减少疾病发生。

三、饮食有节

饮食养生，就是按照中医理论，调整饮食，注意饮食宜忌，合理地摄取食物，以增进健康、益寿延年的养生方法。饮食是供给机体营养物质的源泉，是维持人体生长、发育，完成各种生理功能，保证生命生存的不可缺少的条件。《汉书·郦食其传》中"民以食为天"，就是这个意思。

食物对人体的滋养作用是身体健康的重要保证。合理地安排饮食，保证机体有充足的营养供给，可以使气血充足，脏腑功能旺盛，人体阴阳平衡，因此，在进食时选用具有补精益气、滋肾强身作用的食品，同时，注意饮食的调配及保养，对防老抗衰十分有益。概括地说，主要有以下四个方面:一要"和五味",即食不可偏,要合理配膳,全面营养;二要"有节制",即不可过饱,亦不可过饥,食量适中,方能收到养生的效果;三要注意饮食卫生,防止病从口入;四要因时因人而异,根据不同情况、不同体质,采取不同的配膳营养。这些原则对于指导饮食营养十分重要。此外,某些食物的特异作用可直接预防疾病。例如用大蒜预防外感和腹泻;用绿豆汤预防中暑;用葱白生姜预防伤风感冒等,都是利用饮食来达到预防疾病的目的。

四、锻炼形体

运用传统的体育运动方式进行锻炼,以活动筋骨,调节气息,静心宁神来畅达经络,疏通气血,和调脏腑,达到增强体质,益寿延年的目的,称运动养生,又称传统健身术。

无论哪一种传统的锻炼方法,都是以中医的阴阳、脏腑、气血、经络等理论为基础,以养精、练气、调神为运动的基本要点,以动形为基本锻炼形式,用阴阳理论指导运动的虚、实、动、静;用开阖升降指导运动的屈伸、俯仰;用整体观念说明运动健身中形、神、气、血、表、里的协调统一。同时注重意守、调息和动形的谐调统一,融导引、气功、武术、医理为一体,强调适度,不宜过量,提倡持之以恒,坚持不懈。

传统的运动养生法,有形式多样的民间健身法,方法简便,器械简单,而活动饶有趣味性,如运动量较小、轻松和缓的散步、郊游、荡秋千、放风筝、踢毽、保健球等;运动量适中的跳绳、登高、跑马、射箭、举石锁等;有群众性、普及性、竞技性、民族特色的健身方法,如拔河、龙舟竞渡、摔跤、赛马、跷板、走高跷、舞龙灯、跑旱船以及各种各样的舞蹈等;有自成套路的健身方法,武术、太极拳、易筋经、八段锦、五禽戏等。不论哪一种运动形式,都具有养生健身的作用,同时为人们所喜爱,故能流传至今,经久不衰。

 知识链接

孙思邈养生十三法

发常梳　手掌搓热,由前额经后脑扫回颈部。早晚各做 10 次。

目常运　反复用力合眼、睁眼、眼珠打圈。重复 3 次。然后将掌心搓热敷眼部。

齿常叩　上下牙齿轻叩。慢慢做 36 下。

漱玉津　口微微合上,将舌头伸出牙齿外,向左右各转 12 圈,将口水吞下。

耳常鼓　手掌掩双耳用力向内压,放手。做 10 下。后双掌将耳反折,双手食指压住中指,以食指用力弹后脑风池穴 10 下。

面常洗　手掌搓热后上下扫面。

头常摇　双手叉腰,闭目,头下垂缓缓各向左右方向转动头部 6 次。

腰常摆　身体和双手有韵律地摆动。当身体扭向左时,右手在前轻拍小腹,左手在后轻拍命门穴。反方向重复。做 50～100 次。

腹常揉　手掌搓热围绕肚脐顺时针方向揉。范围由小到大,做 36 下。

摄谷道　吸气时提肛,闭气维持数秒,直至不能忍受,然后呼气放松。早晚各做 20～30 下。

膝常扭　双脚并排,膝部紧贴,人微微下蹲,双手按膝,向左右扭动各 20 下。

常散步　挺直胸膛,轻松地散步。

脚常搓　右手擦左脚,左手擦右脚。由脚跟向上至脚趾,再向下擦回脚跟。共做 36 下。

然后两拇指轮流擦脚心涌泉穴,共做 100 下。

五、护肾保精

肾之精气主宰人体生命活动的全部过程。《图书编·肾脏说》中"人之有肾,如树木有根",明确指出肾精对健康长寿的重要性。精是构成人体和促进人体生长发育的基本物质。精、气、神乃人身"三宝",精化气,气生神,神御形,精是气、形、神的基础,为健康长寿的根本,也是养生保健的关键。先天之精与后天之精贮藏于肾,形成肾中精气,是为人体生长发育和生殖机能的本源物质。因此,保精重在保养肾精。保护肾精的关键在于节欲,做到房事有节,不妄作劳,从而使肾精充盈,气足神旺,以利于身心健康。扶正固本,多从肾入手,为此古人强调肾之精气的盛衰直接关系到人之衰老的速度。所以,历代养生家都把护肾保精作为养生的基本措施。

现代医学研究认为,肾与下视丘、垂体、肾上腺皮质、甲状腺、性腺,以及自主神经系统、免疫系统等,都有密切关系。肾虚者可导致这些方面功能紊乱,并能引起遗传装置的改变,从而广泛地影响机体多方面的功能,出现病理变化和早衰之象。临床大量资料报道都表明,性欲无节制,精血亏损太多,会造成身体虚弱,引起多种疾病,过早地衰老或夭亡。这说明重视"肾"的护养,对于防病、延寿、抗衰老是有积极意义的。至于调养肾精的方法,要从多方面入手,节欲保精、运动保健、导引补肾、按摩益肾、食疗补肾、药物调养等。通过调补肾气、肾精,可以协调其他脏腑的阴阳平衡。肾的精气充沛,有利于元气运行,增强身体的适应调节能力,更好地适应于自然。

第二节　预　防

预防,是指采取一定的措施,防止疾病的发生和发展。早在《内经》中就有"治未病"的预防思想,强调"防患于未然"。《素问·四气调神大论》曰:"圣人不治已病治未病,不治已乱治未乱,此之谓也。夫病已成而后药之,乱已成而后治之,譬犹渴而穿井、斗而铸锥,不亦晚乎?"明确指出病后用药,乱后制造兵器,为时已晚。提出了治未病的思想并强调其重要性。

预防包括未病先防和既病防变两个方面。

一、未病先防

未病先防,是指在人未发生疾病之前,采取各种有效措施,做好预防工作,以防止疾病的发生。疾病的发生,主要关系到邪正盛衰两个方面,正气不足是疾病发生的内在根据,邪气是发病的重要条件。因此,未病先防,必须从这两方面入手。

(一)增强人体正气

1. 调摄精神

中医学是非常重视精神情志活动对人体的影响的。如《素问·上古天真论》云:"内无思想之患,以恬愉为务,以自得为功,形体不敝,精神不散,亦可以百岁。"这说明心境安定,情绪乐观,避免不良因素的刺激,预防疾病,即可延年益寿。可见积极的、向上的、乐观的精神情志活动可促进人体的正常气化,而消极的、低落的、悲观的精神情志活动,会使人体的气化功能失常,抗病能力下降,容易导致疾病发生。在疾病过程中,情志波动又能影响疾病的进程,乐观豁达，积极与疾病作斗争，可使机体气机调达，疾病向愈；如遇事恼怒，或极度悲伤，扰乱气血，病情恶化。

2. 加强锻炼

适当的运动，可以增强体质，减少或防止疾病的发生。春秋战国时代，已应用"导引术"和"吐纳术"来防治疾病。有如古语所说的"流水不腐，户枢不蠹，动也"，汉·华佗《中藏经》中"人体欲得劳动，但不当使其极耳。动摇则谷气得消，血脉流通，病不得生"。人进行适当的运动，能使精气畅通，病无所生。华佗以模仿虎、鹿、熊、猿、鸟五种动物运动状态创立的五禽戏，作为防病强身的健身运动。后世不断演变，又有太极拳、八段锦、易筋经等多种健身方法。科学的运动，可使人体气机调畅，经脉通畅，关节疏利，筋骨强劲，从而增强体质，提高抗病能力，减少疾病的发生。对慢性疾病，通过锻炼，也有助于关节流利、气机通畅，达到早日康复的目的。

3. 饮食有节

人的饮食要有规律和节制，饮食失宜，会损伤脾胃，导致脾胃功能失调，容易出现聚湿、生痰、化热或累及其他脏腑，变生他病。如《素问·生气通天论》曰："高粱之变，足生大丁。"过食肥甘厚味，则可助湿生痰。饮食清淡为中医提倡的饮食原则之一。患病之体，脏腑功能紊乱，脾胃每多受累，使运化功能减退，给予清淡食品，不仅易于消化吸收，亦可减轻胃肠负担，促进脾胃功能的恢复。如《素问·藏气法时论》中"五谷为养、五果为助、五畜为益、五菜为充"，才能"补益精气"。总而言之，饮食要节制，饥饱有度，饮食多样，不可偏嗜。

4. 顺应自然，起居有常

人与自然界息息相关，四时气候变化，地理环境的变迁，必然影响人体，使之发生相应的生理和病理反应。人与自然是一个动态的整体。所以，只有掌握自然规律，适应其变化，对自然界四时周期性变化作出适应性调节，使机体与环境协调统一，才能增强正气，避免邪气的侵害，防止疾病的发生。如顺应自然界春生、夏长、秋收、冬藏的变化规律，做到"春夏养阳，秋冬养阴"，借以提高人体对外界气候的适应能力。故《素问·四气调神》指出："故阴阳四时者，万物之始终也，死生之本也，逆之则灾害生，从之则苛疾不起，是谓得道。"说明顺应阴阳四时变化，是人体健康的根本。

起居有常是指起居要遵循自然规律，适应自然的变化。《素问·四气调神大论》为四季起居确立了原则，其中提到"春三月……夜卧早起，广步于庭，被发缓形""夏三月……夜卧早起，无厌于日""秋三月……早卧早起，与鸡俱兴""冬三月……早卧晚起，必待日光"。认为人们要适应四时时令的变化，安排适宜的作息时间，以达到预防疾病、增进健康和延年益寿的目的。

 知识链接

"春夏养阳"，即合理而适当地将阳气维护在正常人体需要的状态，即顺应其自然而不去攻伐它，以维持人体正常的生理功能。当然，青壮年因生理因素肾中阳气生长逐渐旺盛，而老年人肾中阳气生长则逐渐衰落，婴幼儿及儿童体质异于成人，易寒易热，变化迅速，这就需要人根据自身情况合理饮食、自我调节。

秋冬为什么要养阴呢？我们认为随着气候的转冷，人体毛孔越来越闭塞，浮游于外的阳气也逐渐内收，随着衣物的加厚和毛孔的闭塞，人体阳气通过体表消耗的较少，虽然秋冬季节人体阴长而阳消，肾中阳气生长减缓，但秋冬气候寒冷而干燥，冬季加上炉火、暖气的熏蒸，大家的共同感受就是夜晚和晨起口干舌燥，所以需要多喝一些水来润燥，但我们认为温润为主，即应喝热水，热水在体内运行快，能较好的缓解口渴，而且有助于毛孔开泻，毛孔为玄府，玄府畅通，才能保持人体健康。所以，秋冬养阴也是由于人体虽然阴长阳衰，但阳气内守相对燥热而采取的一种相对措施，所以秋冬养阴要以温润为，主即养阴又不伤阳气，即养收养藏，这样才能避免在下一季节发生病变。

5.药物预防及人工免疫

早在《素问·遗篇·刺法论》有"小金丹……服十粒，无疫干也"的记载，证明我国很早就开始用药物来预防疾病。我国在 16 世纪就发明了人痘接种法预防天花，成为世界医学人工免疫的先驱，为后世预防接种免疫学的发展开辟了道路。在明清时代，人痘接种法已得到了推广。近年来随着中医药的发展，中草药预防疾病有了很大发展，取得很好效果。如用贯众、板蓝根或大青叶预防流感、腮腺炎，用茵陈、栀子等预防肝炎，马齿苋预防痢疾，用苍术、雄黄等烟熏以消毒防病等。

(二)防止病邪侵袭

邪气是导致疾病发生的重要条件，因此，未病先防除了增强正气，提高抗病能力之外，还要注意防止病邪的侵袭。《素问·上古天真论》中"虚邪贼风，避之有时"，就是说要谨慎躲避外邪的侵害。比如疫病发生时，要"避其毒气"；顺应四时变化，预防六淫邪气的侵袭，春天防风、夏天防暑、秋天防燥、冬天防寒等。防止病邪侵害还要讲究卫生，保护环境，防止空气、水源和食物等受到污染；加强劳动保护，防范意外伤害等。

 知识链接

魏文王问扁鹊曰："子昆弟三人其孰最善为医？"

扁鹊曰："长兄最善，中兄次之，扁鹊最为下。"

魏文侯曰："可得闻邪？"

扁鹊曰："长兄於病视神，未有形而除之，故名不出於家。中兄治病，其在毫毛，故名不出於闾。若扁鹊者，镵血脉，投毒药，副肌肤，闲而名出闻於诸侯。"

——《汉书·艺文志》

二、既病防变

既病防变是指在疾病发生以后，应早期诊断、早期治疗，以防止疾病的发展与传变。未病先防，是理想的积极措施。但如果疾病已经发生，要争取早期诊断，早期治疗；在治疗疾病的过程中，还必须了解病情的发展趋势，注意其传变规律，以防止病邪深入。

(一)早期诊治

疾病发生后，由于邪正力量的变化，疾病可能会出现由浅入深、由轻到重、由单纯到复杂的发展变化。疾病初期，病情较轻，早期诊治，防止病邪深入，疾病容易治愈，否则治疗也就愈加困难。如《素问·阴阳应象大论》中"邪风之至，疾如风雨，故善治者治皮毛，其次治肌肤，其次治筋脉，其次治六腑，其次治五脏。治五脏者，半死半生也"，即强调了早期诊治的重要性。

(二)控制疾病传变

传变，是指脏腑组织病变的位置转移和性质变化，又称传化。控制疾病传变理论影响较大者,是《金匮要略》"肝病实脾"理论和叶天士治疗温病的"先安未受邪之地"之说。

《金匮要略·脏腑经脉先后病脉证第一》中"见肝之病,知肝传脾,当先实脾",表明了病理上肝病容易传脾的论点,也说明肝病治当顾及脾脏。肝病实脾中的肝病,具体病证可为"肝郁""胁痛""肝著"等。而在这些疾病过程中,常出现一系列消化功能障碍的症状体征,按中医脏腑病机传变理论分析,属于肝病影响了脾胃功能,最终导致肝脾同病。所谓"实脾",其含义是使脾气充实。治肝先实脾气,是在掌握肝病容易传脾病机演变规律的基础上,采取预防性治疗措施。"先安未受邪之地"是清代医学家叶天士根据温病病理传变特点提出的,具有既病防变思想的早期治疗原则。叶天士在《温热论》中说:"若斑出热不解者,胃津亡也,主以甘寒,重则如玉女煎,轻则如梨皮、蔗浆之类。或其人肾水素亏,虽未及下焦,先自彷徨矣,必验之于舌,如甘寒之中加入咸寒,务在先安未受邪之地,恐其陷入易易耳。"他指出温病发展至中焦伤及胃阴时,应甘寒养胃,但由于病人体质的特点和病情发展进而会损伤下焦肾阴,需要在甘寒之中加入咸寒之品,先滋养肾阴。以加强下焦正气,防止温邪的深入传变。

由于脏腑之间生理上的密切联系,所以病理上会发生相互的影响,即发生多种形式的病理传变。最常见的如外感病多以六经传变、卫气营血传变、三焦传变;内伤杂病以五脏之间的乘侮、子母相传;脏腑之间的脏腑相合传变;五脏生克制化规律传变以及经络传变;等等。并且,脏腑疾病的传变不是仅仅局限在两个脏之间,病变可以传给一个脏或腑,也可以同时传给多个脏腑。掌握脏腑病变的传变途径及其规律,对可能被传及的脏腑采取预先性的治疗,就可以阻断病理性损害的深入,及时而适当地采取防治措施,从而制止疾病的发展或恶化。

 知识链接

本世纪七十年代末,上海名医姜春华提出的治疗温病的"截断疗法",就是"先安未受邪之地"之说的进一步完善。截断疗法,是指采取果断措施和有特殊功效的方药,直捣病巢,迅速祛除病原或拦截病邪深入,杜绝疾病的自然发展和迁延,扭转病势,使之向好的方向发展。温病的发生发展是一个动态变化的过程,病邪由浅入深,病情由轻转重,证候由实转虚。尤其是某些特殊病原所致的重症温病,其病邪凶险,传变甚速。当温邪深入营血时,不仅死亡率高,后遗症也多。例如,流行性出血热容易出现气营两燔,导致弥散性血管内凝血,并出现休克昏迷,甚至衰竭死亡。如果此时仅仅见证施治,入营清营,入血凉血,那只能是被动的治疗,不仅疗效受到影响,还不易控制病情的发展。截断疗法要求在温病治疗中,将辨证与辨病相结合,从温病病因的特异性出发,掌握各种温病病理实质和发展规律,预见性地抢先一步,先安"未受邪之地",采用特效方药,针对病原和即将产生的病理变化,截断其进犯,主动有效地控制住病情的发展。

第三节 治 则

治则,是治疗疾病的法则。治则是在中医学整体观念和辨证论治精神指导下制定的,对临床各科病证的立法、处方、用药等具有普遍指导意义。治则与治法不同,是治疗疾病时指导治法的基本法则,具有原则性和普遍性意义。而治法是从属于一定治则的具体治疗大法、治疗方法及治疗措施,针对性较强,较为具体而灵活。

临床常遵循的治疗法则主要有治标与治本、扶正祛邪、正治与反治、病治异同、调整阴阳、三因制宜等。

一、治标与治本

治病求本,是指临床治疗疾病时,在治疗疾病时,必须寻求出疾病的根本原因,并针对其根本原因进行治疗。治病求本是治病的主导思想、根本原则。《素问·阴阳应象大论》中"治病必求其本",《素问·标本病传论》中"知标本者,万举万当,不知标本者,是为妄行",即强调针对疾病本质治疗的重要性。

任何疾病在其发展过程中,都会有许多症状出现,而临床表现又有真假之别。这些显露于外的症状只是疾病的现象,而不是疾病的本质。必须通过综合分析推理,透过疾病的现象,抓住疾病的根本原因,针对其本质给以恰当的治疗,才能取得满意的治疗效果。如头痛,可由于外感、血虚、血瘀、痰湿、肝阳上亢等多种原因所引起,治疗时不能简单地采取对症治疗,而应找出它的病因所在,分别采取解表、养血、活血、燥湿化痰、平肝潜阳等方法进行治疗,否则疗效不好,甚或加重。如风寒外感头痛,是因风寒束表、阳气闭塞而引起,因此其治则为疏风解表止痛,常用麻黄、羌活、防风等治疗。如用此法治疗血虚头痛,则会因其辛温香窜伤阴,而不仅血虚头痛不能得到很好治疗,还可能加重;若用其治疗肝阳上亢头痛,会因辛温升散,耗伤阴液而使肝阳上亢症状更重,反之亦然。这种辨别疾病本质,给予针对性治疗的方法就是治病求本。

(一)标与本的基本概念

"标",一般指疾病的表象,"本",一般指疾病的本质。标本,是一个相对的概念,临床上,标本是用以说明各种疾病的本质与现象、因果关系及病变过程中矛盾的主次、先后、轻重缓急关系的。分辨标本的方法,如从正邪关系来说,正气为本、邪气为标;从病变部位来说,内脏为本、体表为标;从病因症状关系来说,病因为本、症状为标;从病程来说,先病为本、后病为标;从病的内因外因来讲,内因为本、外因为标;等等。一般"本"代表疾病过程中占重要地位和起主要作用的方面;"标"代表疾病过程中占次要地位和起次要作用的方面。疾病的发生发展是复杂的,病情也是不断变化的,因此,标本缓急也应随之而改变。因此,在治疗中要正确区分先后缓急,或先治其标,或先治其本,或标本兼治。掌握疾病的标本,就能分清主次,抓住治疗的关键,从复杂的疾病矛盾中找出和处理其主要矛盾或矛盾的主要方面。

(二)标本缓急

1. 急则治其标

急则治其标,是指在标症甚急,如果不先治其标,就危及患者生命或影响对本病治疗时,采取的一种急救法则。如脑膜炎患者,在危重阶段,出现面色苍白、血压下降、四肢厥冷等休克症状时,回阳救逆是当务之急,清热解毒要退居其次;肺痨咯血、溃疡病呕血等各种原因引起的大出血,危及生命时,应首先止血治其标,后辨别病因治其本,这些都是急则治其标的具体运用。有时标症虽不危急,但若不先治,会影响本病的治疗,也应先治其标病。其最终目的,即是创造治本的条件,以便更好地治本。

2. 缓则治其本

缓则治其本,是指在病情缓和、病势迁延,暂无急重病的情况下,要抓住疾病的本质来治疗的原则,多用于慢性患者。临床上采用祛除病因、扶助正气等法,从根本上治疗疾病,病本既除则标症自愈。如哮喘、慢性支气管炎,常见咳喘、痰多、乏力、遇寒和劳累后加剧等症是标,脾肾不足是其本。一般在标症不太急时,应先培补脾肾,以固其本,不应把治疗重点放在止咳平喘祛痰上,而机体正气充足了,咳喘症状也就缓解了。又如肺结核之肺肾阴虚的咳嗽,应滋养肺肾以治本;气虚自汗者,应补气以治其本。此原则对慢性病或急性病恢复期的治疗有较好指导意义。

3. 标本兼治

标本兼治,是指在标本俱急的情况,由于病情严重,不允许单独治标或治本;或是标本都不严重,病情允许采取标本同治,可以提高疗效,缩短疗程。如原患肾炎又复外感风寒,既有全身浮肿、小便不利,又有恶寒无汗、胸痛咳喘等症状。其病本在于肾虚水泛,病标是风寒束肺,治疗时应解表宣肺和温阳化水同用;气虚病人又复感外邪,气虚不足以战胜外邪,单纯祛邪又恐进一步损伤正气,即应扶正祛邪、标本同治,方能收效。

二、扶正与祛邪

任何疾病,都是正气与邪气矛盾双方互相斗争的过程。邪正斗争的胜负,决定着疾病的进退,邪胜正衰则病进,正胜于邪则病退。因此,治疗疾病的根本目的就是要改变邪正双方力量的对比,扶助正气,祛除邪气,使疾病向痊愈方向转化。各种治疗措施,也就是依据"扶正"和"祛邪"两个原则制订出来的,扶正祛邪是指导临床治疗的一个重要法则。

(一)扶正

"扶正"就是扶助正气,增强体质,提高机体的抗病能力的一种治疗原则,以达到祛除邪气、战胜疾病、恢复健康的目的。扶正的原则,适用于以正虚为主要矛盾,而邪气也不盛的虚性病证。临床上根据病人气虚、血虚、阴虚、阳虚等具体情况,分别运用益气、养血、滋阴、壮阳等方法。如气虚可给人参、党参、黄芪、山药等补气之品;血虚可给阿胶、桂圆、大枣等补血之品;阴虚可给枸杞子、熟地、山萸肉等滋阴之物;阳虚可给杜仲、补骨脂、益智仁等温补之品。如再生障碍性贫血,多为气血两虚,应气血双补或益气摄血。临床扶正除去应用补益的药物以外,还可应用气功、针灸、推拿等方法,精神调摄、功能锻炼、饮食调养,对扶正也具有重要作用。

(二)祛邪

"邪"是外因,是指一切致病因素,包括外来邪气和自身的病理产物。"祛邪",即祛除病邪,使邪去而正安的一种治疗原则。主要适用于以邪气盛为主要矛盾,而正气未衰的实性病证。临床上根据病人具体情况,可分别采用发汗、攻下、和解、散寒、清热、涌吐、消导等方法。如胆道蛔虫病就是蛔虫窜入胆道的实证,应利胆排虫。若宿食停滞或食物中毒等,宜用消食导滞或吐法等。祛邪可使用攻逐邪气的药物,或针灸、火罐、手术等治疗方法,驱邪外出,以消除病邪,达到邪去正复的目的。

(三)攻补兼施

攻补兼施,是指在治疗时,祛邪和扶正同时并用的原则。临床上由于病情复杂,正与邪之间互相消长,变化多端,故在治疗中必须把"扶正""祛邪"两个环节辩证地结合起来,以适应复杂多变的病情。攻补兼施适用于正虚邪实急需祛邪,但恐正气虚弱而不耐攻者;或久病体弱余邪未除者;或邪盛正虚的虚实互见证。临床可根据情况确定先扶正后祛邪或是先祛邪后扶正。扶正兼祛邪,即扶正为主,辅以祛邪。适用于以正虚为主的虚实夹杂证,如脾肾阳虚,水饮内停证;祛邪兼扶正,即祛邪为主,辅以扶正,适用于以邪实为主的虚实夹杂证,如暑热病,耗气伤津。先扶正后祛邪,适应于正虚为主,机体不能耐受攻伐者。先祛邪后扶正,适应于邪盛为主,扶正反会助邪或是正气虽虚,尚能耐攻者。如温热病,既有便秘、苔黄的实热证,又有阴液大伤的正虚证,若单用泻下可进一步耗伤阴液,仅用滋阴,则邪热又不能从下而解,因而应泻下滋阴同用,攻补兼施,才能提高疗效、缩短病程。

总之,在运用扶正祛邪原则时,要全面分析正邪双方的消长盛衰情况,根据正邪在疾病发生、发展及转归中所处的地位,或单以扶正为主,或单以祛邪为主,或扶正祛邪同时并用,要把握先后主次。对虚实错杂证,应根据虚实的主次与缓急,决定扶正祛邪运用的先后与主次。应以扶正不留邪,祛邪不伤正为原则。

三、正治与反治

《素问·至真要大论》中"逆者正治,从者反治",即是提出正治与反治两种治疗法则,都是"治病求本"的治疗法则的具体体现。

(一)正治

正治,是指治疗用药的性质和作用趋向均逆着病证表象而治的一种常用治则,又称逆治。适用于疾病的本质和现象相一致的病证。正常情况常用"寒者热之、热者寒之、虚者补之、实者泻之"的原则,都是逆病象而治。

1. 寒者热之

寒者热之即寒证出现寒象,用温热性质的方药来治疗。如表寒证用辛温解表方药;里寒证用辛热温里方药;阴疽流注用温补和阳方药等。

2. 热者寒之

热者寒之即热证出现热象,用寒凉性质的方药来治疗。如表热证用辛凉解表方药;里热证用清热泻火方药;血热出血用清热凉血方药等。

3. 虚者补之

虚者补之即虚证出现虚象,用补益方药来治疗。如气、血、阴、阳虚证,分别用益气、补血、滋阴、助阳方药治之。

4. 实者泻之

实者泻之即实证出现实症,用祛邪的药物来治疗。如里热、便秘腹满胀痛者,用芒硝、大黄泻热通便;食滞胃脘,腹满胀痛者,用消导药治疗;腹水胀满、呼吸困难者,用逐水药治疗;等等。

(二)反治

反治,是指顺从病证表现的某些征象(假象)而治,又称为"从治"。适用于疾病本质和现象不完全一致的病证。某些复杂严重的疾病,其临床表现与病变本质不符,出现真寒假热、真热假寒、虚证如实、实证如虚的假象,故在辨证论治时需透过现象,治其本质,采用顺从病象的治则,故称为"反治"或"从治"。如"寒因寒用、热因热用、塞因塞用、通因通用"的原则。

1. 寒因寒用

寒因寒用是以寒治寒,即用寒凉性质的方药治疗具有假寒征象的阳盛病证。适用于真热假寒证(里热表寒、内热外寒)。例如患者口渴喜冷饮、烦躁不安、大便干结、小便短赤、舌红苔黄,同时见四肢厥冷、脉沉,中医称之为热厥证。这是由于邪热内炽,里热太甚,阳郁于内,阴格于外,阳气不能外达四肢所致。这种病理变化叫"阳盛格阴",治宜用寒凉药解除真热。

2. 热因热用

热因热用是以热治热,即用温热性质的方药治疗具有假热征象的寒盛病证,即以热治热。适用于真寒假热证(里寒表热,内寒外热)。如亡阳虚脱的病人,本质是阳衰内寒,症见四肢厥冷、下利稀薄、小便清长、精神萎靡、舌淡苔白;阴邪太盛,格阳于外,致使阳气上浮反见面红、心烦、发热等"假热"现象,中医称为戴阳证,治宜用温热的人参、附子回阳救逆。

3. 塞因塞用

塞因塞用是以补开塞,即用补益功用的方药治疗闭塞不通的虚证。适用于因虚致塞之证。例如脾胃气虚,运化失司所致的腹部胀满不畅,大便不通,用补中益气、温运脾阳的方法治疗;气虚血枯的闭经,用补益气血法治之。

4. 通因通用

通因通用是以通治泻,即用具有通利功用的方药治疗通泄下利症状的实证。适用于因实邪致泻的病证。如痢疾病人,尽管泻下次数较多,但有里急后重、腹泻不爽,辨明为肠内实热积滞时,要用清热泻下药物治疗,以祛除肠内积滞;食滞胃肠之腹泻,用消导泻下法治之;瘀血性崩漏、膀胱湿热所致的尿频,宜分别用活血化瘀、通利泻下的治法,这就是"通因通用"。

正治适用于病变本质和现象相一致的病证;反治则适用于病变本质与临床征象不完全一致的病证。但从根本上讲,与正治法是完全一致的,都是针对疾病本质而设的治疗法则,故同属于治病求本的范畴。

四、病治异同

所谓病治异同包括"同病异治"和"异病同治"两个方面。

(一)同病异治

同病异治,即同一疾病由于病因病机不同、发病时间、地域、患者体质不同,或是疾病处于不同的发展阶段,临床所表现出的证候各不相同,应采取不同的治疗方法。如感冒,由于感受的邪气性质不同,有风寒、风热之别,所以临床表现和证候也各异,治法上就有辛温解表和辛凉解表的分别。且素体有阴虚、气虚、阳虚的不同,又分别有滋阴解表、益气解表和助阳解表。又如外感温热病发生发展的过程,有卫、气、营、血不同的阶段,证候不同,治法不同。邪在卫分,汗之可也,当以辛凉宣卫透汗;邪在气分,治以清气泄热,养阴生津;其在营分,治以清营透热;邪在血分,治以清热凉血为主。此即所谓的"一病多方"。

(二)异病同治

异病同治,即不同的疾病由于病因病机相同,或在发生发展的不同阶段,出现同一性质的证候,而采取相同的治疗方法。如子宫脱垂、久泻、胃下垂、崩漏下血等,是不同的疾病,但其病因病机若同为脾气虚弱,中气下陷,临床都可出现面色萎黄、少气懒言、四肢乏力、纳食不佳、舌淡苔白、脉弱无力等症状,都可以用补中益气、升提中气的方法治疗。此即所谓的"多病一方"。

五、调整阴阳

疾病的发生,从根本上说即是机体的阴阳的相对平衡遭到破坏,出现偏盛偏衰的结果。《素问·至真要大论》云:"谨察阴阳所在而调之,以平为期。"调整阴阳就是指纠正机体阴阳的偏盛偏衰,损其有余,补其不足,恢复阴阳的相对平衡,是临床治疗的根本原则。从广义来说适用于治疗一切疾病,在具体运用上则有"盛则泻其有余,虚则补其不足"两个方面。

(一)损其有余

损其有余,是针对阴阳偏盛病理变化所制定的治疗原则。适用于阴或阳的一方偏盛有余的病证。阴或阳一方偏盛,多因邪实所致,故损其有余常用泻法。如阴邪盛,可出现"阴盛则寒"的寒证,其治则应是"寒则热之""治寒以热",应选用温热性质方药,来纠正阴之偏胜。反之,如阳邪盛,可出现"阳盛则热"的热证,其治则应是"热则寒之""治热以寒",应选用寒凉属阴的方药,以纠正其阳之偏胜。

(二)补其不足

对于阴阳的偏衰,即阴或阳一方或双方偏于不足的病证,临证采用补其不足的原则治疗。如阴虚阳盛,是由于机体的阴分不足,阴虚不能制阳,导致阳亢而出现的虚热证,治则应是滋阴清热,常用六味地黄丸之类,即"壮水之主,以制阳光";阳虚阴盛,常是由于机体阳气不足,引起阴寒过盛而致的虚寒证,治则应是益阳消阴,常用金匮肾气丸之类,即"益火之源,以消阴翳"。由于阴阳相互依存、互根互用,因此,在治疗阴阳偏衰病证时,还要注意"阴中求阳"和"阳中求阴"的应用。阴中求阳即治疗阳偏衰时,在扶阳中佐以滋阴,使"阳得阴助而生化无穷"。阳中求阴即治疗阴偏衰时,在滋阴中佐以助阳药,使"阴得阳升而泉源不竭"。如属阴阳皆虚,则应阴阳双补。

六、三因制宜

所谓三因制宜,即是因时制宜、因地制宜、因人制宜,是指治疗疾病时要根据季节、地区以及人体的体质、性别、年龄等不同而制定相宜的治疗方法。这是由于疾病的发生、发展和转归受到多方面因素的影响,如时令、气候、地理环境等,尤其是患者个体的体质因素,对疾病的影响则更大。

(一)因时制宜

因时制宜,是指根据不同季节气候特点,以及昼夜晨昏的变化来制定适宜的治疗方法。自然界的变化有它的次序,四季各有时令,阴阳在不断地变化,对人体的生理病理会产生不同的影响,故治疗亦要随之而变。例如,春夏季节,由于气候温热,阳气升发而趋于外,人体腠理疏松开泄,易于出汗,即使是外感风寒,也不宜过用辛温发散药物,以免开泄太过,耗伤正气,所以在选用发汗药时,宜量少力缓。而秋冬季节,气候寒凉,自然界阴盛阳衰,人体腠理致密,阳气趋于内,当慎用寒凉药物,以防伤阳。在选用发汗药时,宜量大力峻,以免病重药轻,不能愈病。暑季多雨,气候潮湿,病多挟湿,在治疗暑热为病时,除了解暑之外还要加入芳香化湿或淡渗利湿之品;秋季气候干燥,治病应慎用香燥之剂。正如《素问·六元正纪大论》所言"用寒远寒,用凉远凉,用温远温,用热远热。"

 知识链接

因时制宜治疗强直性脊柱炎

春夏气候温热,机体多热邪偏胜,关节红肿有热,得凉稍舒,疼痛剧烈者,可用清热泻火药,以增强清热通经止痛的作用;夏季暑湿偏重,治以健脾化湿,湿去则痛自止,或配伍祛风渗湿、通经止痛之药,秋冬之季寒邪胜,疼痛剧烈,受寒则剧,得温稍舒,宜温经散寒以治其痛。

(二)因地制宜

因地制宜,是指根据不同的地区的地理环境特点,来制定适宜的治疗用药的方法。张介宾云:"地势不同,则气习有异,故治法亦随而不一也。"由于地区不同,气候条件及生活习惯各异,人的生理特性和病变特点也不尽相同,所以在治疗用药时应根据当地环境及生活习惯而有所变化。《医学源流论》曰:"人禀天地之气以生,故其气随地不同。西北之人,气深而厚;东南之人;气浮而薄。"西北地区,地势高而寒冷,干燥少雨,外邪致病多为寒邪、燥邪所致,治疗宜用辛散滋润的药物。东南地区,炎热多雨、地势低洼、气候潮湿,病多由湿邪、热邪所致,治疗宜用清热化湿的药物。如外感风寒,在严寒地区,用辛温解表药较重,麻黄、桂枝等药常用;在东南温热地区,用辛温解表药较轻,选荆芥、防风、葱白等药。

(三)因人制宜

因人制宜,是指根据患者年龄、性别、体质、生活习惯的不同特点,来制定适宜的治疗方法。《灵枢·寿夭刚柔》曰:"人之生也,有刚有柔,有弱有强,有阴有阳。"《医学源流论·病因人异论》亦云:"天下有同此一病,同治此则效,治彼则不效,且不惟无效,而反有大害者,何也? 则以病同而人异也。"故诊治疾病当"从容人事"。患者年龄不同,则生理状况和气血盈亏不同,治疗用药也应有区别。小儿生机旺盛,脏腑娇嫩,易寒易热,易虚易实,病情变化较快,接受治疗的药效反应也较快。因此,一般不宜用峻泻、涌吐以及大温大补的药物,药量宜轻。青壮年气血旺盛,脏腑功能趋于稳定,对疾病的抵抗力也强。在患病时,多表现为邪正相争激烈的实证、热证,治疗用药攻邪药较多,但得病邪清除,身体很快康复。老人脏腑功能低下,气血不足,患病多虚证或虚实夹杂,治疗宜偏于补益,实邪须攻,但也需谨慎,以防损伤正气,应兼顾扶正。患者性别不同,则生理特点也有所不同,妇女有经、带、胎、产等生理情况,用药应加以考虑。如在月经期或妊娠期,对活血、破血、峻下、滑利、走窜或有毒药物,当慎用或禁用;产后体质虚弱,气血不足,应慎重使用发汗药,尤其是发汗力量较强的药物,产后还要考虑恶露情况。体质有强弱与偏寒偏热的不同,治疗亦不尽相同。体质强壮的人,用药剂量可相对重些,体质瘦弱者,用药剂量也相对减轻,阳盛或阴虚体质的人,要慎用温热之药;阳虚或阴盛体质的人,要慎用寒凉之剂等。

三因制宜的治疗法则,是中医学整体观念和辨证论治在治疗学上的体现。在治疗疾病时,须依据疾病与气候、地理、患者三者之间的关系,对具体情况进行具体分析,区别对待,来制定比较适宜的治疗方案,以提高疗效。

第四节　康复原则

康复医学的发展是社会经济发展的需要,也是疾病谱、人口结构变化的结果。现代康复学的产生与发展为中医康复学的发展提供了可资借鉴的经验。中医康复学作为一门独立的学科已经成为时代的需要。中医康复学,是指在中医学理论指导下,针对残疾者、老年病、慢性病及急性病后期者,通过采用各种中医药特有的康复方法及其他有用的措施,以减轻功能障碍带来的影响和使之重返社会。

一、形神结合

　　形神结合,是指在中医康复中,不仅注意形体的康复,还要注意精神的调摄,使得形体健康、精神健旺。这是在形神统一观指导下所产生的中医康复学理论,对现代康复医学起到至关重要的作用。

　　形神结合是中医学的生命观。形体是人体生命的基础,神依附于形而存在,有了形体,才有生命,有了生命方能产生精神活动和具有生理功能。形者神之质,神者形之用;形为神之基,神为形之主;无形则神无以生,无神则形不可活。中医康复学认为,人体的一切疾患,都可概括成形神失调,故中医康复离不开从形神两方面进行调理。多种疾患导致的机体难以康复,不外乎重在伤形或重在伤神,由形及神或由神及形,故必须善于调整形神的协调,因此中医康复学除运用康复训练、针灸、推拿、食疗、药疗治形的康复方法外,还突出情志、心理、娱乐、音乐的康复疗法,充分体现了形神结合的特色。

二、内外结合

　　内外结合,是指内治法与外治法相结合的康复疗法。内治法指药物、饮食等内服的康复法;外治法则是指包括针灸、推拿、气功、传统体育、药物外用等多种方法。人体是一个有机的整体,通过经络系统,可使气血贯通,上下内外相互协调,因此康复医学应掌握、利用这一现象,将内治与外治诸法灵活地结合运用。内治法可调整脏腑的阴阳气血,改善、恢复脏腑组织的功能;外治法则通过经络的调节作用,疏通体内阴阳气血的运行,故内外结合综合调治,能促进病人的整体康复。病在脏腑者,以内治为主,配合外治;病在经络者,以外治为主,配合内治;脏腑经络同病者,内外治并重。如高血压常以内治为主,配合针灸、推拿、磁疗等外治之法;颈椎病、椎间盘突出等多以牵引、针灸、推拿等外治法为主,配合药物进行内治。目前传统的内治法有情志、饮食、中药康复法等;外治法有针灸、推拿、物理、传统体育、娱乐等。两者不偏不倚,有机搭配,各取所长,充分结合,灵活运用,是康复医学中重要的组成部分。

三、药食结合

　　药食结合,是指药物治疗与饮食调养有机结合的康复疗法。其中药物治疗具有康复作用强、见效快等特点,是康复医学的主要措施,经辨证可采用补气养血、温阳滋阴、调整脏腑、疏通经络等各种治法促进疾病康复。但恢复期的病人大多病情复杂,病程较长,若服药时间过长,势必会出现耐药或引发副作用,甚至损伤脾胃,故而可采用安全有效的食疗来补偏救此外食疗还具备制作简单、味道鲜美、便于服用、与日常生活相融等优点,更易被病人接受。因此选择性地服用某些食物,做到药物治疗与饮食调养相结合,不但能增强疗效、相辅相成,发挥协同作用,同时也可减少药量,预防药物的副作用,缩短康复所需时间。如《素问·藏气法时论》所言:“毒药攻邪,五谷为养。”

四、自然康复与治疗康复结合

　　自然康复,是指在人与自然一体观的指导下,利用自然界具有康复或治疗意义的天然物理、化学因素影响机体,促进疾病的痊愈和身心健康逐渐恢复的一种方法。大自然中存在着许多有利于机体康复的因素,如日光、空气、泉水、花草、高山、岩洞、森林等。人是依赖大自然而生存的天然生物,不同的自然因素势必会对人体产生不同的影响。如空气疗法可使人头脑清晰、心胸开阔,增强神经系统的调节功能;花卉疗法可使人心情舒畅;日光疗法可温养体内的阳气,改善血液循环,促进新陈代谢;热砂疗法可利用温经散寒的作用治疗风寒湿痹证;温泉疗法可治愈皮损性疾病等。因此在运用药物、针灸、推拿等康复疗法的同时,可以有选择性和针对性地利用这些自然因素对人体产生的不同作用,以提高康复疗效。

 学习小结

总原则	概念	基本原则	方法
养生	根据生命发展的规律,采取能够保养身体,减少疾病,增进健康,延年益寿的手段,所进行的保健活动	适应自然 调摄精神 饮食有节 锻炼形体 护肾保精	顺应四时昼夜的变化 春夏养阳,秋冬养阴 动静和宜,衣着适当 适应社会因素变化
预防	采取一定措施,防止疾病发生与发展	未病先防 既病防变	增强人体正气、防止病邪侵袭 早期诊治、控制疾病传变
治则	中医治疗疾病时所遵循的总法则。建立于整体观和辨证论治基础上,用以直接指导临床各科病证治疗时的立法、处方、用药	治本与治标 扶正与祛邪 正治与反治 病治异同 调整阴阳 三因制宜	急则治其标、缓则治其本、标本兼治 扶助正气、去除邪气、攻补兼施 热者寒之、寒者热之、虚则补之、实则泻之、寒因寒用、热因热用、塞因塞用、通因通用 同病异治、异病同治 损其有余、补其不足 因时制宜、因地制宜、因人制宜
康复	指在中医学理论指导下,针对残疾者、老年病、慢性病及急性病后期者,通过采用各种中医药特有的康复方法及其他有用的措施,以减轻功能障碍带来的影响和使之重返社会	形神结合 内外结合 药食结合 自然康复与治疗康复结合	形体康复:康复训练、针灸、按摩、食疗、药疗、物理、传统体育 精神康复:情志、心理、娱乐、音乐 自然疗法有:空气、花卉、日光、温泉、热砂疗法

　　坚持以中医基础理论为指导,运用整体观及辨证论治的思维方式来理解中医养生、防治、康复的基本概念,基本原则,融会贯通掌握其内涵,树立"未病先防,既病防变"的"治未病"理念,强化"终生养生"的思想,以提高全民养生保健意识、增强普遍康复理念为宗旨,坚定学习的信心。

目标检测

一、单项选择题

1. "壮水之主,以制阳光",属于下列何种治法(　　)

　A. 阳中求阴　　　　　B. 热者寒之　　　　　C. 阴中求阳　　　　　D. 阳病治阴

2. 疾病的标本,实质上反映了疾病的(　　)

　A. 轻与重　　　　　　B. 危与安　　　　　　C. 虚与实　　　　　　D. 本质与现象

3. "寒因寒用"的治疗法则是(　　)

　A. 虚寒证用寒药　　　B. 实寒证用寒药　　　C. 假热证用寒药　　　D. 假寒证用寒药

4. "通因通用"适用于下列哪种病证(　　)

　A. 脾虚泄泻　　　　　B. 肾虚泄泻　　　　　C. 食积泄泻　　　　　D. 肠虚滑脱

5. 子宫脱垂、脱肛、胃下垂、久泻等病,均可用补中益气汤治疗,此为(　　)

　A. 反治法　　　　　　B. 正治法　　　　　　C. 异病同治　　　　　D. 同病异治

二、多项选择题

1. 属于正治法的有(　　)

　A. 寒者热之　　　B. 寒因寒用　　　C. 热因热用　　　D. 实者泻之　　　E. 虚者补之

2. 属于基本治则的是(　　)

　A. 扶正祛邪　　　B. 调整阴阳　　　C. 三因制宜　　　D. 治病求本　　　E. 调摄精神

3. 下列不属于逆治法的是(　　)

　A. 寒者热之　　　B. 虚者补之　　　C. 塞因塞用　　　D. 热因热用　　　E. 通因通用

4. 未病先防的方法有(　　)

　A. 调畅情志　　　B. 饮食有节　　　C. 顺应自然　　　D. 锻炼身体　　　E. 虚邪贼风避之有时

5. 既病防变的方法有(　　)

　A. 早期诊治　　　B. 防止传变　　　C. 愈后调养　　　D. 锻炼身体　　　E. 先安未受邪之地

三、简答题

1. 中医的预防原则是什么?

2. 中医的治则有哪些?

3. 何谓正治与反治,如何正确使用?

4. 什么是扶正与祛邪?

5. 何谓三因制宜?

附录　中医体质分类与判定表
（中华中医药学会标准）

1. 判定方法

回答《中医体质分类与判定表》中的全部问题,每一问题按 5 级评分,计算原始分及转化分,依标准判定体质类型。

原始分＝各个条目的分会相加。

转化分数＝[(原始分－条目数)/(条目数×4)]×100

2. 判定标准

平和质为正常体质,其他 8 种体质为偏颇体质。判定标准见下表。

平和质与偏颇体质判定标准表

体质类型	条件	判定结果
平和质	平和体质转化分≥60 分	是
	其他 8 种体质转化分均<30 分	
	平和体质转化分≥60 分	基本是
	其他 8 种体质转化分均<40 分	
	不满足上述条件者	否
偏颇体质	转化分≥40 分	是
	转化分 30～39 分	倾向是
	转化分<30 分	否

3. 示例

示例 1:某人各体质类型转化分如一:平和质 75 分,气虚质 56 分,阳虚质 27 分,阴虚质 25 分,痰湿质 12 分,湿热质 15 分,血瘀质 20 分,气郁质 18 分,特禀质 10 分。根据判定标准,虽然平和质转化分≥60 分,但其他 8 种体质转化分并未全部<40 分,其中气虚质转化分≥40 分,故此人不能判定为平和质,应判定为是气虚质。

示例 2:某人各体质类型转化分如一:平和质 75 分,气虚质 16 分,阳虚质 27 分,阴虚质 25 分,痰湿质 32 分,湿热质 25 分,血瘀质 10 分,气郁质 18 分,特禀质 10 分。根据判定标准,平质转化分≥60 分,同时,痰湿质转化分在 30～39 之间,可判定为痰湿质倾向,故此人最终体质判定结果基本是平和质,有痰湿质倾向。

4. 表格

平和质

请根据近一年的体验和感觉,回答以下问题	没有（根本不）	很少（有一点）	有时（有些）	经常（相当）	总是（非常）
(1)您精力充沛吗?	5	4	3	2	1
(2)您容易疲乏吗?	5	4	3	2	1
(3)您说话声音无力吗?	5	4	3	2	1
(4)您感到闷闷不乐吗?	5	4	3	2	1
(5)您比一般人耐受不了寒冷(冬天的寒冷,夏天的冷空调、电扇)吗?	5	4	3	2	1
(6)您能适应外界自然和社会环境的变化吗?	5	4	3	2	1
(7)您容易失眠吗?	5	4	3	2	1
(8)您容易忘事(健忘)吗?	5	4	3	2	1
判断结果:□是　□倾向是　□否					

气虚质

请根据近一年的体验和感觉,回答以下问题	没有（根本不）	很少（有一点）	有时（有些）	经常（相当）	总是（非常）
(1)你容易疲乏吗?	5	4	3	2	1
(2)您容易气短(呼吸短促,接不上气)吗?	5	4	3	2	1
(3)您容易心慌吗?	5	4	3	2	1
(4)您容易头晕或站起时晕眩吗?	5	4	3	2	1
(5)您比别人容易患感冒吗?	5	4	3	2	1
(6)您喜欢安静、懒得说话吗?	5	4	3	2	1
(7)您说话声音无力吗?	5	4	3	2	1
(8)您活动量就容易出虚汗吗?	5	4	3	2	1
判断结果:□是　□倾向是　□否					

阳虚质

请根据近一年的体验和感觉,回答以下问题	没有（根本不）	很少（有一点）	有时（有些）	经常（相当）	总是（非常）
(1)您手脚发凉吗?	5	4	3	2	1
(2)您胃脘部、背部或腰膝部怕冷吗?	5	4	3	2	1
(3)您感到怕冷、衣服比别人穿得多吗?	5	4	3	2	1
(4)您比一般人不了寒冷(冬天的寒冷,夏天的冷空调、电扇等)吗?	5	4	3	2	1

(5)您比别人容易患感冒吗?	5	4	3	2	1
(6)您吃(喝)凉的东西会感到不舒服或者怕吃(喝)凉东西吗?	5	4	3	2	1
(7)你受凉或吃(喝)凉的东西后,容易腹泻(拉肚子)吗?	5	4	3	2	1
判断结果:□是　□倾向是　□否					

阴虚质

请根据近一年的体验和感觉,回答以下问题	没有 (根本不)	很少 (有一点)	有时 (有些)	经常 (相当)	总是 (非常)
(1)您感到手脚心发热吗?	5	4	3	2	1
(2)您感觉身体、脸上发热吗?	5	4	3	2	1
(3)您皮肤或口唇干吗?	5	4	3	2	1
(4)您口唇的颜色比一般人红吗?	5	4	3	2	1
(5)您容易便秘或大便干燥吗?	5	4	3	2	1
(6)您面部两潮红或偏红吗?	5	4	3	2	1
(7)您感到眼睛干涩吗?	5	4	3	2	1
(8)您活动量稍大就容易出虚汗吗?	5	4	3	2	1
判断结果:□是　□倾向是　□否					

痰湿质

请根据近一年的体验和感觉,回答以下问题	没有 (根本不)	很少 (有一点)	有时 (有些)	经常 (相当)	总是 (非常)
(1)您感到胸闷或腹部胀满吗?	5	4	3	2	1
(2)您感到身体学生不轻松或不爽快吗?	5	4	3	2	1
(3)您腹部肥满松软吗?	5	4	3	2	1
(4)您有额部油脂分泌多的现象吗?	5	4	3	2	1
(5)您上眼睑比别人肿(仍轻微隆起的现象)吗?	5	4	3	2	1
(6)您嘴里有黏黏的感觉吗?	5	4	3	2	1
(7)您平时痰多,特别是咽喉部总感到有痰堵着吗?	5	4	3	2	1
(8)您舌苔厚腻或有舌苔厚厚的感觉吗?	5	4	3	2	1
判断结果:□是　□倾向是　□否					

湿热质

请根据近一年的体验和感觉,回答以下问题	没有 (根本不)	很少 (有一点)	有时 (有些)	经常 (相当)	总是 (非常)
(1)您面部或鼻部有油腻感或者油亮发光吗?	5	4	3	2	1
(2)你容易生痤疮或疮疖吗?	5	4	3	2	1
(3)您感到口苦或嘴里有异味吗?	5	4	3	2	1
(4)您大便黏滞不爽、有解不尽的感觉吗?	5	4	3	2	1
(5)您小便时尿道有发热感、尿色浓(深)吗?	5	4	3	2	1
(6)您带下色黄(白带颜色发黄)吗?(限女性回答)	5	4	3	2	1
(7)您的阴囊部位潮湿吗?	5	4	3	2	1
判断结果:□是　□倾向是　□否					

血瘀质

请根据近一年的体验和感觉,回答以下问题	没有 (根本不)	很少 (有一点)	有时 (有些)	经常 (相当)	总是 (非常)
(1)您的皮肤在不知不觉中会出现青紫瘀斑(皮下出血)吗?	5	4	3	2	1
(2)您两颧部有细微红丝吗?	5	4	3	2	1
(3)您身体上有哪里疼痛吗?	5	4	3	2	1
(4)您面色晦黯或容易出现褐斑吗?	5	4	3	2	1
(5)您容易有黑眼圈吗?	5	4	3	2	1
(6)您容易忘事(健忘)吗	5	4	3	2	1
(7)您口唇颜色偏黯吗?	5	4	3	2	1
判断结果:□是　□倾向是　□否					

气郁质

请根据近一年的体验和感觉,回答以下问题	没有 (根本不)	很少 (有一点)	有时 (有些)	经常 (相当)	总是 (非常)
(1)您感到闷闷不乐吗?	5	4	3	2	1
(2)您容易精神紧张、焦虑不安吗?	5	4	3	2	1
(3)您多愁善感、感情脆弱吗?	5	4	3	2	1
(4)您容易感到害怕或受到惊吓吗?	5	4	3	2	1
(5)您胁肋部或乳房腹痛吗?	5	4	3	2	1
(6)您无缘无故叹气吗?	5	4	3	2	1
(7)您咽喉部有异物感,且吐之不出、咽之不下吗?	5	4	3	2	1
判断结果:□是　□倾向是　□否					

特禀质

请根据近一年的体验和感觉,回答以下问题	没有 (根本不)	很少 (有一点)	有时 (有些)	经常 (相当)	总是 (非常)
(1)您没有感冒时也会打喷嚏吗?	5	4	3	2	1
(2)您没有感冒时也会鼻塞、流鼻涕吗?	5	4	3	2	1
(3)您有因季节变化、温度变化或异味等原因而咳喘的现象吗?	5	4	3	2	1
(4)您容易过敏(对药物、食物、气味、花粉或在季节交替、气候变化时)吗?	5	4	3	2	1
(5)您的皮肤容易起荨麻疹(风团、风疹块、风疙瘩)吗?	5	4	3	2	1
(6)您的因过敏出现过紫癜(紫红色瘀点、瘀斑)吗?	5	4	3	2	1
(7)您的皮肤一抓就红,并出现抓痕吗?	5	4	3	2	1
判断结果:□是　□倾向是　□否					

参考文献

1. 王琦. 中医体质学[M]. 北京：人民卫生出版社，2005.
2. 中华中医药学会. 中医体质分类与评定[M]. 北京：中国中医药出版社，2009.
3. 宋传荣，何正显. 中医学基础概要[M]. 北京：人民卫生出版社，2010.
4. 孙广仁. 中医学基础[M].（2版）. 北京：中国中医药出版社，2008.
5. 朱文峰. 中医诊断学[M].（2版）. 北京：中国中医药出版社，2008.